Klinische Anästhesiologie und Intensivtherapie
Band 40

Herausgeber:
F.W. Ahnefeld H. Bergmann W. Dick M. Halmágyi
Th. Pasch E. Rügheimer
Schriftleiter: J. Kilian

F.W. Ahnefeld A. Grünert J.E. Schmitz (Hrsg.)

Parenterale Ernährungstherapie

Bausteine, Konzepte, Dosierungen

Unter Mitarbeit von

M. Adolph, F.W. Ahnefeld, K.H. Bässler, W. Behrend, W. Dick, R. Dölp,
J. Eckart, M. Georgieff, A. Grünert, M. Halmágyi, W. Hartig, M. Heberer,
J. Kilian, Th. Pasch, F. Pohlandt, E. Rügheimer, J.E. Schmitz, W. Schürmann,
B. Stein, M. Wendt, G. Wolfram

Mit 62 Abbildungen und 42 Tabellen

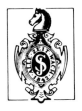

Springer-Verlag Berlin Heidelberg New York
London Paris Tokyo Hong Kong Barcelona

ISBN 3-540-53125-4 Springer-Verlag Berlin Heidelberg New York
ISBN 0-387-53125-4 Springer-Verlag New York Berlin Heidelberg

Dieses Werk ist urheberrechtlich geschützt. Die dadurch begründeten Rechte, insbesondere die der Übersetzung, des Nachdrucks, des Vortrags, der Entnahme von Abbildungen und Tabellen, der Funksendung, der Mikroverfilmung oder der Vervielfältigung auf anderen Wegen und der Speicherung in Datenverarbeitungsanlagen, bleiben, auch bei nur auszugsweiser Verwertung, vorbehalten. Eine Vervielfältigung dieses Werkes oder von Teilen dieses Werkes ist auch im Einzelfall nur in Grenzen der gesetzlichen Bestimmungen des Urheberrechtsgesetzes der Bundesrepublik Deutschland vom 9. September 1965 in der jeweils geltenden Fassung zulässig. Sie ist grundsätzlich vergütungspflichtig. Zuwiderhandlungen unterliegen den Strafbestimmungen des Urheberrechtsgesetzes.

© Springer-Verlag Berlin Heidelberg 1990
Printed in Germany

Die Wiedergabe von Gebrauchsnamen, Warenbezeichnungen usw. in diesem Werk berechtigt auch ohne besondere Kennzeichnung nicht zu der Annahme, daß solche Namen im Sinn der Warenzeichen- und Markenschutzgesetzgebung als frei zu betrachten wären und daher von jedermann benutzt werden dürften.

Produkthaftung: Für Angaben über Dosierungsanweisungen und Applikationsformen kann vom Verlag keine Gewähr übernommen werden. Derartige Angaben müssen vom jeweiligen Anwender im Einzelfall anhand anderer Literaturstellen auf ihre Richtigkeit überprüft werden.

Druck- u. Bindearbeiten: Druckhaus Beltz, Hemsbach/Bergstr.
2119/3145-543210 – Gedruckt auf säurefreiem Papier

Vorwort

Die richtige Indikationsstellung für die Durchführung einer parenteralen Ernährung, die adäquate Auswahl der zur Verfügung stehenden Komponenten, schließlich die dem aktuellen Bedarf und der individuellen Syntheseleistung des Organismus angepaßte Dosierung sind die wesentlichen Voraussetzungen, um das Ziel zu erreichen, für eine unterschiedlich lange Periode einer Nahrungskarenz Proteinbausteine und Energie zur Sicherung der notwendigen reparativen Leistungen bereitzustellen. Die Ausgangslage des Patienten, die Dauer der Nahrungskarenz, der Umfang des operativen Eingriffes, aber auch postoperative Komplikationen, Organinsuffizienzen und schließlich die hormonelle Konstellation des Stoffwechsels beeinflussen die Auswahl der Konzepte. Die Ernährung ist zu einer wichtigen Komponente im Gesamttherapieplan geworden. Diese Feststellung gilt insbesondere für den Bereich der Intensivmedizin. Für die Erfüllung dieser Aufgaben benötigt der Arzt Kenntnisse über biochemische Grundlagen und über Besonderheiten bzw. Vor- und Nachteile der verwendbaren Bausteine. Nur daraus lassen sich die richtigen Konzepte, die Dosierungen, aber auch die Zugangswege ableiten. Neue Erkenntnisse liegen vor für die notwendige Dosislimitierung von Kohlenhydraten, aber auch für die erweiterte Indikationsstellung für Fettemulsionen, den stufenweisen und kontrollierten Aufbau einer parenteralen Ernährung unter den Bedingungen des Postaggressionsstoffwechsels, aber auch bei Organinsuffizienzen.

Heute bevorzugt eingesetzte Kombinationslösungen haben den Vorteil der einfachen Anwendung, im individuellen Fall jedoch den Nachteil der schematisierten Zusammensetzung und Dosierung. Häufig ist der Kohlenhydratanteil zu hoch und Ursache einer therapiebedingten Fettleber. In den meisten Fällen, abgesehen von Intensivpatienten, reicht die periphervenös applizierbare Ernährung unter zusätzlichem Einsatz von Fettemulsionen völlig aus. Der zu häufig gewählte zentralvenöse Zugang beinhaltet eine nicht unwesentliche Rate an Komplikationen.

Aus diesen Gründen, die nur beispielhaft angeführt sind, erschien es notwendig, die vorhandenen Erkenntnisse fortzuschreiben, insbesondere zu aktualisieren, eine Übersicht für die Praxis zu erstellen und damit Kenntnisse und Konzepte zu vermitteln.

In einem Anhang sind die gültigen Grundzüge der Überwachung einer Ernährungstherapie, die neu zusammengestellten Empfehlungen für die Dosierung von Vitaminen und Spurenelementen und schließlich wichtige Erkenntnisse über mögliche Kohlenhydratintoleranzen enthalten.

Diese, unter Mitwirkung kompetenter Referenten erstellte und diskutierte neue Bestandsaufnahme sollte geeignet sein, die parenterale Ernährungstherapie sicherer und effizienter zu gestalten.

Wir danken der Firma Dr. Karl Thomae GmbH, Biberach, die uns die Durchführung des Workshops und die Publikation ermöglichte.

Wir danken erneut dem Springer-Verlag, der mit diesem Band die Schriftenreihe in einer neuen Gestaltungsform vorlegt.

Ulm, im September 1990

Für die Herausgeber:
F. W. Ahnefeld

Inhaltsverzeichnis

Biochemische Grundlagen der parenteralen Nährstoffzufuhr
K. H. Bässler 1

Kohlenhydrate in der parenteralen Ernährung
M. Georgieff, E. Rügheimer 13

Fett
J. Eckart 25

Aminosäuren
J. E. Schmitz, W. Schürmann und A. Grünert 52

Konzepte für die parenterale Ernährungstherapie
unter Berücksichtigung des Postaggressionsstoffwechsels
W. Schürmann, J. E. Schmitz, A. Grünert und F. W. Ahnefeld 73

Konzepte für die parenterale Ernährungstherapie
bei Organinsuffizienz
B. Stein 87

Biophysikalische Grundlagen der Nährstoffzufuhr
A. Grünert 110

Energiebedarf – Indirekte Kalorimetrie
M. Adolph und J. Eckart 123

Effizienz der prä- und postoperativen parenteralen
Ernährungstherapie
W. Behrendt 153

Die Indikation zur künstlichen Ernährung
M. Heberer 172

Zusammenfassung der Diskussion 176

Anhang

Überwachung der Patienten mit Ernährungstherapie – Biophysikalische und biochemische Meßgrößen
A. Grünert 193

Empfehlungen für die Vitaminzufuhr bei der parenteralen Ernährung Erwachsener
K. H. Bässler 196

Empfehlungen für die Zufuhr von Spurenelementen bei der parenteralen Ernährung Erwachsener
K. H. Bässler 199

Kohlenhydratintoleranzen
J. E. Schmitz 201

Sachwortverzeichnis 205

Verzeichnis der Referenten und Diskussionsteilnehmer

Adolph, M., Dr.
Institut für Anästhesiologie
und operative Intensivmedizin,
Krankenkauszweckverband Augsburg,
Zentralklinikum,
Stenglinstraße, D-8900 Augsburg

Ahnefeld, F. W., Prof. Dr.
Universitätsklinik für Anästhesiologie,
Klinikum der Universität Ulm,
Steinhövelstraße 9,
D-7900 Ulm (Donau)

Bässler, K. H., Prof. Dr.
Kirchstraße 81,
D-6500 Mainz-Gonsenheim

Behrendt, W., Priv.-Doz. Dr.
Institut für Anästhesiologie,
Medizinische Einrichtungen
der Rhein.-Westf.-Techn. Hochschule
Aachen,
Pauwelsstraße, D-5100 Aachen

Bergmann, H., Prof. Dr.
Ludwig Boltzmann-Institut
für experimentelle Anaesthesiologie
und intensivmedizinische Forschung,
Bereich Linz
Krankenhausstraße 9,
A-4020 Linz (Donau)

Dick, W., Prof. Dr.
Direktor der Klinik
für Anästhesiologie,
Klinikum der Johannes Gutenberg-
Universität Mainz,
Langenbeckstraße 1,
D- 6500 Mainz (Rhein)

Dölp, R., Prof. Dr.
Chefarzt der Klinik
für Anaesthesiologie,
Städtische Kliniken Fulda,
Pacelliallee 4, D-6400 Fulda

Eckart, J., Prof. Dr.
Chefarzt des Instituts
für Anästhesiologie und
operative Intensivmedizin,
Krankenhauszweckverband Augsburg,
Zentralklinikum,
Stenglinstraße, D-8900 Augsburg

Georgieff, M., Prof. Dr.
Institut für Anästhesiologie
der Universität Erlangen-Nürnberg,
Maximiliansplatz 1, D-8520 Erlangen

Grünert, A., Prof. Dr. Dr.
Universitätsklinik für Anästhesiologie,
Abteilung für Experimentelle
Anästhesiologie
Klinikum der Universität Ulm,
Albert-Einstein-Allee 11,
D-7900 Ulm (Donau)

Halmágyi, M., Prof. Dr.
Klinik für Anästhesiologie,
Klinikum der Johannes Gutenberg-
Universität Mainz,
Langenbeckstraße 1,
D-6500 Mainz (Rhein)

Hartig, W., MR Prof. Dr.
Chefarzt der Chirurgischen Klinik,
Bezirkskrankenhaus St. Georg,
Straße der Deutsch-Sowjetischen
Freundschaft 141, DO-7021 Leipzig

Heberer, M., Priv.-Doz. Dr.
Departement für Chirurgie,
Universitätskliniken Basel,
Kantonsspital,
Spitalstraße 21,
CH-4031 Basel

Kilian, J., Prof. Dr.
Universitätsklinik für Anästhesiologie,
Klinikum der Universität Ulm,
Prittwitzstraße 43,
D-7900 Ulm (Donau)

X   Verzeichnis der Referenten und Diskussionsteilnehmer

Pasch, Th., Prof. Dr.
Direktor des Instituts für Anästhesiologie
Universitätsspital Zürich,
Rämistraße 100,
CH-8091 Zürich

Pohlandt, F., Prof. Dr.
Universitäts-Kinderklinik und Poliklinik,
Klinikum der Universität Ulm,
Prittwitzstraße 43, D-7900 Ulm (Donau)

Rügheimer, E., Prof. Dr.
Direktor des Instituts für Anästhesiologie
der Universität
Erlangen-Nürnberg,
Maximiliansplatz 1, D-8520 Erlangen

Schmitz, J. E., Priv.-Doz. Dr.
Chefarzt der Klinik für Anästhesiologie
und Intensivmedizin,
Klinikum der Landeshauptstadt
Wiesbaden,
Ludwig-Erhard-Straße 100,
D-6200 Wiesbaden

Schürmann, W., Dr.
Oberarzt an der Universitätsklinik
für Anästhesiologie,
Klinikum der Universität Ulm,
Prittwitzstraße 43,
D-7900 Ulm (Donau)

Stein, B., Dr.
Oberarzt an der Universitätsklinik
für Anästhesiologie,
Klinikum der Universität Ulm,
Steinhövelstraße 9,
D-7900 Ulm (Donau)

Wendt, M., Priv.-Doz. Dr.
Klinik für Anästhesiologie
und operative Intensivmedizin
der Westfälischen Wilhelms-Universität,
Albert-Schweitzer-Straße 33,
D-4400 Münster

Wolfram, G., Prof. Dr.
Institut für Ernährungswissenschaften,
Technische Universität München,
D-8050 Freising-Weihenstephan

Verzeichnis der Herausgeber

Prof. Dr. Friedrich Wilhelm Ahnefeld
Universitätsklinik für Anästhesiologie
Klinikum der Universität Ulm
Steinhövelstraße 9
D-7900 Ulm (Donau)

Prof. Dr. Hans Bergmann
Ludwig Boltzmann-Institut
für experimentelle Anaesthesiologie
und intensivmedizinische Forschung
– Bereich Linz –
Krankenhausstraße 9
A-4020 Linz (Donau)

Prof. Dr. Wolfgang Dick
Direktor der Klinik für Anästhesiologie
Klinikum der
Johannes Gutenberg-Universität Mainz
Lagenbeckstraße 1
D-6500 Mainz (Rhein)

Prof. Dr. Miklos Halmágyi
Klinik für Anästhesiologie
Klinikum der
Johannes Gutenberg-Universität Mainz
Langenbeckstraße 1
D-6500 Mainz (Rhein)

Prof. Dr. Thomas Pasch
Direktor des Instituts
für Anästhesiologie
Universitätsspital Zürich
Rämistraße 100
CH-8091 Zürich

Prof. Dr. Erich Rügheimer
Direktor des Instituts
für Anästhesiologie
der Universität Erlangen-Nürnberg
Maximiliansplatz 1
D-8520 Erlangen

Schriftleiter:

Prof. Dr. Jürgen Kilian
Universitätsklinik für Anästhesiologie
Klinikum der Universität Ulm
Prittwitzstraße 43
D-7900 Ulm (Donau)

Biochemische Grundlagen der parenteralen Nährstoffzufuhr

K.H. Bässler

Leben bedeutet permanente Arbeitsleistung: chemische Arbeit für Syntheseprozesse, mechanische Arbeit für die Muskelkontraktion und osmotische Arbeit oder Transportarbeit für die Ausbildung und Aufrechterhaltung von Konzentrationsgradienten, Transportvorgängen, Erregungsbildung und Reizleitung. Die erforderliche Energie wird aus chemischen Prozessen gewonnen. Nun streben aber chemische Prozesse einem thermodynamischen Gleichgewicht zu, und bei diesem Gleichgewicht ist keine Arbeitsleistung mehr möglich. Im lebenden Organismus muß also die Einstellung thermodynamischer Gleichgewichte verhindert werden, denn das wäre gleichbedeutend mit dem Zelltod. Möglich ist das dadurch, daß sich lebende Zellen und Organismen wie offene Systeme im Fließgleichgewicht verhalten.

Ein offenes System im Fließgleichgewicht importiert Substrate aus der Umgebung, setzt sie um und exportiert energieärmere Stoffwechselprodukte in die Umgebung, so daß sich kein thermodynamisches Gleichgewicht einstellen kann. Diese Möglichkeit muß aber teuer erkauft werden; dies bedeutet nämlich, daß die Bestandteile eines Organismus keine dauerhaften Bestandteile sind, sondern ständig umgesetzt werden, d. h. abgebaut und mit gleicher Geschwindigkeit wieder aufgebaut werden. Dazu wird ein ständiger Nachschub an Material und Energie benötigt, und dieser Nachschub erfolgt mit der Nahrung. Die Hunderttausende von Verbindungen, aus denen ein Organismus besteht, sind zum Glück aus einer überschaubaren Anzahl von Grundbausteinen aufgebaut. Diese Grundbausteine müssen mit der Nahrung zugeführt werden; sie sind in den 3 Hauptnährstoffen – Kohlenhydraten, Fetten und Proteinen – enthalten und werden daraus bei der Verdauung freigesetzt bzw. bei der parenteralen Ernährung als solche zugeführt: Monosaccharide, Triglyzeride und Aminosäuren. Diese verschiedenen Substrate haben unterschiedliche Funktionsschwerpunkte. Die Aminosäuren dienen in erster Linie stofflichen Zwecken, nämlich als Bausteine für die Proteinsynthese. Sicher können sie auch zur Energiegewinnung verwendet werden, aber das sollte zugunsten der wichtigeren stofflichen Aufgabe möglichst weitgehend vermieden werden, indem ausreichend Kohlenhydrate und Fett zugeführt werden (Schwerpunkt hier: Energiebereitstellung). Völlig trennen aber lassen sich die beiden Funktionen nicht; auch Fette haben stoffliche Aufgaben als Lieferanten der essentiellen Fettsäuren, und Kohlenhydrate können als Brennstoffe nicht beliebig durch Fett ersetzt werden, weil bestimmte Zellen und Gewebe, v. a. das Zentralnervensystem, auf Kohlenhydrate als Energielieferanten angewiesen sind.

Da normalerweise die Zufuhr von Nahrung nicht kontinuierlich erfolgt, sondern in Intervallen, und da auch längere Hungerperioden toleriert werden müssen, werden im Organismus Vorräte angelegt: Glykogen in der Leber und Muskulatur für eine kurzzeitige Deckung des Energiebedarfs und Triglyzeride im Fettgewebe als Langzeitspeicher. Für Proteine gibt es keinen eigentlichen Speicher. Es sind zwar kleinere Fluktuationen ohne Schaden möglich, aber größere Proteinverluste führen zu Störungen, weil alle Proteine Funktionsproteine sind: Enzyme, Immunproteine, Transportproteine, Strukturproteine etc. Ein Verlust von mehr als 30 % des Proteinbestandes ist mit dem Leben nicht vereinbar. Man kann deshalb die Aufgaben der Ernährung definieren als „Erhaltung des Proteinbestandes und Deckung des Energiebedarfs".
Wie und wo wird die Energie gewonnen, die für den Ablauf der Lebensprozesse erforderlich ist?

Wir können das an einem stark vereinfachten Schema des Energiestoffwechsels in Abbildung 1 sehen.

Hier ist der Stoffwechsel in 3 große Abschnitte eingeteilt:
1. Vorbereitende Reaktionen: Hier werden Aminosäuren, Kohlenhydrate und Fettsäuren zu gemeinsamen Zwischenprodukten abgebaut, wie Acetylkoenzym A (Acetyl-CoA) oder Zwischenprodukte des Zitronensäurezyklus.
2. Gemeinsame Endstrecke: Die gemeinsamen Zwischenprodukte werden in einer gemeinsamen Endstrecke, dem Zitronensäurezyklus, oxidiert. Dabei entsteht aus Decarboxylierungsreaktionen CO_2 und aus Dehydrierungsreaktionen Wasserstoff, der an Koenzyme (NAD, FAD) gebunden wird. Etwas koenzymgebundener Wasserstoff wird auch schon bei den vorbereitenden Reaktionen der Kohlenhydrate und der Fettsäuren produziert.

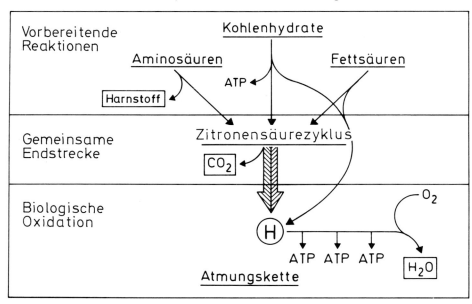

Abb. 1. Die 3 Stufen des energieliefernden Stoffwechsels

3. Biologische Oxidation: In der Atmungskette in den Mitochondrien wird der koenzymgebundene Wasserstoff zu H_2O oxidiert. Bei diesem Vorgang entsteht die Hauptmenge an ATP, also der Verbindung, mit der alle energieabhängigen Prozesse betrieben werden.

Geringe Mengen an ATP entstehen auch schon bei den vorbereitenden Reaktionen, nämlich an 1 Stelle im Zitronensäurezyklus und an 2 Stellen bei der Glykolyse. Die beiden letzten sind von besonderer Bedeutung, weil sie die einzige Möglichkeit darstellen, unter anaeroben Bedingungen Energie zu gewinnen. Sie spielen eine Rolle im Cori-Zyklus (s. u.).

Wir müssen uns jetzt die wichtigsten Wege der vorbereitenden Reaktionen etwas näher anschauen und beginnen mit den Kohlenhydraten. Glukose wird unter aeroben Bedingungen vollständig zu CO_2 und H_2O oxidiert, entsprechend der Summengleichung:

$C_6H_{12}O_6 + 6\ O_2 \rightarrow 6\ CO_2 + 6\ H_2O + 675$ kcal*/mol.

Der respiratorische Quotient (RQ) $\frac{CO_2}{O_2}$ ist 1,0.

Findet man also bei der Atemgasmessung einen RQ von 1,0, so weiß man, daß Kohlenhydrat oxidiert wird, und wie man nach der obigen Gleichung leicht berechnen kann, bedeutet der Verbrauch von 1 l O_2 (Normalbedingungen) einen Energiegewinn von 5,05 kcal (21,14 kJ). Nun geht das aber im Organismus nicht wie bei der Verbrennung in der unbelebten Natur auf einen Schlag, sondern der Abbau erfolgt schrittweise über viele Zwischenstufen, wobei die Energie in kleinen verwertbaren Teilbeträgen freigesetzt und als ATP konserviert wird. Der Nutzeffekt, d. h. die ATP-Ausbeute, beträgt dabei etwa 40 % der gesamten Energie, der Rest ist Wärme.

Diese vielen Teilschritte sehen folgendermaßen aus (Abb. 2):

Betrachten wir erst einmal den mittleren Teil, den Glukoseabbau oder die Glykolyse. Ohne auf Einzelreaktionen einzugehen, können wir ihn in 3 Abschnitte einteilen: Der 1. Abschnitt besteht in der Phosphorylierung der Glukose und in Umwandlungen an den Hexosephosphaten bis zum Fruktose-1,6-diphosphat. Dann folgt die Spaltung dieser Verbindung durch Aldolase A in 2 Triosephosphate, und schließlich im letzten Abschnitt folgen Umwandlungen dieser Triosephosphate bis zu Pyruvat und Laktat.

Ziel des Glukoseabbaus ist die Gewinnung von Energie in Form von ATP. Im 1. Abschnitt wird aber nur ATP verbraucht zur Phosphorylierung der Hexosen. Erst im 3. Abschnitt wird an 2 Stellen ATP gewonnen und dann später bei der Endoxidation im Zitronensäurezyklus und in der Atmungskette. Es wird also zuerst einmal eine Hypothek aufgenommen in Form von ATP. Erst im weiteren Verlauf des Abbaus kommt es dann zur Rückzahlung dieser Hypothek mit Zinsen und damit zum Gewinn von ATP.

---

*1 kcal = 4,1868 kJ.

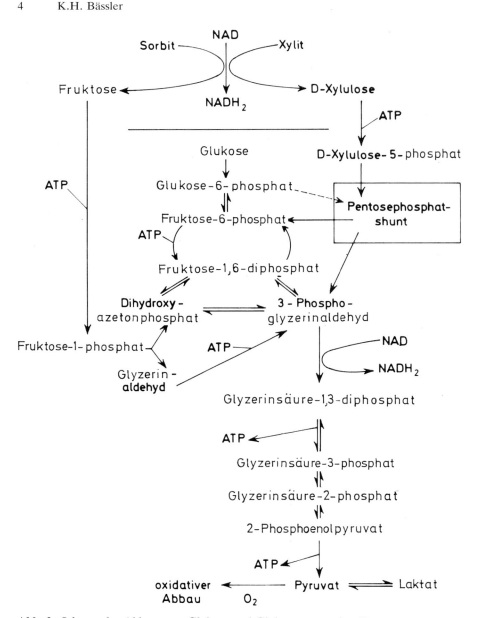

Abb. 2. Schema des Abbaus von Glukose und Glukoseaustauschstoffen

Sehen wir uns den Stoffwechsel von Sorbit und Fruktose an. Sorbit wird zu Fruktose dehydriert, diese wird phosphoryliert, und das entstandene Fruktose-1-phosphat wird durch Aldolase B, ein Enzym, das nur in Leber, Niere und Darmschleimhaut gefunden wird, zu Triosephosphat und Glyzerinaldehyd aufgespalten, der nun wiederum zu Triosephosphat phosphoryliert werden muß. Wir haben also bezüglich der Hypothek und ihrer Rückzahlung die gleichen Verhältnisse wie bei der Glukose. Bleibt die Rückzahlung der Hypothek und die Erstattung der Zinsen aus, dann kommt es zur Katastrophe. Das ist der Fall bei der hereditären Fruktoseintoleranz, also beim Fehlen von Aldolase B, welche Fruktose-1-phosphat spaltet. ATP wird verbraucht zur Bildung von Fruktose-1-phosphat; dieses häuft sich intrazellulär an, weil die Zellmembran für phosphorylierte Zucker impermeabel ist und die ATP-Produktion in den Folgereaktionen ausbleibt. Es kommt zu einem ATP-Mangel in der Zelle. Zudem hemmt Fruktose-1-phosphat wichtige Schlüsselenzyme der Glukosereproduktion, so daß es zu einer bedrohlichen Hypoglykämie kommt.

Auch der Stoffwechsel von Xylit beginnt mit einer Dehydrierung, übrigens durch das gleiche Enzym, das auch Sorbit dehydriert. Er mündet dann in den Pentosephosphatshunt ein und gelangt über diesen wieder in die Glykolyse. Die Reaktionen des Pentosephosphatshunts sind lebenswichtig, denn sie liefern Ribose als Nukleinsäurebaustein. Das ist wohl auch der Grund, warum es keinen angeborenen Defekt des Pentosephosphatshunts gibt, denn ein solcher Defekt wäre vermutlich ein Letalfaktor schon bei der Embryonalentwicklung. So stehen wir vor einer Tatsache, die offenbar nur wenigen bewußt ist: Xylit ist das einzige Kohlenhydrat, bei dem weder angeborene Stoffwechseldefekte – wie bei Fruktose und Sorbit – noch erworbene Defekte – wie bei Glukose – bekannt sind.

Wenn wir nun noch einmal das Schema ansehen, so fällt auf, daß die Stoffwechselwege der hier gezeigten Substrate eng vernetzt sind, so daß aus allen Verbindungen Glukose synthetisiert werden kann. Dies ist überhaupt die Voraussetzung für die Brauchbarkeit dieser Ersatzstoffe, denn nur Glukose ist ubiquitär verwertbar, Fruktose dagegen nur in Leber, Niere und Darmschleimhaut und Xylit in Leber, Niere, Nebennierenrinde und Erythrozyten. Da ist die Frage ganz natürlich, warum man denn dann nicht gleich nur Glukose verwendet. Normalerweise würde man das ja auch tun. Aber es gibt Situationen, in denen es infolge einer relativen Unwirksamkeit von Insulin zu Glukoseverwertungsstörungen mit bedrohlichen Hyperglykämien kommt. Verabreicht man dann statt Glukose solche Austauschstoffe, so kommt es wegen ihrer protrahierten Umwandlung in Glukose nicht zu einem abrupten Glukoseanstieg, und zugleich ist der akute Insulinbedarf geringer. In solchen Situationen können die Glukoseaustauschstoffe (insbesondere für Xylit ist das gezeigt worden) eine wichtige Funktion der Glukose übernehmen, nämlich die Hemmung der Glukoneogenese aus Aminosäuren zu bewirken und damit einen unnötigen Proteinabbau zu verhindern.

Glukose wird immer gebraucht; sie ist essentiell für das Gehirn und für die Blutzellen. Deshalb muß sie bei fehlender Zufuhr im Organismus synthetisiert werden können. Dieser Prozeß, der als Glukoneogenese bezeichnet wird, ist formal die Umkehr der Glykolyse. Es gibt aber bei der Glykolyse 3 Reaktionen, die nicht umkehrbar sind: die Phosphorylierung der Glukose, die Phosphorylierung von Fruktose-6-phosphat und die Bildung von Pyruvat aus 2-Phosphoenolpyruvat. Dafür gibt es eigene Enzyme, die aber nur in bestimmten Zellen der Leber und in der Niere vorkommen. Für den überwiegenden

Anteil der Glukoneogenese ist die Leber verantwortlich. Sie kann aus geeigneten Vorstufen wie Laktat und aus den glukoplastischen Aminosäuren täglich bis zu 340 g Glukose produzieren.

Jeder Stoffwechselweg hat eine bestimmte Kapazität. Versucht man mehr hineinzupumpen, als dieser Kapazität entspricht, kommen andere Reaktionen ins Spiel, die zu Schwierigkeiten führen können. So kann es bei Überdosierung von Xylit, wenn noch andere Bedingungen wie vermutlich Niereninsuffizienz mitspielen, zu verstärkter Oxalatbildung mit Ablagerungen von Oxalatkristallen in verschiedenen Organen kommen. Überdosierung von Fruktose kann zu vorübergehenden Erscheinungen führen, die der Fruktoseintoleranz ähnlich sind. Seit einiger Zeit weiß man nun auch, daß Glukose nicht in beliebigen Mengen zugeführt werden kann. Sie wird dann zwar umgesetzt, aber nicht mehr gesteigert oxidativ abgebaut, sondern in Fett umgewandelt (Abb. 3).

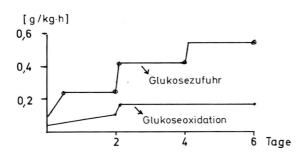

Abb. 3. Glukoseinfusion und Glukoseoxidation. (Nach Wolfe et al. 1980)

Die Grenze einer vernünftigen Glukosedosierung liegt bei 0,2–0,25 g/kg · h. Überhöhte Dosierung führt zur infusionsbedingten Fettleber, zu respiratorischer Belastung durch den überhöhten RQ und kann über die Insulinfreisetzung dazu führen, daß die Versorgung des Organismus mit gespeicherten essentiellen Fettsäuren blockiert wird. So muß man den bekannten Dosierungsgrenzen für Zuckeraustauschstoffe auch eine Grenze für Glukose hinzufügen, nämlich 0,25 g/kg · h oder 6 g/kg · Tag.

Die Dosisgrenzwerte für Glukoseaustauschstoffe betragen:	
Maximale Tagesdosis:	3 g/kg;
Infusionsgeschwindigkeit	
– Fruktose:	0,25 g/kg·h,
– Sorbit:	0,25 g/kg·h,
– Xylit	
– bis zu 12 h Infusionsdauer:	0,25 g/kg·h,
– > 12 h Infusionsdauer:	0,125 g/kg·h.

Nun kurz zum Fettstoffwechsel:
Das Fett im Fettgewebe ist der hauptsächliche Energiespeicher im Organismus, der dann eingesetzt wird, wenn der Kohlenhydratvorrat verbraucht ist. Dieser Speicher wird dadurch verfügbar, daß die Triglyzeride im Fettgewebe in Glyzerin und unveresterte Fettsäuren aufgespalten werden, ein Vorgang, der als Lipolyse bezeichnet wird. Hier, bei der Lipolyse, liegt die primäre Regulation der Fettsäurenoxidation, denn die verschiedenen Gewebe oxidieren Fettsäuren in dem Umfang, in dem sie angeboten werden. Die Lipolyse wird durch Insulin gehemmt und durch die Gegenspieler, hauptsächlich Katecholamine, Glukokortikoide und ACTH, stimuliert. Dadurch wird erreicht, daß bei reichlicher Kohlenhydratzufuhr – Insulinsekretion – die Fettsäurenoxidation gedrosselt wird, und bei Kohlenhydratmangel – Absinken von Insulin, Anstieg der Gegenspieler – aktiviert wird.

In den Erfolgsgeweben müssen die Fettsäuren zuerst aktiviert, d. h. an Koenzym A gebunden werden, ähnlich wie die Zucker zuerst phosphoryliert werden müssen. Diese Aktivierung erfolgt im Zytosol und kostet 2 mol ATP/mol Fettsäure. Aus dem Zytosol werden die aktivierten Fettsäuren mit Hilfe von Karnitin in die Mitochondrien transportiert, wo die eigentliche β-Oxidation erfolgt (Abb. 4).

Normalerweise ist Karnitin kein limitierender Faktor bei der Fettsäurenoxidation; es wird in der Leber aus Lysin unter Mitwirkung von Ascorbinsäure hergestellt. Bei Leberschäden, Ascorbinsäuremangel oder unter bestimmten Bedingungen wie langfristiger parenteraler Ernährung kann aber Karnitin limitierend werden; dann läßt sich die Fettsäurenoxidation durch Karnitinzusatz stimulieren.

Die eigentliche β-Oxidation läuft dann so ab, daß die aktivierte Fettsäure zwischen den C-Atomen 2 und 3 zuerst dehydriert, dann hydratisiert und schließlich wieder dehydriert wird, so daß ein β-Ketoacylkoenzym-A-Derivat

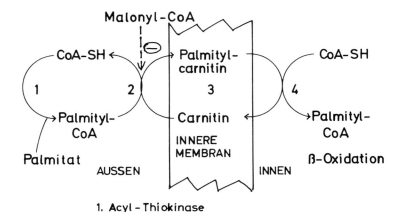

Abb. 4. Karnitinabhängiger Transport aktivierter Fettsäuren aus dem Zytosol in die Mitochondrien

1. Acyl-Thiokinase
2. Carnitin-Acyltransferase I
3. Carnitin-Translocase
4. Carnitin-Acyltransferase II

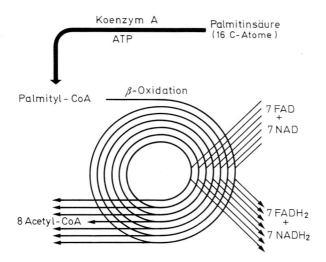

Abb. 5. β-Oxidation der Fettsäuren

entsteht (daher β-Oxidation). Aus diesem wird dann mittels Koenzym A der endständige C-2-Rest als Acetyl-CoA abgespalten, und das verbleibende, um 2 C-Atome kürzere Acylkoenzym-A-Derivat läuft erneut den ganzen Zyklus durch, bis schließlich die Fettsäure quantitativ in Acetyl-CoA zerlegt ist; Abb. 5 zeigt das schematisch.

Interessant ist die Energiebilanz: 1 mol Palmitinsäure liefert bei der β-Oxidation $35 - 2 = 33$ mol ATP. Die dabei entstandenen 8 mol Acetyl-CoA liefern bei der Oxidation im Zitronensäurezyklus $8 \cdot 12 = 96$ mol ATP. Die Gesamtausbeute bei vollständiger Oxidation ist also 129 mol ATP/mol Palmitinsäure. Bei der eigentlichen β-Oxidation werden jedoch davon nur 25 % ausgeschöpft, während 75 % noch in den Acetylresten stecken. Bei Ketonkörperbildung verzichtet die Leber auf diesen erheblichen Energiebetrag und stellt ihn anderen Geweben zur Verfügung.

Fettstoffwechsel und Kohlenhydratstoffwechsel müssen aufeinander abgestimmt sein, denn es hätte keinen Sinn, beide Substrate gleichzeitig zu verbrauchen. Das Hauptproblem liegt darin, daß wir einen in relativ engen Grenzen konstanten Blutglukosespiegel brauchen, der jedenfalls nach unten ganz deutlich begrenzt sein muß, weil es Gewebe gibt, die obligat glukoseabhängig sind, wie das Zentralnervensystem, die Blutzellen und die Fibroblasten. Bei zu geringem Blutglukosespiegel ist der Transport ins Gehirn nicht mehr mit ausreichender Geschwindigkeit möglich, und es kommt zu den bekannten zentralnervösen Erscheinungen der Hypoglykämie. Eine Mindestkonzentration an Glukose im Blut muß also auch dann erhalten werden, wenn keine Kohlenhydratvorräte mehr vorliegen. Wie ist das möglich? Es ist dadurch möglich, daß einerseits der Glukoseverbrauch der nicht obligat glukoseabhängigen Gewebe gedrosselt wird und andererseits Glukose aus anderen Vorstufen neu hergestellt wird (Glukoneogenese).

Tabelle 1 zeigt die Brennstoffverwertung in verschiedenen Organen:

Tabelle 1. Brennstoffverwertung und Stoffwechselleistungen verschiedener Organe

Organ	Brennstoff zur Energiegewinnung	Stoffwechselleistungen zur Versorgung anderer Gewebe
Leber	Aminosäuren, Fettsäuren	Glykogenspeicherung; Gluconeogenese aus Glyzerin, Laktat, Alanin; Ketogenese
Niere	Glukose, Fettsäuren	Glukoneogenese
Fettgewebe	Glukose, Fettsäuren	Lipogenese, Lipolyse
Herzmuskel	Glukose, Laktat, Fettsäuren, Ketonkörper	
Muskel	Glukose, Fettsäuren, Ketonkörper	
Gehirn	Glukose, Ketonkörper	
Blutzellen, Fibroblasten	Glukose	

Hier sieht man, daß die Hauptverbraucher energieliefernder Substrate, Muskulatur, Niere und Herz, sowohl Glukose als auch Fettsäuren verwerten können. Wenn sie den Glukoseverbrauch zugunsten der Fettsäureoxidation einstellen, wird eine Menge an Glukose eingespart. Das Gehirn dagegen lebt normalerweise ausschließlich von Glukose und verbraucht täglich zwischen 100 und 140 g, da sein Energiebedarf 20–25 % des Grundumsatzes ausmacht.

Die Leber speichert Glykogen und kann damit kurzfristig den Blutglukosespiegel speisen. Wenn der Glykogenvorrat verbraucht ist, kann sie Glukose aus C-3-Verbindungen wie Laktat, Glyzerin und Alanin in einer Menge bis zu 340 g/Tag herstellen (Glukoneogenese). Sie kann außerdem auf den vollständigen Abbau der Fettsäuren verzichten und aus den C-2-Bruchstücken Ketonkörper herstellen (Ketogenese).

Auch die Niere kann Glukose herstellen, aber der Anteil ist mit maximal 20 % der Gesamtglukoseproduktion gering.

Das Fettgewebe speichert Triglyzeride und stellt bei Bedarf durch Lipolyse Fettsäuren zur Verfügung.

Durch ein sinnvolles Zusammenwirken der Organe kann sich der Organismus an verschiedene Stoffwechselsituationen anpassen. Am Beispiel des Hungerstoffwechsels sieht das folgendermaßen aus: Bei kurzfristigem Nahrungsmangel führt ein kaum merkbares Absinken des Blutglukosespiegels zu einem Absinken des Insulin-Glukagon-Quotienten. Dies stimuliert die Glykogenolyse in der Leber und ermöglicht die Konstanthaltung des Blutglukosespiegels. Die Glykogenvorräte mit maximal 1 200 kcal reichen jedoch nur für kurze Zeit. Nach ihrem Verbrauch sinkt der Glukosespiegel wieder etwas ab und ebenso der Insulin-Glukagon-Quotient. Diese hormonelle Konstellation führt nun zur Stimulierung der Lipolyse im Fettgewebe.

Die nun vermehrt den Geweben angebotenen Fettsäuren selbst und ihr Abbauprodukt Acetyl-CoA bringen eine Reihe von Regulationen in Gang, die

> *Regulatorische Effekte unveresterter Fettsäuren*
>
> 1. *Direkt:*
>   Hemmung des insulinabhängigen Glukosetransports in die Muskelzellen.
>
> 2. *Als Folge der Fettsäureoxidation:*
>   a) durch Produktion von ATP und Zitrat:
>   Hemmung der Glykolyse (Phosphofruktokinase),
>   Aktivierung der Glukoneogenese (Fruktosediphosphatase),
>   Energielieferung für die Glukoneogenese,
>   Reduktionsäquivalente für die Glukoneogenese (NADH);
>
>   b) durch Produktion von Acetyl-CoA:
>   Hemmung der Pyruvatoxidase (Glukoseendoxidation),
>   Aktivierung der Pyruvatkarboxylase (Glukoneogenese).
>
> *Folgen von b):*
> in der Leber Umschaltung auf Glukoneogenese,
> in anderen Geweben: Stopp des Glukoseabbaus auf der Stufe Pyruvat/Laktat und Ausbildung eines Cori-Zyklus.

dazu führen, daß die Gewebe, welche wahlweise Glukose oder Fettsäure oxidieren können, allen voran die Muskulatur, auf Fettsäureoxidation umschalten und den Glukoseabbau reduzieren.

Acetyl-CoA stellt in der Leber die Weichen in Richtung Glukoneogenese, womit die Leber den Glukosebedarf der glukoseabhängigen Gewebe sicherstellt. Vorstufe für diese Glukosesynthese sind in erster Linie die glukoplastischen Aminosäuren. Da diese aber nur rund 60 % der Gesamtaminosäuren der meisten Proteine ausmachen, werden in einer solchen Situation zur Versorgung des Gehirns mit 120 g Glukose 200 g Protein verbraucht, die im Hunger aus körpereigenen Proteinen stammen. Das ist aber eine sehr unökonomische Situation, die auf längere Zeit nicht gut gehen könnte, und deshalb muß auf diese 2. Phase des Hungerstoffwechsels eine 3. Phase folgen, nämlich die Adaptation. Dazu tragen folgende Mechanismen bei: Die Leber produziert aus den überschüssig angebotenen Fettsäuren Ketonkörper. Diese enthalten, wie wir bei der Bilanz der Fettsäurenoxidation gesehen, noch etwa 75 % der Gesamtenergie der Fettsäuren, stellen also wertvolle Brennstoffe dar, die im Gegensatz zu den Fettsäuren selbst die Blut-Hirn-Schranke penetrieren können und für das Gehirn verfügbar sind. Dadurch wird der Glukoseverbrauch des Gehirns auf etwa 40 g/Tag gedrosselt und entsprechend verringert sich der für die Glukoneogenese erforderliche Proteinabbau. Aber die Einsparmaßnahmen gehen noch weiter: Das Gehirn kann wie die Blutzellen durch Ausbildung eines Cori-Zyklus Glukose energieliefernd umsetzen, ohne sie in der Bilanz zu verbrauchen (Abb. 6).

Diese Regulation geht wieder auf Acetyl-CoA als Produkt der Fettsäureoxidation zurück, wie in obiger Übersicht gezeigt wurde: Acetyl-CoA hemmt die Pyruvatoxidase und unterbricht damit den Glukoseabbau auf der Stufe von Pyruvat/Laktat.

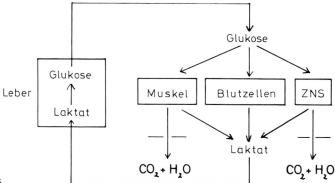

Abb. 6. Der Cori-Zyklus

Durch all diese Mechanismen wird der Proteinverbrauch im Hunger stark gedrosselt und das Überleben verlängert.

Oberflächlich gesehen sieht die Situation im Postaggressionsstoffwechsel ähnlich aus wie im Hungerstoffwechsel. Tatsächlich aber ist sie grundverschieden, was für die Ernährungstherapie in dieser Situation und für die Erwartungen, die man daran knüpfen kann, von wesentlicher Bedeutung ist.

Ein verletztes Individuum hat einen zusätzlichen Bedarf an Substraten, insbesondere an Aminosäuren, für die regenerierende Wunde, für die rasch proliferierenden roten und weißen Blutzellen und für die Synthese der Akutphasenproteine, die für Abwehrreaktionen gebraucht und in der Leber und den weißen Blutzellen synthetisiert werden. Regenerierendes Gewebe und Leukozyten brauchen große Mengen an Glukose für die Glykolyse. Da die Wunde schlecht vaskularisiert ist, ist ein hoher Glukosegradient zwischen Plasma und Gewebe erforderlich, damit genügend extrahiert werden kann. Die dazu erforderliche Hyperglykämie wird gespeist durch die Glukoneogenese aus Aminosäuren, die vorwiegend aus dem Abbau von Muskelprotein stammen. Der Muskelproteinabbau ist also in dieser Phase ein durchaus sinnvoller Mechanismus, weil die Aminosäuren benötigt werden für die Glukoneogenese, für die Proteinsynthese in regenerierenden, hämopoetischen und viszeralen Geweben und für die Synthese von Glutamin für rasch proliferierende Zellen. Der Abbau von Muskelprotein wird unterhalten durch hohe Konzentrationen an Gegenspielern des Insulins: Katecholamine, Kortisol und Glukagon. Aber auch der Insulinspiegel ist erhöht und verhindert eine Ketonkörperproduktion in dem Ausmaß, das wir vom Hunger her kennen. Als Folge davon muß das Gehirn von Glukose leben, die aus der Glukoneogenese stammt. Wir sehen also, die Sparmaßnahmen des Hungerstoffwechsels funktionieren im Postaggressionsstoffwechsel nicht. Man kann das aber nicht primär als einen pathologischen Zustand bezeichnen, denn alle diese Vorgänge haben ja in dieser Situation einen aufs Überleben hin gerichteten Zweck, und sie werden eingeleitet durch afferente Nervenimpulse, durch Zytokine und vermittelt durch katabole Hormone und Sympathikusaktivität; eine Kontrolle erfolgt im wesentlichen im Hypothalamus. Während die typischen Erscheinungen des Hungerstoffwechsels durch Nahrungszufuhr beseitigt werden, ist das beim Postaggressionsstoffwechsel aufgrund der endokrinen Konstellation nicht der Fall. Man kann also nicht erwarten, daß man in einer derartigen Situation den Stoffwechsel durch Ernährung normalisieren könnte; das wäre ein großes Mißverständnis.

Wozu ernährt man denn dann die Patienten? Die Ernährung dient in diesem Fall dazu, all das zu liefern, was für die Wundheilung, die Regeneration und die Abwehr erforderlich ist und letztendlich ohne Nahrungszufuhr aus Muskelprotein stammt: Glukose, Glutamin und die Aminosäuren für die viszerale Proteinsynthese. Die Ernährung im Postaggressionsstoffwechsel ist also eine *proteinsparende Therapie*. Wenn es gelingt, sie so zu gestalten, daß die Proteinverluste reduziert werden, ohne daß die sinnvollen Mechanismen dabei gestört werden, ist sie richtig.

Dazu gehört z.B. Glutamin. In letzter Zeit ist besonders viel an Möglichkeiten gearbeitet worden, diese labile Aminosäure in Infusionslösungen unterzubringen. Dazu gehört eine ausreichende Substitution von Aminosäuren und dazu gehört Glukose in einer Menge, welche die Glukoneogenese aus Aminosäuren überflüssig macht und die Aminosäuren nicht in die Muskulatur fehlleitet. Im Postaggressionsstoffwechsel ist die Glukoseaufnahme in die insulinsensitiven Gewebe, also in erster Linie in die Muskulatur, durch die kontrainsulinären Hormone weitgehend blockiert. Unterbricht man diese Blockade durch hohe Glukosedosen oder Zufuhr von Insulin, so werden die Aminosäuren bevorzugt in die Muskulatur aufgenommen statt in die viszeralen Gewebe. Die richtige Glukosedosis läßt sich nicht leicht finden. Leichter läßt sich das Ziel mit niedrigen Dosen an Xylit erreichen, welches im Gegensatz zu Glukose in dieser Phase die Glukoneogenese aus Aminosäuren unterdrücken kann, selbst aber die erforderliche Glukose für das Gehirn liefert und die Richtung des Aminosäurenflusses zur Leber hin unbeeinflußt läßt.

Natürlich kann man mit einem solchen Ernährungsregime nicht den Energiebedarf abdecken, aber das ist auch in dieser Flowphase des Streßstoffwechsels gar nicht das Ziel. Wenn sich der Stoffwechsel allmählich normalisiert, kann die Ernährung stufenweise aufgebaut werden bis zur vollen Deckung des Energiebedarfs. Je mehr man sich diesem Zustand nähert, desto mehr gelten die Regeln der normalen Ernährung mit vernünftigen Nährstoffrelationen, was bedeutet, daß man den Energiebedarf nicht mit Glukose allein decken kann, sondern daß auch Fett zum Ernährungsregime gehört.

Ich habe versucht, Grundprinzipien darzustellen, die man verstehen muß, um eine sinnvolle und situationsangemessene Ernährungstherapie durchführen zu können.

Kohlenhydrate in der parenteralen Ernährung

M. Georgieff und *E. Rügheimer*

Einleitung

Die metabolische Antwort auf Trauma und Sepsis zeichnet sich durch eine negative Stickstoffbilanz, eine gesteigerte Muskelproteolyse, eine erhöhte Harnstoffsynthese sowie eine stimulierte Bildung von Akutphaseproteinen in der Leber aus [36]. Eine inhibierte Aminosäurenaufnahme durch die Muskulatur bei gleichzeitig beschleunigtem Proteinabbau bedingt einen erhöhten Fluß von Aminosäuren von der Peripherie hin zu den viszeralen Organen [24]. Allein dadurch wird in der Leber sowohl die Proteinsynthese als auch die Glukoneogenese angekurbelt. Die erhöhte Harnstoffsynthese stellt eine andere wichtige Antwort des hepatischen Stickstoffumsatzes dar. Die Gesamtheit dieser Stoffwechselveränderungen sind essentiell für das Überleben eines Patienten nach Trauma oder Sepsis. Die verantwortlichen Mediatoren für die metabolische Umstellung sind in der Sekretion von regulativ wirkenden Proteinen [9] aus aktivierten Makrophagen – v. a. Interleukin 1 und Tumornekrosefaktor – zu finden. Auch die vermehrte Freisetzung katabol wirkender Hormone wie Kortisol, Glukagon und Katecholamine [12] tragen dazu bei. Weitere bedeutsame Mediatoren sind in den Prostaglandinen, Leukotrienen und den Hormonen der Schilddrüse [6] zu sehen. Erst die Wechselwirkung der einzelnen Mediatoren miteinander ergibt das vollständige metabolische Bild nach Trauma und Sepsis.

Bezogen auf den Proteinstoffwechsel kann man 2 weitere wichtige charakteristische Merkmale beschreiben. Der Gesamtkörperumsatz von Eiweiß ist nach Trauma und Sepsis gesteigert, wobei gleichzeitig die Effizienz, mit der Protein im Körper retiniert wird, herabgesetzt ist. Wenn man nun diesen Status einer herabgesetzten, nützlichen Wechselwirkung der einzelnen Stoffwechselwege untereinander bei gleichzeitig erhöhtem Energieverbrauch sich selbst überließe, so bekäme der kranke Mensch rasch einen bedrohlichen Eiweißmangel des Gesamtkörpers. Das Ziel einer intravenösen Ernährung ist nun hauptsächlich darin zu sehen, die Effizienz der Proteinutilisation nach Trauma und Sepsis anzuheben und den Proteinanteil an der Deckung des Energiebedarfs zu reduzieren (Abb. 1), wobei die Proteinsynthese v. a. in den viszeralen Organen nicht beeinträchtigt werden darf. Ein Teilaspekt dieses Zieles läßt sich durch die Zufuhr von Kohlenhydraten verwirklichen.

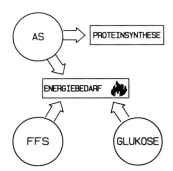

Abb. 1. Deckung des Energiebedarfs nach Trauma durch Oxidation von Glukose, freien Fettsäuren (*FFS*) und Aminosäuren (*AS*)

Zur pathophysiologischen Bedeutung eines erhöhten Plasmaglukosespiegels

Von allen im Blut meßbaren Substratkonzentrationen gehört der Blutglukosespiegel zu derjenigen Meßgröße, die innerhalb der geringsten Schwankungsbreite vom Gesamtkörper reguliert wird [7]. Die Glukosekonzentration schwankt im Blut zwischen 4 und 6 mmol/l. Im Gegensatz dazu kann die Konzentration des β-Hydroxybutyrats um einen Faktor von 1000 zwischen dem niedrigsten und dem höchsten Wert schwanken [7]. Trauma und Sepsis zeichnen sich nun gerade dadurch aus, daß der Plasmaglukosespiegel über die physiologische Grenze von 6 mmol/l hinaus erhöht ist [12]. An die Zufuhr von Kohlenhydraten und deren Wirkung auf den Glukosespiegel müssen unter solchen Bedingungen daher die höchsten Ansprüche gestellt werden. Denn es mehren sich die Befunde eines deletären Effekts einer iatrogen induzierten oder verstärkten Hyperglykämie auf die verschiedensten Funktionen im Körper. So wird bei einem Blutzuckerspiegel über 250 mg/dl von einer eingeschränkten Phagozytose polymorph-nukleärer Phagozyten berichtet [2]. Eine Hyperglykämie über 220 mg/dl steigert die Morbidität und die Mortalität nach zerebraler Ischämie [28] und nach Herz-Kreislauf-Stillstand und Wiederbelebung [31]. Grundsätzlich ist die Prognose bei Patienten nach Schädel-Hirn-Trauma und intrakraniellen Eingriffen bei gleichzeitig bestehender Hyperglykämie signifikant schlechter [39]. Bei Patienten mit einer Leberzirrhose führt die Zufuhr einer hypertonen Glukoselösung zu einem Anstieg des Drucks im portalen Kreislauf und in der pulmonalen Strombahn mit der Gefahr einer Varizenblutung [34]. Rein metabolisch gesehen geht eine Hyperglykämie mit einer energetisch nutzlosen Steigerung des Umsatzes an Alanin, Glutamin, Glutamat, Glukose und freien Fettsäuren (FFS) einher [22, 38, 42]. Dieser Prozeß wird „Futile cycle" genannt und entzieht dem Wirt wertvolle Energie.

Zweifellos stellt die Glukose das wichtigste energetische Substrat für den Menschen dar. Unter normalen Bedingungen jedoch wird sie oral aufgenommen und durch die V. portae im Gesamtkörper verteilt. Auch bei oraler Ernährung hat es sich gezeigt, daß Glukose, welche weniger rasch zur Verfügung steht, eine wesentlich günstigere metabolische Wirkung aufweist als

Glukose, die rasch resorbiert wird. Diese Befunde finden bei eingeschränkter Glukosetoleranz wie bei Diabetes mellitus bereits eine klinische Anwendung in der Form von langsam resorbierbaren Kohlenhydraten.

Wird nun Glukose intravenös verabreicht, so führt nur die Zufuhr von 1 mg/kg · min (100 g/Tag bei 70 kg KG) zu keiner Veränderung des Blutglukosespiegels [41]. Bei 2 mg/kg · min (200 g) erfolgt bereits ein signifikanter Anstieg des Glukosespiegels, der bei 4 mg/kg · min (400 g) noch wesentlich ausgeprägter ist [41].

Ganz anders stellen sich die Möglichkeiten der Zufuhrmenge für Fruktose dar, wenn man im Rahmen der intravenösen Ernährung eine Hyperglykämie vermeiden oder eine bestehende Hyperglykämie nicht aggravieren möchte. Bis zu einer Zufuhr von 0,5 g/kg · h (840 g/Tag bei 70 kg KG) führt Fruktose sowohl unter ausgeglichenen Stoffwechselbedingungen als auch nach Trauma zu keinem wesentlichen Anstieg des Blutglukosespiegels [14]. Die obere, metabolisch sichere intravenöse Zufuhrrate für Fruktose und Sorbit ist durch die Deutsche Arzneimittelkommission auf 0,25 g/kg · h bei einer Begrenzung der Tagesmenge auf 3 g/kg KG (210 g/Tag bei 70 kg KG) festgesetzt worden [11]. Das Verhalten des Blutglukosespiegels entspricht bei Sorbitinfusion etwa dem des Fruktosespiegels. Wenn man bedenkt, welche deletären Folgen eine Hyperglykämie unter bestimmten pathophysiologischen Umständen haben kann und gleichzeitig die minimale Beeinflussung des Blutzuckers durch Fruktose bzw. Sorbit heranzieht, so kann die Anwendung dieser beiden Kohlenhydrate als eine wesentliche Bereicherung der Therapiemöglichkeiten angesehen werden. Aufgrund dieser spezifischen Stoffwechselwirkung bieten sie bei vielen Krankheitsformen mit gestörter Glukosehomöostase eine echte Alternative zur Glukose. Es ist daher nicht einzusehen, warum der gezielte, biochemisch überwachte Einsatz von solchen Substanzen grundsätzlich untersagt werden soll [26].

Eine weitere Substanz, die den Blutglukosespiegel während unterschiedlicher Stoffwechselbedingungen wenig beeinflußt, ist Xylit. Die obere sichere Zufuhrrate liegt bei 0,125 g/kg · h (210 g/Tag bei 70 kg KG) [11]. Im Rahmen einer solchen Zufuhrrate sind für Xylit keine metabolischen Nebenwirkungen bekannt.

Bezogen auf das Verhalten des Plasmaglukosespiegels während intravenöser Kohlenhydratzufuhr kann folgende Dosierungsempfehlung gegeben werden: In der akuten Phase nach Trauma sollte auf Glukose verzichtet werden. Sobald der basale Glukosespiegel keine ansteigende Tendenz während der Glukosezufuhr aufweist, kann Glukose bis zu 1,5 g/kg · Tag infundiert werden. Bei weiterer Normalisierung des Glukosespiegels unter Glukoseinfusion kann die Zufuhr bis auf maximal 5–6 g/kg · Tag gesteigert werden, Fruktose, Sorbit und Xylit bis zu je 3 g/kg · Tag, wobei die Gesamtmenge an Kohlenhydraten/Tag ca. 400 g (5–6 g/kg KG) nicht übersteigen sollte.

Gesamtkörperglukoseumsatz, Glukoseoxidation sowie hepatische Glukoseproduktion während der Zufuhr von Kohlenhydraten

Die hepatische Glukoseproduktion (HGP) liegt unter ausgeglichenen Bedingungen bei ca. 2,2 mg/kg · min (220 g/Tag bei 70 kg KG). Von dieser Glukose wird ein sehr hoher Anteil – ca. 63 % – oxidativ verwertet [10]. Die restliche Glukose mündet in nichtoxidative Stoffwechselwege. Bei einer intravenösen Zufuhr von Glukose wird bei einer Dosierung von 100–200 g/Tag etwa 43 % der infundierten Menge oxidiert [41]. Bei einer Zufuhr von 400 g/Tag wird nur noch 33 % der infundierten Menge oxidativ metabolisiert [41]. Es ist besonders wichtig anzumerken, daß die exogene Zufuhr von Insulin die oxidative Verwertung von Glukose nicht erhöht [41]. Wird Glukose in einer Dosierung verabreicht, die oberhalb der hepatischen Glukoseproduktion – 3 g Glukose/kg · Tag – liegt oder zu einer Glukoseinfusion Insulin zugesetzt, so werden ca. 50 % der Glukose in Fett umgebaut [4]. Zur Umwandlung in Fett und zur Speicherung ist ein Anstieg des Energieumsatzes um etwa 20 % notwendig [13]. Unter ausgeglichenen Bedingungen führt eine Glukosezufuhr in einer Dosierung von 300 g/Tag zu einer Reduktion der HGP von 96 %. Der Anteil der infundierten Glukose, der oxidiert wird, beträgt 36 %. Der rezirkulierende Anteil der Glukose, der nicht verwertet wird – der „Futile cycle" – beträgt dabei 10 %. Die gesteigerte HGP nach Trauma wird durch eine Glukosezufuhr in Höhe von 300 g/Tag nur um 46 % gesenkt [38]. Während totaler parenteraler Ernährung (TPN) mit Glukose in gleicher Dosierung steigt die HGP sogar um 14 % gegenüber einer alleinigen Glukosezufuhr an. Nach Trauma werden von 300 g infundierter Glukose nur noch 23 % oxidiert; der „Futile cycle" von Glukose steigt auf 29 % an. Bei der Zufuhr der gleichen Menge an Glukose zusammen mit Aminosäuren beim traumatisierten Patienten werden 45 % oxidiert, wobei die rezirkulierende, nichtutilisierte Glukosemenge auf 50 % ansteigt [38]. Diese ganz neuen Befunde machen es besonders deutlich, welche schwerwiegenden metabolischen Veränderungen mit einer Zufuhr von Glukose oberhalb von 3 g/kg · Tag verbunden sind. Vor allem muß darauf hingewiesen werden, daß der Wirkungsgrad exogener Glukose auf die Glukoneogenese deutlich reduziert ist.

In eigenen Untersuchungen konnten wir zeigen, daß durch die Limitierung der Glukosezufuhr auf 3 g/kg · Tag und den Ersatz eines Teiles der Glukosekalorien durch Xylit und Fett sowohl der Glukoseumsatz des Gesamtkörpers als auch die HGP erheblich gesenkt werden können [18]. Die Steigerung der Glukoseoxidation während Xylitzufuhr geht ohne signifikante Erhöhung des Glukoseumsatzes des Gesamtkörpers einher [19]. Dadurch, daß Xylit [27] im Gegensatz zu Glukose [25] initial in der Leber metabolisiert wird, bleibt die gesteigerte Bildung und der erhöhte Umsatz von Alanin, Glutamin und Laktat aus. Gleichzeitig erfolgt eine nur geringfügige Steigerung der rezirkulierenden, nichtutilisierten Glukosemenge [20, 22] (Abb. 2). Xylit ist also bei der Normalisierung der Glukoneogeneserate, des Blutglukosespiegels und des Insulinspiegels in der akuten Phase nach Trauma der Glukose signifikant ($p < 0,01$) überlegen. Diese Wirkungen von Xylit gelten auch bedingt für Fruktose, wobei anzumerken ist, daß quantitative Isotopenmessungen noch

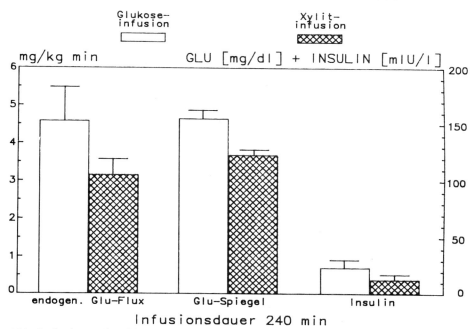

Abb. 2. Senkung der Glukoneogeneserate, des Plasmaglukosespiegels und des Plasmainsulinspiegels bei beatmeten Intensivpatienten durch Ersatz von Glukose durch Xylit in einer Dosierung von 3 g/kg · Tag (Isotopeninfusionsrate entspricht 0,05 mg/kg · min)

fehlen. Gelfand u. Sherwin [16] konnten jedoch zeigen, daß die intravenöse Anwendung von Fruktose – 100 g/Tag – ohne wesentliche Beeinflussung der Glukosehomöostase eiweißsparend wirkt.

Wechselwirkungen zwischen Kohlenhydrat- und Fettstoffwechsel

Beim nüchternen Patienten werden am 3. Tag nach dem Trauma 75 % des Energieumsatzes durch die Verbrennung von Fett gedeckt (s. Abb. 3). Das wesentliche Ziel bei der Anwendung von Kohlenhydraten während parenteraler Ernährung in der akuten Phase nach dem Trauma ist die Aufrechterhaltung der Fettoxidation. Wir haben schon früher zeigen können, daß im Rahmen des posttraumatischen Stoffwechsels der Fettoxidation bei der effizienten, d. h. Protein erhaltenden Deckung des Energiebedarfes, eine bedeutende Rolle zuzuordnen ist [19], v. a. in den viszeralen Organen (Abb. 4). Nach einer 12stündigen Nahrungskarenz beträgt die Fettoxidation beim Menschen 1 mg/kg · min; der Glyzerinumsatz beträgt 2,2 µmol/kg · min, und 13 % des Fettumsatzes erfolgen ohne jegliche Utilisation im „Futile cycle" [14]. Beim 12 h nüchternen, traumatisierten Patienten beträgt die Fettoxidation 2 mg/kg · min,

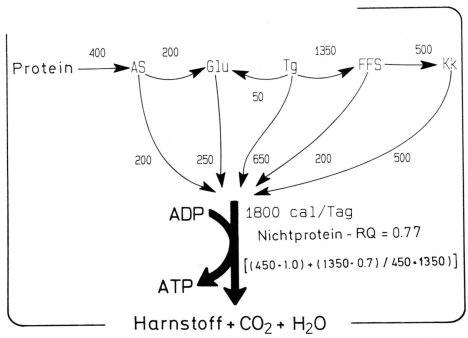

Abb. 3. Kalorienfluß am 3. Tag nach Trauma oder Fasten. *AS* Aminosäuren, *Glu* Glukose, *Tg* Triglyzeride, *FFS* freie Fettsäuren, *Kk* Kohlenhydrate. (Nach Georgieff et al. [19])

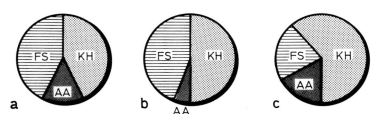

Abb. 4 a–c. Energiebedarf und seine Deckung (*AA* Aminosäuren, *KM* Kohlenhydrate). *a* Normale Ernährung, *b* Deckung durch Xylit, *c* Deckung durch Glukose

der Glyzerinumsatz 5,3 µmol/kg · min, und der „Futile cycle" für Fett steigt auf 59% an. Während TPN mit einer Glukosezufuhr von 300 g/Tag wird die Fettoxidation auf 0,8 mg/kg · min reduziert und der Glyzerinumsatz auf 8,0 µmol/kg · min gesteigert [38]. Im gleichen Zeitraum steigt der Insulinspiegel bei nüchternen Probanden von 11,8 mIE/l über 23,0 mIE/l bei nüchternen Patienten auf 60 mIE/l bei Patienten mit TPN an. Bereits in früheren Studien konnte gezeigt werden, daß die Oxidation sowohl endogener FFS als auch exogener Lipide durch eine Glukoseinfusion von bereits 200 g/Tag signifikant reduziert

Tabelle 1. Einfluß unterschiedlicher Kohlenhydrate und deren Kombination in unterschiedlicher Dosierung auf die Oxidationsrate von Glukose, Xylit, endogenen freien Fettsäuren (*FFS*) und exogenen Triglyzeriden (*TG*). *2. Spalte:* Retention von Stickstoff in der Muskulatur gegenüber der Retention von Stickstoff in den viszeralen Organen. Durch eine hohe Zufuhrrate von Glukose von 7 g/kg · Tag wird die Gesamtkörperstickstoffbilanz verbessert; dies geschieht jedoch eindeutig zugunsten der Stickstoffbilanz der Muskulatur. Die viszerale Stickstoffbilanz verschlechtert sich signifikant. Während der Zufuhr von Glukose und Xylit im Verhältnis 1:1 – je 3 g/kg · Tag – wird sowohl die Stickstoffbilanz der Muskulatur als auch die der viszeralen Organe verbessert. (Mod. nach [8, 19, 32, 35, 41]).

Kohlenhydratzufuhr	Oxidationsrate [%]			Stickstoffbilanz	
	Glukose/Xylit	FFS	TG	Muskulatur	Viszerale Organe [g/m² · Tag]
Glukose (1,5 g/kg · Tag)	43	27	37	− 28,2	+ 13,0
Glukose (3 g/kg · Tag)	43	17	26	− 21,8	+ 9,3
Xylit (3 g/kg · Tag)	44	27	37	− 20,4	+ 15,1
Glukose (6 g/kg · Tag)	33	10	14		
Glukose (7 g/kg · Tag)	23	8	11	− 7,2	+ 3,1
Glukose/Xylit 1:1 (je 3 g/kg · Tag)	43/44	16	21	− 12,1	+ 19,6

wird [8, 32]. Beim unterernährten Patienten ist die suppressive Wirkung der Glukose auf die Fettutilisation noch ausgeprägter [33] (Tabelle 1).

Im Gegensatz zu Glukose führt Xylit bei hypokalorischer Dosierung zu einer signifikant geringeren Einschränkung der FFS-Mobilisation und Oxidation [19, 20] (Abb. 4). Dafür wird die Glukoseoxidation im Vergleich zum Nüchternstoffwechsel signifikant gesteigert. Dadurch wird Protein vor der Oxidation bewahrt, und es resultiert eine signifikant verbesserte Stickstoffbilanz. Die durch Glukose bedingte Reduktion der FFS-Verwertung wird durch die gesteigerte Glukoseoxidation mehr als kompensiert. Während hypokalorischer Xylitzufuhr wird die Glukoseoxidation ebenfalls signifikant erhöht. Die Fettoxidation liegt während einer Xylitzufuhr signifikant höher als bei einer Glukoseinfusion. Diese günstigen metabolischen Veränderungen führen zu einer signifikant besseren Stickstoffretention während hypokalorischer Xylitzufuhr (p<0,001). Xylit führt darüber hinaus in der Leber zu einer vermehrten Bereitstellung von Oxalacetat, wodurch die β-Oxidation und somit die Gesamtenergiebilanz der Leber verbessert wird [3]. Beim direkten Vergleich von Xylit und Glukose als Energieträger spiegelt sich dies in signifikant günstigeren postoperativen leberspezifischen Enzymveränderungen wider [20].

Bezogen auf die Oxidation endogener FFS und exogener Triglyzeride und den „Futile cycle" für FFS während intravenöser Kohlenhydratzufuhr kann folgende

Dosierungsempfehlung gegeben werden: In der akuten Phase nach Trauma sollte Xylit bis zu 3 g/kg · Tag infundiert werden; vom etwa 4. posttraumatischen Tag an kann die Glukosezufuhr mit 1,5 g/kg · Tag beginnend auf maximal 3 g/kg · Tag gesteigert werden.

Wechselwirkungen zwischen Kohlenhydrat- und Proteinstoffwechsel

Wie bereits einleitend bemerkt, zeichnen sich Trauma und Sepsis dadurch aus, daß der Aminosäurenumsatz des Gesamtkörpers gesteigert ist. Gleichzeitig ist jedoch die Wiederverwertung freigesetzter Aminosäuren im Rahmen der Proteinsynthese signifikant reduziert [6]. Ein kataboler Zustand beruht im wesentlichen entweder auf einer gesteigerten Katabolierate bei gleichbleibender Syntheserate oder auf einer verminderten Syntheserate bei unveränderter Katabolie. Neue Untersuchungen zu quantitativen Veränderungen des Proteinumsatzes haben ergeben, daß die Gesamtkörperproteinkatabolie beim nüchternen Menschen von $4,3 \pm 0,4$ auf $5,8 \pm 0,7$ g Protein/kg · Tag nach Trauma ansteigt. Während totaler parenteraler Ernährung (TPN) mit Glukose als Kohlenhydrat steigt diese Katabolierate wegen der durch Glukose induzierten Steigerung im „Futile cycle" auf $6,9 \pm 0,8$ g Protein/kg · Tag an [38]. Die Gesamtkörperproteinsynthese (GPS) liegt beim nüchternen Gesunden bei $2,9 \pm 0,7$ g/kg · Tag; beim nüchternen Verletzten steigt sie auf $3,9 \pm 0,3$ g/kg · Tag an. Unter TPN jedoch erfolgt eine signifikante Steigerung der GPS auf $6,1 \pm 1,1$ g/kg · Tag, so daß die Nettoproteinkatabolierate von $2,4 \pm 0,2$ g/kg · Tag beim nüchternen Traumapatienten auf $1,3 \pm 0,5$ g/kg · Tag beim Patienten mit Trauma und TPN gesenkt werden kann. Die Reduktion des Abbaus an Körperprotein wird mit einem hohen metabolischen Preis erzielt, so z. B. beim Verhalten des Glukosestoffwechsels und Fettstoffwechsels während einer Glukosezufuhr oberhalb der hepatischen Glukoseproduktionsrate von ca. 3 g/kg · Tag. Bei schwer katabolen Patienten wurde in einer weiteren Studie eine differenzierte Untersuchung der Stickstoffretention während TPN mit Glukose als Kohlenhydrat – 30 kcal/kg · Tag, entsprechend 500 g/Tag – durchgeführt [35]. Unter TPN nahm die Gesamtkörperstickstoffbilanz von $-15,7 \pm 3,1$ g/m^2 · Tag auf $-4,8 \pm 1,4$ g/m^2 · Tag ab. Eine genauere Analyse ergab, daß sich die muskuläre Stickstoffbilanz von $-28,2 \pm 4,6$ g · m^2/Tag auf $-7,2 \pm 1,2$ g/m^2 · Tag verbesserte. Im Gegensatz dazu nahm die viszerale Stickstoffbilanz von $+13,0 \pm 2,4$ g/m^2 · Tag auf $+3,1 \pm 1,6$ g/m^2 · Tag ab; die viszerale Stickstoffutilisation wurde durch Glukosezufuhr von $46,4 \pm 5,4\%$ auf $15,8 \pm 8,4\%$ gesenkt.

In der unmittelbar postoperativen Phase ist die hypokalorische Ernährung mit Xylit [17, 20] oder mit Sorbit/Xylit [29, 30] im Vergleich zu Glukose als Energieträger mit einer besseren Synthese viszeraler Proteine verbunden. Diese Untersuchungen haben gezeigt, daß die sinnvolle Umkehr der bevorzugten Proteinsynthese von der Peripherie – der Muskulatur – hin zu den viszeralen Organen nach Trauma durch die Nichtglukosekohlenhydrate bevorzugt wird. In aufwendigen tierexperimentellen Studien konnte der Mechanismus dieser Stoffwechselwirkung für Xylit in hypokalorischer Dosierung im einzelnen klarer dargestellt und bestätigt werden [19]. Hansen et al. [23] konnten ebenfalls nachweisen, daß Xylit in der klinisch empfohlenen Dosierung zu einer Reduktion der Proteinkatabolie führt. Der Mechanismus liegt in einer Reduktion der Glukoneogenese aus Alanin und somit der Harnstoffsynthese begründet. In einer neuen, multizentrischen Studie haben wir im Rahmen einer normokalorischen Ernährung septischen Tieren Glukose in einer Rate, die der täglichen hepatischen Glukoseproduktion entspricht, verabreicht [15]. Glukosekalorien wurden in äquikalorischen Mengen durch Xylit und Fett – Glukose, Xylit, Fett im Verhältnis 1:1:1 – ersetzt. Dieses Regime führte zu einer signifikant besseren Stickstoffbilanz im Vergleich zu einem äquikalorischen Glukose-Fett-Regime. Interessant war auch, daß durch die Zufuhr von Glukose, Xylit und Fett im Verhältnis 1:1:1 auch die periphere Katabolierate, gemessen an der 3-Methylhistidinausscheidung, signifikant reduziert werden konnte. Diese Ergebnisse sind für Patienten mit Sepsis und Multiorganversagen [6] von Bedeutung. Wir haben bereits früher Daten über den Gesamtköperglukoseumsatz sowie die hepatische Glukoseproduktion während der Zufuhr von Glukose bzw. von Glukose, Xylit und Fett im Verhältnis 1:1:1 beim Menschen publiziert [21], die im Einklang mit diesen neuen Befunden stehen.

Zusammenfassung

Wenn über Glukose als Energieträger diskutiert wird, steht die proteinsparende Wirkung niemals zur Disposition. Vielmehr muß man anhand der heute vorliegenden Studien sich Gedanken über den Zeitpunkt des Einsatzes und die Zufuhrmenge von Glukose machen. Will man beim katabolen Patienten durch eine hohe Glukosezufuhr eine Reduktion des Proteinabbaus erzwingen, so führt dies nach 10 Tagen TPN zu einer Abnahme des Körperproteins um 12,5 % oder 1,5 ± 0,3 kg zu einer Zunahme der Fettmasse um 2,2 ± 0,8 kg [40]. Dies kann nicht als Ziel adäquater Nährstoffzufuhr interpretiert werden.

Posttraumatisch führt Glukose bereits in niedriger Dosierung zu einem Anstieg des „Futile cycle". Diese gilt für die Stoffwechselprodukte der 3 wichtigsten Stoffwechselwege im Körper, nämlich des Glukose-, des Fett- und des Proteinstoffwechsels. Der daraus resultierende Anstieg des Energieverbrauchs, der iatrogen bedingt ist, muß als schädlich für den Gesamtkörper eingestuft werden. Dies muß v. a. deswegen betont werden, weil der Energieanstieg wegen der peripheren Insulinresistenz [5] v. a. die Organe des Splanchnikusgebietes betrifft [22, 37]. In der akuten Phase nach Trauma ist in mehreren Studien gezeigt worden, daß durch die hypokalorische Anwendung von Xylit alle wesentlichen metabolischen Nachteile, selbst die einer hypokalorischen Glukosezufuhr, vermieden werden können. Die Tatsache, daß nach Trauma die Metabolisierungsrate für Xylit [1] ansteigt im Gegensatz zu der von Glukose, deren Metabolisierungsrate abfällt [5], bestärkt diese Empfehlung. Sobald eine Normalisierung des Stoffwechsels eintritt, kann schrittweise Glukose bis zu einer maximalen Dosierung von 3 g/kg · Tag zu Xylit addiert bzw. Xylit durch

Glukose ersetzt werden. An dieser Stelle muß betont werden, daß mit der Normalisierung der Glukosehomöostase und der Glukosetoleranz auch die physiologische proteinsparende Wirkung der Glukose in den metabolischen Vordergrund tritt.

Empfehlungen zur Kohlenhydratzufuhr während intravenöser Ernährung nach Operation, Trauma, Sepsis und Multiorganversagen

Die Dosierungsempfehlungen streben eine optimale oxidative Verwertung von Glukose, FFS und Triglyzeriden an. Der dabei erzielte niedrige „Futile cycle" für alle Energieträger ermöglicht eine metabolisch schonende intravenöse Nährstoffzufuhr. Dadurch erfolgt eine Verbesserung der Gesamtkörperstickstoffbilanz, die auf einer Reduktion der Katabolie in der Muskulatur und einer Stimulation der Proteinsynthese in den viszeralen Organen beruht:

Die ersten 3–5 Tage nach Trauma bzw. Operation:

3 g Xylit/kg · Tag   +   1–1,5 g Aminosäuren/kg · Tag

Vom 4.–5. posttraumatischen bzw. postoperativen Tag an:

Bis 3 g Xylit/kg · Tag
bis 3 g Glukose/kg · Tag   +   1–1,5 g Aminosäuren/kg · Tag

Ein ganz anderes Problem stellen Patienten mit einer Beeinträchtigung der Funktion des zentralen Nervensystems dar. Ein erhöhter Blutzuckerspiegel zählt zu den wesentlichen Faktoren, die bei bestimmten Krankheitsformen die Morbidität und Mortalität erhöhen können [2, 28, 31, 39]. Alle Nichtglukosekohlenhydrate sind der Glukose in bezug auf das Verhalten des Blutglukosespiegels während intravenöser Verabreichung überlegen. Demnach stellten sie alle eine echte therapeutische Bereicherung zur Behandlung solcher Patienten dar. Da bei diesen Patienten engmaschige Kontrollen des Blutglukosespiegels ohnehin indiziert sind, muß gefordert werden, daß auch Fruktose und Sorbit bei genau definierter Indikation anwendbar bleiben.

Literatur

1. Ackermann RH (1980) Bestimmung des Xylitumsatzes unter der Geburt und nach Operationen bei parenteraler Zufuhr. Infusionstherapie 7: 113–115
2. Bagdade J, Root R, Bulger R (1974) Impaired leukocyte function in patients with poorly controlled diabetes. Diabetes 23: 9–15
3. Bässler KH, Brinkrolf H (1971) Die Rolle von Oxalacetat bei der gesteigerten Ketogenese und beim antiketogenen Effekt. Z Gesamte Exp Med 156: 52–60
4. Baxter JK, Bistrian BR (1989) Moderate hypocaloric parenteral nutrition in the critically ill, obese patient. Nutr Clin Pract 4: 133–135
5. Black PR, Brooks DC, Bessy PQ et al (1982) Mechanisms of insulin resistance following injury. Ann Surg 196: 420–433

6. Blackburn GL, Wan JM-F, Teo TC et al (1989) Metabolic support in organ failure. In: Bihari DJ, Cerra FB (eds) Multiple organ failure. Soc Crit Care Med, Fullerton/CA, pp 337–369
7. Cahill GF Jr (1981) Ketosis. JPEN 5: 281–288
8. Carpentier YA, Askanazi JH, Elwyn DH et al (1979) Effects of hypertonic glucose on lipid metabolism in injury and sepsis. J Trauma 19: 649–654
9. Clowes GHA, George BC, Villee CA et al (1983) Muscle proteolysis induced by a circulating peptide in patients with sepsis and trauma. N Engl J Med 308: 545–552
10. De Fronzo RA (1983) Regulation of glucose, lipid, and amino acid metabolism in normal healthy subjects. In: Kleinberger G, Deutsch E (eds). New aspects of clinical nutrition. Karger, Basel, pp 169–210
11. Deutsche Arzneimittelkommission (1972) Dosierungsgrenzen bei der Infusion von Zuckeraustauschstoffen beachten! Dtsch Ärztebl 69: 3399
12. Elliott M, Alberti KGMM (1983) The hormonal and metabolic response to surgery and trauma. In: Kleinberger G, Deutsch E (eds) New aspects of clinical nutrition. Karger, Basel pp 247–270
13. Flatt JP (1978) The biochemistry of energy expenditure. In: Bray GA (ed) Recent advances in obesity research, vol 2. Newman, London, pp 211–228
14. Förster H (1974) Zuckeraustauschstoffe in der parenteralen Ernährung. Ernähr Umsch 21: 306–310
15. Fried RC, Mullen JL, Blackburn GL et al (in press) The effects of non-glucose substrates (xylitol, medium-chain triglycerides, long-chain triglycerides) and carnitine on nitrogen metabolism in stressed rats. JPEN 14
16. Gelfand RA, Sherwin RS (1986) Nitrogen conservation in starvation revisited: Protein sparing with intravenous fructose. Metabolism 35: 37–44
17. Georgieff M (1982) Theorie und Praxis der perioperativen Traumaadaptierten parenteralen Nährstoffzufuhr. Z Ernährungswiss 21: 279–298
18. Georgieff M (1987) Intravenöse Ernährung – Möglichkeiten und Grenzen der Anwendung von Glukose und Xylit nach Trauma und Sepsis unter besonderer Berücksichtigung des Leberstoffwechsels. Infusiontherapie 14: 93–97
19. Georgieff M, Moldawer LL, Bistrian BR et al (1984) Mechanisms for the protein sparing action of xylitol during partial parenteral feeding after trauma. Surg Forum 35: 105–108
20. Georgieff M, Moldawer LL, Wagner D et al (1987) Stoffwechselorientierte postoperative Ernährungstherapie – Möglichkeiten und Grenzen der Anwendung von Glukose und Xylit. Infusionstherapie 14: 53–64
21. Georgieff M, Saeger HD, Wagner D et al (1987) Carbohydrate and lipid emulsions in parenteral nutrition. J Clin Gastroenterol 2: 47–51
22. Gil KM, Gump FE, Starker PM et al (1985) Splanchnic substrate balance in malnourished patients during parenteral nutrition. Am J Physiol 248: E409–E419
23. Hansen BA, Almdal TP, Vilstrup H (1989) Effects of xylitol versus glucose on urea synthesis and alanine metabolism in rats. Clin Nutr 8: 109–112
24. Hasselgren PO, Jagenburg R, Karlstrom L et al (1984) Changes of protein metabolism in liver and skeletal muscle following trauma complicated by sepsis. J Trauma 34: 224–228
25. Katz J, McGarry JD (1984) The glucose paradox. Is glucose a substrate for liver metabolism? J Clin Invest 74: 1901–1909
26. Keller U (1989) Zuckerersatzstoffe Fructose und Sorbit: Ein unnötiges Risiko in der parenteralen Ernährung. Schweiz Med Wochenschr 119: 101–106
27. Lang K (1971) Xylit-Stoffwechsel und klinische Verwendung. Klin Wochenschr 49: 233–245
28. Lanier WL, Stangland KJ, Scheithauer BW et al (1987) The effects of dextrose infusion and head position on neurologic outcome after complete cerebral ischemia in primates: Examination of a model. Anesthesiology 66: 39–48
29. Löhlein D (1980) Untersuchungen zum proteinsparenden Effekt verschiedener Konzepte der peripheren parenteralen Ernährung. Z Ernährungswiss 20: 1–15

30. Löhlein D, Zick R (1981) Zuckeraustauschstoffe oder Glukose bei der peripher-venösen hypokalorischen Ernährung. Infusionstherapie 8: 133–140
31. Longstreth WT, Inui TS (1985) High blood glucose level on hospital admission and poor neurological recovery after cardiac arrest. Ann Neurol 15: 59–63
32. Nordenström JA, Carpentier YA, Askanazi JH et al (1983) Free fatty acid mobilisation and oxidation during total parenteral nutrition in trauma and infection. Ann Surg 198: 725–735
33. Norderström JA, Carpentier YA, Askanazi JH et al (1984) Metabolic utilization of intravenous fat emulsion during total parenteral nutrition. Ann Surg 196: 221–231
34. Pugliese D, Lee SS, Koshy A (1988) Systemic and splanchnic hemodynamic effects of intravenous hypertonic glucose in patients with cirrhosis. Hepatology 8: 643–646
35. Radrizzani D, Iapichino G, Cambisano M et al (1988) Peripheral, visceral and body nitrogen balance of catabolic patients, without and with parenteral nutrition. Intensive Care Med 14: 212–216
36. Rosenblatt S, Clowes GHA, George BC et al (1988) Exchange of amino acids by muscle and liver in sepsis: Comparative studies in vivo and in vitro. Arch Surg 118: 167–175
37. Sacca L, Orofino G, Petrone A et al (1984) Differential roles of splanchnic and peripheral tissues in the pathogenesis of impaired glucose tolerance. J Clin Invest 73: 1683–1687
38. Shaw JHF, Wolfe RR (1989) An intergrated analysis of glucose, fat, and protein metabolism in severely traumatized patients. Ann Surg 209: 63–72
39. Sieber FE, Smith DS, Traystman RJ et al (1987) Glucose: A reevaluation of its intraoperative use. Anesthesiologie 67: 72–87
40. Streat SJ, Beddoe AH, Hill GL (1987) Aggressive nutritional support does not prevent protein loss despite fat gain in septic intensive patients. J Trauma 27: 262–277
41. Wolfe RR, Allsop JR, Burke JF (1979) Glucose metabolism in man: Response to intravenous glucose infusion. Metabolism 28: 210–220
42. Wolfe RR, Herndon DN, Jahoor F et al (1987) Effect of burn injury on substrate cycling by glucose and fatty acids. N Eng J Med 317: 403–408

Fett

J. Eckart

Fett erfüllt in der Ernährung eine unspezifische Aufgabe als Energieträger und Lieferant von Kohlenstoffatomen und eine spezifische als Träger fettlöslicher Wirkstoffe. Da jahrelang sehr intensiv und nahezu ausschließlich darüber diskutiert wurde, ob, wann und in welcher Dosierung Fett im Rahmen eines parenteralen Ernährungsregimes eingesetzt werden sollte, hat man ohne Zweifel der nichtenergetischen Bedeutung der Fette in der klinischen Routine zu wenig Beachtung geschenkt. Die einer Arbeit von Spielmann et al. (1988) entnommene Tabelle 1 zeigt, daß mittelkettige, langkettige, gesättigte sowie ein- oder mehrfach ungesättigte Fettsäuren unterschiedliche Bedeutung im Energiestoffwechsel als Strukturbausteine oder bei der Erfüllung spezieller Funktionen haben. Es sei nur daran erinnert, daß Lipide Bestandteil der Zellmembran, der Mitochondrien, der Lysosomen und des endoplasmatischen Retikulums sind und daß ihnen eine besondere Bedeutung zukommt bei der Regulation des Stoffwechsels sowie bei der Differenzierung und des Wachstums, da die Steroidhormone der Nebennierenrinde und der Gonaden ebenso wie die Prostaglandine Lipide sind. Parenteral zugeführt besitzt Fett anderen Kalorienträgern gegenüber u. a. den Vorteil, daß es osmotisch nicht wirksam ist und somit über periphere Venen verabfolgt werden kann und daß selbst bei hoher Dosierung renale Verluste nicht auftreten. Tabelle 2 gibt einen Überblick über die verschiedenen heute im Handel befindlichen Fettemulsionen, die sich

Tabelle 1. Unterschiedliche Stoffwechselaufgaben verschiedener Fettsäureklassen. (Nach Spielmann et al. 1988)

	Energie	Struktur	Funktion
Kurz- und mittelkettige gesättigte Fettsäuren C4 – C12	+++	0	0
Langkettige gesättigte Fettsäuren C 14 (Myristinsäure) C 16 (Palmitinsäure) C 18 (Stearinsäure)	+ ++++ ++	+ + ++++	+ (+) (+)
Einfach ungesättigte Fettsäuren Ölsäure	++	++++	(+)
Mehrfach ungesättigte Fettsäuren (essentiell und bedingt essentiell) Linolsäure oder n-6-Familie Linolensäure oder n-3-Familie	0 0	+++++ +++++	+++++ +++++

Tabelle 2. Übersicht über handelsübliche Fettemulsionen (Rote Liste 1989)

Handels- name	Abbolipid		Intralipid		Lipofundin MCT		Lipofundin S		Lipovenös	
Konzen- tration	10 %	20 %	10 %	20 %	10 %	20 %	10 %	20 %	10 %	20 %
Grund- substanz	Sojaöl Safloröl		Sojaöl		Sojaöl mittelkettige Triglyzeride		Sojaöl		Sojaöl	
(Menge/l)	50 g 50 g	100 g 100 g	100 g	200 g	50 g 50 g	100 g 100 g	100 g	200 g	100 g	200 g
Emulgator	Eiphos- pholipid		Eiphos- pholipid		Eiphos- pholipid		Sojaphos- pholipid		Eiphos- pholipid	
(Menge/l)	9 g	12 g	12 g		12 g		7,5 g	15 g	12 g	
„Blut- isotonie"	Glyzerin		Glyzerin		Glyzerin		Xylit oder Glyzerin		Glyzerin	
(Menge/l)	25 g		22,5 g		25 g		50 g oder 25 g		25 g	

nicht nur hinsichtlich der Grundsubstanz und damit der Fettzusammensetzung, sondern auch bezüglich der Art und Menge des Emulgators, der Fettkonzentration und des zur Herstellung der Blutisotonie zugesetzten Substrates unterscheiden. Während das in Schweden entwickelte Intralipid und alle Folgepräparate bevorzugt Sojabohnenöl als Fettbestandteil enthielten, werden seit einigen Jahren auch Fettgemische klinisch genutzt. Bei Beachtung der vorliegenden Dosierungsrichtlinien ist die Verträglichkeit moderner Fettemulsionen gut, die Nebenwirkungsrate bei Schulkindern und Erwachsenen offenbar so gering, daß nur wenige kasuistische Mitteilungen hierüber in den letzten Jahren publiziert wurden (Campbell et al. 1984; Hiyama et al. 1989; Kenneth et al. 1981). Erwähnt werden sollte, daß mittelkettige Triglyzeride primär wegen ihrer seit langem aus der oralen Ernährung und dem Tierexperiment bekannten besonderen Stoffwechseleigenschaften die Hälfte der Gesamtfettmenge in einer handelsüblichen Fettemulsion ausmachen, während Sojabohnenöl nicht wegen seiner speziellen Fettsäurenzusammensetzung, sondern wegen seiner außergewöhnlich guten Verträglichkeit, durch umfangreiche Untersuchungen bestätigt, Grundsubstanz vieler Fettemulsionen ist. Tabelle 2 ist zu entnehmen, daß die Relation zwischen Fett- und Emulgatormenge nicht in allen Emulsionen gleich ist, sondern daß 10%ige Fettemulsionen angeboten werden, deren Emulgatorgehalt ebensogroß ist wie der einer ansonsten gleich zusammengesetzten 20%igen Emulsion. Nicht bekannt war, ob zwischen dem Emulgatorüberschuß und dem bei Zufuhr von 10%igen Emulsionen beschriebenen Anstieg der Plasmakonzentrationen der Phospholipide und des freien Cholesterins ein

Zusammenhang besteht. Die Arbeitsgruppe um Carpentier (1989) hat unter anderem diese Frage bei gesunden Versuchspersonen und parenteral ernährten Frühgeborenen untersucht. Verabfolgt wurde die 10- bzw. 20%ige Emulsion eines Herstellers mit der gleichen Triglyzerid- und Phospholipidzusammensetzung, aber einem 2fach höheren Phospholipid-Triglyzerid-Verhältnis in der niederprozentigen Fettemulsion. Die Zufuhr von 100 bzw. 300 mg Triglyzeriden/kg · h über 6 h führte bei den freiwilligen Kontrollpersonen unter der geringeren Dosierung nur bei Verwendung der niedrigkonzentrierten Emulsion zu einer signifikanten Zunahme der Phospholipide und des freien Cholesterins im Plasma, während bei hoher Infusionsrate der 10%igen Emulsion höhere Konzentrationen auch der Triglyzeride beobachtet wurden. Der gleiche Befund war bei den Frühgeborenen nachzuweisen. Bei gleicher Fettzufuhr kam es zu einer Zunahme der Plasmalipide bei einer 10%igen und zu einem Konzentrationsabfall bei Applikation einer 20%igen Emulsion. Gefolgert wurde aus diesen Untersuchungen unter anderem, daß im Überschuß als Emulgator zugeführte Phospholipide die Hydrolyse exogener Triglyzeride beeinträchtigen (Carpentier 1989).

Phospholipidreiche Partikel in Fettemulsionen
– besitzen eine verhältnismäßig lange intravaskuläre Verweildauer,
– verzögern die Hydrolyse von Plasmatriglyzeriden,
– entziehen der Zellmembran freies Cholesterin,
– führen zu einer Zunahme der Plasmaphospholipidkonzentration,
– steigern die Plasmatriglyzeridspiegel und
– die Plasmaspiegel an freiem Cholesterin (Carpentier 1989).

Da die Zusammensetzung der Fettemulsionen den Anstieg des freien Cholesterins im Plasma nicht erklären konnte, wurde von der genannten Arbeitsgruppe die Erythrozytenmembran als eine mögliche Quelle des freien Cholesterins in Betracht gezogen. Die Zufuhr einer 10%igen Fettemulsion in steigender Dosierung und ein damit unterschiedliches Phospholipidangebot führte bei gesunden Versuchspersonen zu einer signifikanten Zunahme des Phospholipid- und einer signifikanten Reduktion des freien Cholesteringehalts in der Erythrozytenmembran. Daß das hohe Phospholipidangebot zusammen mit bestimmten Fettemulsionen die veränderte Zusammensetzung der Erythrozytenmembran und möglicherweise noch anderer Zellen verursacht, wurde bestätigt durch Verwendung einer nicht handelsüblichen 30%igen Fettemulsion. Nach der hohen Zufuhrrate von 300 mg Triglyzeriden, aber nur 12 mg Phospholipiden/kg · h waren Änderungen im Gehalt normaler Bestandteile der Erythrozytenmembran nicht nachweisbar. Obwohl Untersuchungen bislang fehlen, die einen Einfluß der geänderten Zellmembranzusammensetzung auf deren Funktion zeigen, sprechen allein die vorher zusammengefaßten Befunde über Phospholipide dafür, niederprozentige Fettemulsionen mit hohem Phospholipidgehalt nicht mehr klinisch einzusetzen.

Die Frage, welche Faktoren die Klärung parenteral verabreichter Fettemulsionen beeinflussen, wurde in den letzten Jahren von mehreren Arbeitsgruppen bei gesunden Probanden und einem unterschiedlichen Krankengut untersucht (Akerlund et al. 1989; Förster 1981; Förster et al. 1979; Lindholm u. Rössner

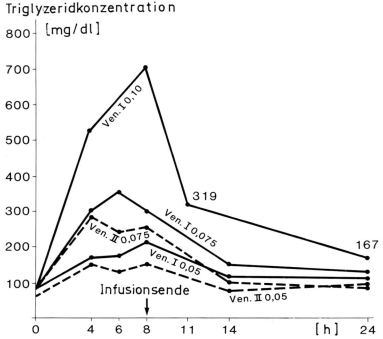

Abb. 1. Konzentrationen der Serumlipide während und nach der Infusion von Venolipid I und Venolipid II. *Ven. I 0,10* Venolipid I, Infusionsrate 0,01 g/kg · h usw.; *Ven. II 0,075* Venolipid II, Infusionsrate 0,075 g/kg · h usw. (Nach Pristautz et al. 1984)

1982; Lindh et al. 1989; Pristautz et al. 1984; Robin et al. 1980). Nachgewiesen werden konnte, daß unabhängig von der in einer Fettemulsion enthaltenen Emulgatormenge auch die Art des Emulgators, d. h. Ei- oder Sojalezithin, die Partikelgröße und verschiedene Krankheitszustände die Fettelimination unterschiedlich beeinflussen. So konnten Pristautz et al. (1984) bei der Verwendung zweier 10%iger Sojaemulsionen mit Sojaphosphatid als Emulgator, aber verschiedenen Partikelgrößen, zeigen daß die Triglyzeridkonzentration im Serum freiwilliger Versuchspersonen signifikant höher anstieg, wenn bei gleicher Zufuhrrate die Emulsion mit der kleineren Partikelgröße zugeführt wurde. Abbildung 1 zeigt, daß Venolipid I mit einer durchschnittlichen Partikelgröße von 0,3 µm deutlich langsamer als eine Vergleichsemulsion (Venolipid II) mit einem Partikeldurchmesser von 0,5 µm geklärt wird. Nur aus Vergleichsgründen sei erwähnt, daß die durchschnittliche Partikelgröße bei Lipofundin mit 1 µm etwa der Größe der Chylomikronen entspricht und bei Intralipid bei 75 % der Chylomikronengröße liegt. Bestätigt wurden die Ergebnisse der zuletzt erwähnten Arbeitsgruppe von Weidler et al. (1987). Probanden erhielten in 7- bis 10tägigem Abstand Modifikationen einer Fettemulsion, wobei entweder die Teilchengröße oder der Emulgator verändert waren. Gezeigt werden konnte wiederum, daß die Triglyzeridkonzentrationen am höchsten waren, wenn Emulsionen mit kleiner Partikelgröße infundiert wurden. Die von Förster (Förster 1981; Förster et al. 1979) und Shenkin u. Wretlind (1979) beschriebene, im Vergleich zu Lipofundin S wesentlich langsamere Klärung von Intralipid, bedingt durch unterschiedliche Emulgatoren, konnten Weidler et al. (1987) allerdings im Rahmen ihrer Studie nicht feststellen. Um die bislang wiedergegebenen Befunde – erhoben bei gesunden Versuchspersonen – zu relativieren, sei darauf hingewiesen, daß bislang durch keine experimentellen Daten ein metabolischer bzw. energetischer Vorteil der schnelleren oder langsameren Fettklärung nachgewiesen werden konnte, während umgekehrt Hinweise vorliegen, daß eine langsame intravenöse Fettzufuhr zu einer Minderbelastung bzw. -beladung des RES führt (Jensen et al. 1988 a, b). Um zu klären, ob durch Operationen, Traumen oder septische Krankheitsprozesse die Fettklärung beeinflußt wird, haben verschiedene Arbeitsgruppen bei Intensivpatienten entsprechende Untersuchungen durchgeführt (Lindh et al. 1989; Lindholm u. Rössner 1982; Akerlund et al. 1989; Robin et al. 1980).

Abbildung 2 zeigt einen Überblick über das Verhalten der Fettklärung bei Normalpersonen, bei Patienten nach einem Trauma, bei Unfallverletzten, die

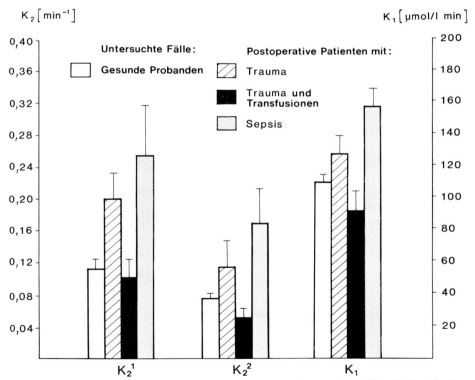

Abb. 2. Plasmaclearance von Fettemulsionen nach Trauma bzw. während Sepsis. Fraktionierte Klärraten während langsamer (K_2^1, 60 mol/min) und mittlerer (K_2^2, 120 mol/min) Infusionsgeschwindigkeiten von Intralipid 10 %. Die höchste Klärkapazität (K_1, 400 mol/min) wurde während sehr schneller Infusion ermittelt. (Nach Robin et al. 1980)

vor der Fettinfusion mindestens 10 Blutkonserven in 24 h erhalten hatten, und bei septischen Patienten unter einer unterschiedlich hohen Fettapplikation. Im Vergleich zu den normalen Kontrollpersonen war bei den verletzten und septischen Patienten die Fettklärung gesteigert, bei den Patienten mit der Massivtransfusion vermindert. Gedeutet wurde dieser Befund als „Washout-Phänomen" entweder des für die Fettklärung verantwortlichen Enzymsystems oder des die Spaltung der Triglyzeride aktivierenden Apolipoproteins C_{II}. Die Eliminationsrate von parenteral appliziertem Fett wurde auch von Lindholm u. Rössner (1982) bei Intensivpatienten nach einer Bolusinjektion bzw. während einer Fettinfusion bestimmt. Das untersuchte Kollektiv wurde aufgeteilt in 10 Patienten nach einem unkomplizierten chirurgischen Eingriff und 25 Schwerkranken, von denen 11 im weiteren Verlauf starben, was einer Mortalität von 44 % entspricht. Tabelle 3 zeigt, daß die Fettklärung bei den operierten Patienten im Vergleich zu normalen Kontrollpersonen beschleunigt war, während bei den schwerkranken Intensivpatienten die Elimination des zugeführten Fettes deutlich langsamer, wenn auch in der Größenordnung der normalen Vergleichspersonen erfolgte. Obwohl die beiden zuletzt vorgestellten Studien in ihrem Ergebnis nur teilweise übereinstimmen, lassen sie die Aussage zu, daß bei Patienten nach einer Massivtransfusion vorübergehend die Fettklärung im Vergleich zu gesunden Freiwilligen vermindert ist, während operierte, schwerverletzte und septische Patienten parenteral appliziertes Fett zumindest in der gleichen Größenordnung wie Normalpersonen aus der Blutbahn eliminieren. Die Empfehlung der schwedischen Arbeitsgruppe, die Infusionsrate bei der Applikation von Fett unterhalb angegebener Richtwerte zu halten, d. h. 500 ml Intralipid 20 % nicht in 5–7 h zu verabfolgen, entspricht dem heute an vielen Stellen praktizierten Vorgehen, Fettemulsionen im Rahmen eines vollständigen Ernährungsprogramms über mindestens 12 h zuzuführen.

Tabelle 3. Intravenöser Fettoleranztest (IVFTT). (Nach Lindholm u. Rössner 1982)

	n	k_2 [%/min]
Mäßig kranke postoperative Patienten	10	9,23 ± 1,60
Kritisch kranke Patienten	23	4,87 ± 0,51
Gesunde Probanden	25	5,42 ± 0,69

Ein Anstieg der Ketonkörperkonzentration und eine Zunahme des O_2-Verbrauchs während einer parenteralen Fettapplikation weisen ebenso wie eine Verbesserung der Stickstoffbilanz auf eine Verwertung des verabreichten Fettes hin, ohne eine Aussage über die Größenordnung der Fettverbrennung zuzulassen. Um zu klären, ob aus der Elimination exogen zugeführter Triglyzeride Rückschlüsse auf die Oxidationsrate zu ziehen sind und ob durch verschieden zusammengesetzte Ernährungsregime die Klär- und Verbrennungsrate gleich oder unterschiedlich beeinflußt wird, haben Carpentier et al. (1979) bei leicht- bzw. schwerverletzten chirurgischen Patienten, bei Kranken in reduziertem

Tabelle 4. Plasmaclearance und Oxidationsrate von ^{14}C – markiertem Intralipid bei gesunden Versuchspersonen, verletzten und unterernährten Kranken während unterschiedlicher parenteraler Ernährungsregime. (Nach Carpentier et al. 1979)

Patienten	Plasmaclearance (prozentuale Elimination/min)[a]	Oxidation (% der eliminierten Dosis innerhalb von 450 min)[a]
Postabsorptiv		
Kontrolle	8,5 ± 0,3	29,5 ± 4,1
Leichtes Trauma	8,4 ± 1,1	33,2 ± 1,5
Schweres Trauma	13,4 ± 2,4[b]	38,3 ± 3,9[b]
Totale parenterale Ernährung		
Glukosesystem		
Trauma	20,2 ± 5,5[b]	15,2 ± 5,0[b]
Mangelernährung	14,7 ± 2,4[b]	10,7 ± 2,0[c]
Lipidsystem		
Trauma	8,7 ± 3,9	28,9 ± 1,9
Mangelernährung	8,5 ± 5,2	20,2 ± 12,1

[a] Mittelwerte ± SD
[b] $p < 0,005$
[c] $p < 0,001$

Ernährungszustand und bei gesunden Kontrollpersonen nach einer nächtlichen Essenspause die prozentuale Fettclearance und die Oxidationsrate nach Gabe einer markierten Fettemulsion überprüft (Tabelle 4). Die Energiezufuhr entsprach während der Untersuchung dem 1,5fachen des gemessenen Energieumsatzes. Während im sog. Glukosesystem nur Glukose als Energieträger zugeführt wurde, enthielt das Lipidsystem 35–45 % der Nichteiweißkalorien als Fett. Tabelle 4 zeigt unter anderem, daß bei schwerverletzten Patienten die Fettelimination und -oxidation postabsorptiv deutlich höher liegen als bei Kontrollpersonen und Leichtverletzten. Unter dem sog. Fettregime weichen Klär- und Oxidationsraten nicht von den bei den Kontrollpersonen bestimmten Größen ab, trotz einer noch immer hohen Glukosezufuhr. Während der alleinigen Energiebereitstellung durch Glukose wird Fett schneller geklärt, aber in einem geringeren Prozentsatz oxidiert. Kranke, deren Ernährungszustand reduziert ist, verbrennen pro Zeiteinheit sowohl unter dem Glukose- als auch unter dem sog. Lipidsystem weniger Fett als verletzte Patienten. Als wichtige Aussage dieser Studie bleibt festzustellen, daß die Fettklärung keinerlei Auskunft über die prozentuale Fettverbrennung unter unterschiedlichen Ernährungsbedingungen gibt.

Das primäre Ziel der parenteralen Ernährung ist es, den Eiweißbestand des Organismus zu erhalten bzw. ihn wiederherzustellen. Nach Munro u. Allison (1964) beeinflussen Kohlenhydrate und Fett durch ihre energiebereitstellenden Eigenschaften den Eiweißstoffwechsel in gleichem Maße; darüber hinaus besitzt Glukose aber insulinvermittelt eine Wirkung auf den Eiweißhaushalt, die Fett nicht hat. Zu den am häufigsten gegen eine parenterale Fettgabe vorgebrachten Argumenten gehört der Hinweis auf die im Vergleich zu einem isokalorischen Kohlenhydratangebot geringere stickstoffsparende Wirkung des Fettes. Differenziert wird hierbei nicht, ob dies nur für parenteral oder auch für oral verabfolgtes Fett zutrifft, d. h. inwieweit von der parenteralen Applikation nicht eine Stoffwechselwirkung erwartet wird, die Fett auch bei der Aufnahme über den Magen-Darm-Kanal nicht besitzt.

Der Einfluß, den unterschiedlich hohe Kohlenhydrat- und Fettanteile bei normaler Ernährung mit gleichbleibender Eiweiß- und Energiezufuhr auf den Proteinstoffwechsel haben, wurde von Richardson et al. (1979) bei jungen Männern überprüft. Gezeigt werden konnte, daß bei höherem Kohlenhydratangebot die Stickstoffbilanz signifikant besser, die renale Harnstoffstickstoffausscheidung und die Serumharnstoffwerte signifikant niedriger waren als Beweis für eine auch bei oraler Zufuhr stärkere stickstoffsparende Wirkung der Kohlenhydrate. Obwohl sich bislang noch niemand veranlaßt sah, Fett wegen seiner geringeren eiweißsparenden Wirkung aus der normalen Nahrung zu eliminieren, stellt sich die Frage, ob die Fettgabe im Rahmen eines vollständigen parenteralen Ernährungsprogramms in der Regel zu einer den Krankheitsverlauf negativ beeinflussenden Verschlechterung der Stickstoffbilanz führt, so daß die Deckung des Energiebedarfs ausschließlich durch Kohlenhydrate erfolgen sollte, bzw. welche unerwünschten Effekte mit der alleinigen Kohlenhydratzufuhr verbunden sind. Einige Arbeitsgruppen haben speziell bei Patienten in reduziertem Ernährungszustand eine den Kohlenhydraten vergleichbare stickstoffsparende Wirkung parenteral zugeführter Fette beobachtet, wenn die Energiebereitstellung und die Kohlenhydratzufuhr bedarfsadaptiert waren, bzw. festgestellt, daß die zusätzliche Verabfolgung einer Fettemulsion zu einem nicht umsatzdeckenden Energieangebot die Stickstoffverluste reduziert. Schließlich konnte wiederholt gezeigt werden, daß der isokalorische Ersatz von Kohlenhydraten durch Fett die Stickstoffbilanz nicht ungünstig beeinflußt (Bark et al. 1977; Elwyn et al. 1980; Glynn et al. 1987; Hayungs et al. 1987, Jeejeebhoy et al. 1976; Macfie et al. 1981; Nordenström et al. 1983; Zumtobel 1973/74). Andere Arbeitsgruppen haben in vergleichenden Studien bei schwerkranken Patienten den beschriebenen positiven Einfluß der parenteralen Fettgabe auf den Proteinstoffwechsel nicht beobachtet, sondern die stärker stickstoffsparende Wirkung der Kohlenhydrate bestätigt (Halmágyi und Kilbinger 1972; Long et al. 1977 a, b; Woolfson et al. 1977). Erklären lassen sich diese voneinander abweichenden Aussagen unter anderem mit dem unterschiedlichen Krankengut, das untersucht wurde, der Stoffwechselphase, in der die Untersuchung durchgeführt wurde, dem unterschiedlichen Energieangebot und dem stark divergierenden Fett- und Kohlenhydratanteil im Nahrungsgemisch. Erwähnt werden sollen von den zahlreichen Publikationen nur die Untersuchungen von Long et al. (1977) bei schwerkranken Patienten und tierexperimentelle Befunde von Souba et al. (1979). Diese Arbeitsgruppen haben Patienten bei gleichbleibender Stickstoffzufuhr Kohlenhydrate und Fett in unterschiedlicher Dosierung zugeführt und gezeigt, daß die mittlere Harnstoffstickstoffausscheidung im Urin weitgehend vom Kohlenhydratangebot abhing, d. h. praktisch unbeeinflußt blieb von der Größe der Fettzufuhr. Die erste und letzte Zeile der Tabelle 5

Tabelle 5. Einfluß von Kalorienzufuhr und Streß auf die Stickstoffausscheidung von Intensivpatienten (Stickstoffzufuhr 11,7 g/m² · Tag). (Nach Souba et al. 1978)

		Kohlenhydratzufuhr [kcal/m² · Tag]			
		110	350	875	1458
Fettzufuhr [kcal/m² · Tag]	0	12,0	9,3	8,0	7,0
	583	–	–	7,2	5,4
	1108	11,6	9,5	8,0	6,7

zeigen, daß die Harnstoffstickstoffausscheidung mit der zunehmenden Kohlenhydratzufuhr signifikant abnimmt, während die zusätzliche Verabfolgung von Fett den gleichen Effekt nicht zeigt. Dies ist daran zu erkennen, daß die renale Harnstoffstickstoffausscheidung gleich bleibt. Um den Einfluß von Streß und erhöhter Stoffwechselrate auf die stickstoffsparenden Eigenschaften von Kohlenhydraten und Fett genauer zu erfassen, wurden ergänzende tierexperimentelle Untersuchungen von dem gleichen Arbeitskreis durchgeführt (Souba et al. 1979). In einer Vorstudie wurde bei Ratten zunächst der Einfluß eines unterschiedlichen Fett- und Kohlenhydratangebotes bei gleichbleibender Stickstoffzufuhr auf die renalen Stickstoffverluste überprüft. Tabelle 6 zeigt, daß bei gesunden Tieren jede Erhöhung der Energiezufuhr – und zwar unabhängig davon, ob die Kohlenhydrat- oder Fettmenge gesteigert wurde – zu einer Abnahme der Stickstoffausscheidung führt. In einer 2. Untersuchungsreihe wurden die Tiere in mehrere Gruppen eingeteilt (Tabelle 7). In der 1. Gruppe

Tabelle 6. Einfluß von Kohlenhydrat- und Fettzufuhr auf die Stickstoffausscheidung von gesunden Ratten (Stickstoffzufuhr 2 g/kg · Tag). (Nach Souba et al. 1978)

		Kohlenhydratzufuhr [kcal/kg · Tag]					
		0	15	60	105	150	195
Fettzufuhr [kcal/kg · Tag]	0	2,74	2,58	1,93	1,74	1,40	1,23
	45		1,98	1,66	1,53	1,24	
	90			1,33	1,15		

Tabelle 7. Einfluß von Kalorienzufuhr und Streß auf die Stickstoffausscheidung von Kontrolltieren und Ratten mit Verbrennungsverletzungen (Stickstoffzufuhr 2,0 g/kg · Tag)

		Kohlenhydratzufuhr [kcal/kg · Tag]							
		105				150			
		Kontrolle	20 %	40 %	KOF	Kontrolle	20 %	40 %	KOF
Fettzufuhr [kcal/kg · Tag]	0	1,74	1,79	2,66		1,40	1,59	2,38	
	90	1,15	1,27	2,61			1,16	2,36	

waren gesunde Ratten, in der 2. Tiere mit einer zweitgradigen Verbrennung, die 20% der Körperoberfläche betraf. Die Ratten der Gruppe 3 wurden nach einer noch ausgedehnteren Verbrennung untersucht. Alle Tiere erhielten während der Studie entweder nur 105 bzw. 150 Kohlenhydratkalorien/kg · Tag oder zusätzlich 90 Fettkalorien/kg · Tag. Die tabellarisch zusammengefaßten Ergebnisse zeigen, daß bei den gesunden und den weniger geschädigten Tieren das ergänzende Fettangebot zu einer deutlichen Abnahme der renalen Stickstoffausscheidung führte, während bei den schwerer verletzten Ratten eine Steigerung des Kalorienangebotes durch Verabfolgung von Fett die Stickstoffverluste nicht reduzierte. Diese tierexperimentellen Untersuchungen haben die Ergebnisse von Woolfson et al. (1977) bestätigt. Diese Arbeitsgruppe hat Schwerkranken zusammen mit Aminosäuren entweder Sorbit und Fett oder hochprozentige Glukose parenteral zugeführt und zeigen können, daß bei Patienten mit einer Harnstoffproduktion bis zu 20 g/Tag kein signifikanter Unterschied zwischen den verschiedenen Ernährungsregimen bestand, während bei stärker ausgeprägter Katabolie Glukose günstiger als die Kohlenhydrat-Fett-Kombination abschnitt. Die unterschiedlichen Untersuchungsergebnisse vieler Arbeitsgruppen und das Resultat ihrer eigenen Studien veranlaßten Elwyn et al. (1980) und Souba et al. (1979) zu der Feststellung, daß der stickstoffsparende Effekt parenteral applizierter Fettemulsionen im Vergleich zu Glukose zwischen 0 und 1 schwankt; d. h. Fett kann die Stickstoffbilanz ebenso günstig beeinflussen wie Glukose, aber auch eine entsprechende Wirkung vermissen lassen, was unter anderem von der Größe des Fettanteils in der Nahrung und der Stoffwechselphase, in der die Fettzufuhr erfolgt, abhängt. Erlaubt ist sicher die Aussage, daß bei mangelernährten Patienten Fett eine den Kohlenhydraten annähernd gleichwertige stickstoffsparende Wirkung zeigt unter der Voraussetzung, daß der obligate Kohlenhydratbedarf des Organismus gedeckt ist. Je besser der Ernährungszustand des Patienten ist, je früher während eines stark ausgeprägten Postaggressionsstoffwechsels Fett eingesetzt wird und je geringer der zur Deckung des Grundumsatzes angebotene Kohlenhydratanteil im Nahrungsangebot ist, um so weniger wird durch Fett eine proteinsparende Wirkung erzielt.

Die speziell in früheren Jahren zurückhaltende, vielfach sogar ablehnende Einstellung zur routinemäßigen parenteralen Fettgabe wurde u. a. damit begründet, daß Fett die nach schweren Traumen oder Operationen bzw. bei septischen Krankheitsprozessen ohnehin verminderte Glukosetoleranz und -verwertung zusätzlich verschlechtere. Hingewiesen wurde dabei auf die von Randle u. Newsholme (Randle et al. 1963, 1964) im „Glucose fatty acid cycle" beschriebenen Stoffwechselverknüpfungen. Jeder Anstieg von freien Fettsäuren und Ketonkörpern hemmt danach die Glykolyse und die muskuläre Glukoseaufnahme und -oxidation. Verschiedene Arbeitsgruppen haben inzwischen versucht, diese Zusammenhänge auch beim Menschen nachzuweisen. So haben Rett et al. (1986) mit Hilfe einer speziellen Kathetertechnik die Glukoseaufnahme in der Unterarmmuskulatur unter dem Einfluß von 2 verschiedenen Fettemulsionen untersucht und festgestellt, daß beide Präparate die Glukoseverwertung signifikant vermindern. Einen Überblick über den Einfluß der Fettapplikation auf die Glukoseextraktionsrate, die Glukoseauf-

Tabelle 8. Fraktionierte Extraktionsraten (% E) und muskuläre Aufnahme von Glukose sowie Laktatfreisetzung während intravenöser Infusion einer MCT-LCT- bzw. einer konventionellen LCT-Emulsion. (Nach Rett et al. 1986)

		Basal	120 min	240 min
Glukose	MCT-LCT	5,9 ± 1,1	2,9 ± 1,0[a]	1,3 ± 1,2[a]
[% E]	LCT	7,6 ± 1,6	4,9 ± 2,1[a]	5,2 ± 1,0[a, b]
Glukoseaufnahme	MCT-LCT	0,69 ± 0,11	0,31 ± 0,10[a]	0,14 ± 0,12[a, b]
[µmol/100 g · min]	LCT	0,93 ± 0,18	0,54 ± 0,27[a]	0,36 ± 0,11[a]
Laktatfreisetzung	MCT-LCT	−0,27 ± 0,006	−0,15 ± 0,08[a]	−0,13 ± 0,006[a]
[µmol/100 g · min]	LCT	−0,33 ± 0,005	−0,20 ± 0,03[a]	−0,17 ± 0,003[a]

[a] $p < 0,05$ (gepaarter t-Test) basal vs. Fettinfusion
[b] $p < 0,05$ (ungepaarter t-Test) MCT-LCT vs. LCT

nahme und die Laktatabgabe gibt Tabelle 8. Die Daten belegen, daß alle untersuchten Größen während der Fettinfusion – und zwar unabhängig von der Zusammensetzung der infundierten Emulsion – signifikant abnehmen, und sie zeigen gleichzeitig, daß der sog. Randle-Mechanismus auch für den menschlichen Skelettmuskel Gültigkeit besitzt. Zur weiteren Überprüfung der erwähnten Zusammenhänge haben Thiebaud et al. (1982) bei gesunden Versuchspersonen mit Hilfe der normoglykämischen hyperinsulinämischen Clamptechnik und der indirekten Kalorimetrie den Einfluß einer parenteral verabreichten LCT-Emulsion auf Glukoseaufnahme, -oxidation und -speicherung untersucht. Sie konnten nachweisen, daß die verminderte Glukoseaufnahme nach Anstieg der freien Fettsäuren mehr auf eine Abnahme der Glukosespeicherung in Form von Glykogen als auf eine Reduktion der Glukoseverbrennung zurückzuführen ist. Den Teil der Befunde, der die Aussage dieser Arbeitsgruppe stützt, zeigt Abb. 3. Sie gibt einen Überblick über die Fett- und Kohlenhydratoxidation unter Basalbedingungen während der normoglykämischen Clamptechnik und bei sonst unverändertem Studiendesign bei zusätzlicher Fettapplikation. Belegt wird, daß die Fettgabe durch den begleitenden Anstieg der freien Fettsäuren die Glukoseverbrennung signifikant herabsetzt. Vergleicht man aber Glukoseoxidation und -speicherung miteinander, dann zeigt sich, daß die Verminderung der Glukoseaufnahme v. a. auf einer reduzierten Glukosespeicherung beruht (Abb. 4). Obwohl die vorgelegten Untersuchungsergebnisse belegen, daß eine parenterale Fettzufuhr die Glukoseverwertung herabsetzt, sprechen unter klinischen Bedingungen erhobene Befunde mehrerer Arbeitsgruppen gegen die Allgemeingültigkeit dieser Aussage, da unter einem Kohlenhydrat-Fett-Gemisch als Energielieferant eine Abnahme der bei einem alleinigen Kohlenhydratangebot ausgeprägten Störungen im Glukosestoffwechsel beobachtet wurde bzw. keine verstärkte Glukoseintoleranz festzustellen war (Eyrich et al. 1978; Hempel et al. 1981; Kirkpatrick et al. 1981; Meguid et al. 1984). Untersuchungen von Grünert (1981) haben die erwähnten positiven Erfahrungen mit einem kombinierten Ernährungsregime weitgehend bestätigt. Über-

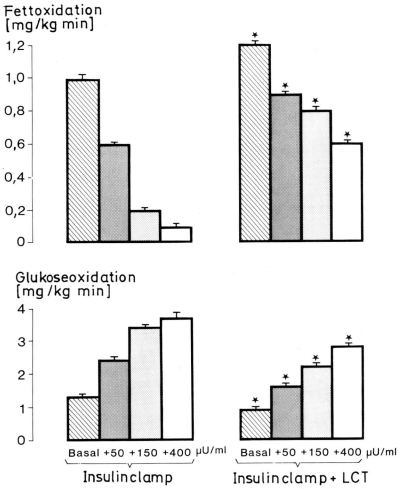

Abb. 3. Der Einfluß infundierter langkettiger Triglyzeride (*LCT*) auf die Fett- und Glukoseoxidation während basaler und hyperinsulinämischer Bedingungen („Insulinclamptechnik"). (Nach De Fronzo et al. 1983)

prüft wurde unter anderem die metabolische Reaktion von Intensivpatienten auf die parenterale Zufuhr von Fett durch Überwachung der Blutglukosekonzentration. Festgestellt wurde, daß die Fettapplikation nur bei einer kleinen Patientengruppe zu einer deutlichen Steigerung des Blutzuckerspiegels führte, während bei der Mehrzahl der Patienten Störungen der Glukoseverwertung nicht auftraten als Zeichen einer ungestörten alternativen Energieversorgung durch Fettsäuren und Glukose. Von klinischer Bedeutung war die Beobachtung, daß die Stoffwechselreaktion des einzelnen Patienten auf die intravenöse Fettgabe aus seinem klinischen Zustand nicht ableitbar war.

Fett 37

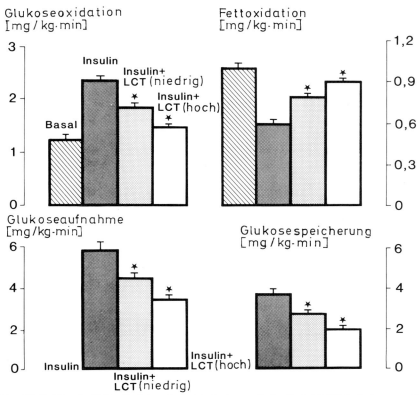

Abb. 4. Der Einfluß hoch- (1,0 ml/min) und niedrigdosierter (0,5 ml/min) LCT-Infusionen auf die Gesamtkörperglukoseaufnahme, -oxidation und -speicherung sowie Fettoxidation während basaler Bedingungen und nach Anheben der Plasmainsulinkonzentration. (Nach De Fronzo 1983)

Aufgrund ihrer speziellen Stoffwechseleigenschaften besitzen die mittelkettigen Triglyzeride eine besondere Bedeutung in der Ernährung von Patienten mit Maldigestion oder Malabsorption. Von den üblichen Fetten unterscheiden sie sich insbesondere durch eine raschere und vollständigere Spaltung und Resorption im Darm, auch in Abwesenheit von Galle, durch ihren Abtransport über die Pfortader, durch eine raschere und vollständigere Oxidation und durch eine fehlende Speicherung im Organismus (Bach u. Babayan 1982; Scheig 1968). Abbildung 5 und Tabelle 9 belegen, daß Caprylsäure, Hauptbestandteil MCT-haltiger Fettemulsionen, zu einem wesentlich höheren Prozentsatz als längerkettige Fettsäuren verbrannt wird und daß im Depotfett von Ratten nach längerdauernder MCT-Verfütterung nur eine geringfügige Speicherung von mittelkettigen Fettsäuren nachzuweisen ist. Die hohe Oxidationsrate und die nahezu fehlende Speicherung mittelkettiger Triglyzeride, die karnitinunabhängige Verwertung mittelkettiger Fettsäuren und die nicht verstummenden

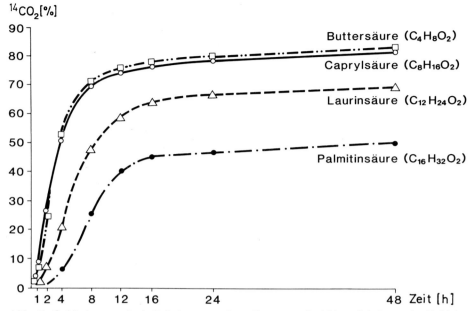

Abb. 5. Oxidationsgeschwindigkeiten gesättigter Fettsäuren in Abhängigkeit von der Zahl der C-Atome. (Nach Lang 1979)

Tabelle 9. Fettsäuregehalt des Depotfettes von Ratten nach Verfütterung von MCT (40% der kcal durch MCT, ergänzt mit 2,5 % Saflöröl) für 47 Wochen (Angaben in % der gesamten Fettsäuren). (Nach Harkins u. Sarett 1968)

Fettsäure	Verfüttert	Im Epididymisfett
C/8	51,0	0,4
C/10	35,0	4,9
C/12	2,0	1,5
C/14	0	2,2
C/16	0,9	21,9
C/16 : 1	0	18,3
C/18	0	2,3
C/18 : 1	1,4	30,8
C/18 : 2	9,0	25,1

Argumente gegen die ausschließlich langkettige Triglyzeride enthaltenden Fettemulsionen führten zur Entwicklung von Fettgemischen, die mittel- und langkettige Triglyzeride im Verhältnis 1:1 enthalten. Im eigenen Arbeitsbereich durchgeführte vergleichende Untersuchungen haben die Ergebnisse älterer experimenteller Studien bestätigt und gezeigt, daß die im Rahmen eines vollständigen Ernährungsprogrammes in Form eines MCT-LCT-Gemisches verabfolgten mittelkettigen Triglyzeride zu einem höheren Prozentsatz oxidiert werden als die in der gleichen Fettemulsion enthaltenen langkettigen Triglyzeride bzw. die langkettigen Triglyzeride, die in einer LCT-Emulsion enthalten waren. Während die Messung der Verbrennungsrate von ^{13}C-markiertem Trioctanoin bei polytraumatisierten beatmeten Intensivpatienten einen mittleren Wert von 32 ± 6,8% ergab, fand sich unter sonst gleichen Versuchs- und Ernährungsbedingungen in einer ^{13}C-markierten Trioleinreihe unter Verwendung der MCT-LCT-Mischemulsion beim gleichen Krankengut eine mittlere Oxidationsrate von nur 11 ± 4% (Adolph 1987; Adolph et al. 1989).

Zur Erfassung der klinischen Effizienz MCT-LCT-haltiger Mischemulsionen haben verschiedene Arbeitsgruppen vergleichende Untersuchungen mit reinen LCT-Emulsionen durchgeführt und als Beurteilungskriterium die Stickstoffbilanz gewählt. In diesem Zusammenhang sollten Glynn et al. (1978) sowie Nordenström et al. (1983) zitiert werden, nach deren Meinung eine parenterale Fettzufuhr nicht nur unter dem Aspekt ihrer Wirkung auf den Eiweißstoffwechsel erfolgen sollte. Zu berücksichtigen sei bei der Wahl eines Energieträgers auch die Möglichkeit zur periphervenösen Ernährung zur Reduktion einer hohen CO_2-Produktion, zur Vermeidung eines Leberschadens und in speziellen Fällen auch zur Entlastung des Glukosestoffwechsels bei Intensivpatienten.

Bewertet man die Ergebnisse der verschiedenen Studien nur hinsichtlich der stickstoffsparenden Wirkung von MCT-LCT-Gemischen oder reinen LCT-Emulsionen, dann besitzt keine der beiden Emulsionen eindeutige Vorteile (Bach et al. 1988; Dawes et al. 1986; Dennison et al. 1986; 1988; Löhlein et al. 1986; Lünstedt et al. 1987; Puchstein et al. 1986).

Kaum oder nicht beeinflußbare Störungen der Leberfunktion und ausgeprägte Veränderungen der Lebermorphologie wurden v. a. bei einseitiger oder nicht bedarfsangepaßter parenteraler Ernährung, aber auch unabhängig davon beobachtet (Allardyce 1982; Grünert u. Grünert-Fuchs 1986; Jeejeebhoy et al. 1973; 1976). Mittelkettige Triglyzeride werden im Körper nicht gespeichert und unterliegen einer schnellen Oxidation. Verschiedene Arbeitsgruppen haben unter der Arbeitshypothese, daß diese speziellen Stoffwechseleigenschaften die Leberfunktion nicht belasten, Fettgemische mit einem 50%igen MCT-Anteil unter verschiedenen Fragestellungen bei einem sehr divergierenden Krankengut untersucht und dabei ihr besonderes Augenmerk auf die Leber als zentrales Stoffwechselorgan und auf eine RES-Belastung bzw. eine Beeinträchtigung körpereigener Abwehrmechanismen durch eine parenterale Fettapplikation gerichtet. So haben Balderman et al. (1988) aus der Forschergruppe „Diabetes" in München-Schwabing den Einfluß einer MCT-LCT- bzw. einer reinen LCT-Emulsion auf die sonographisch bestimmte Leberdichte und -größe bei 14 Patienten untersucht, deren Ernährungsprogramm bei einem Gesamtkalorienangebot von 25 kcal/kg · Tag 30% Fett enthielt. Aus der signifikanten Zunahme von Echodichte und Lebergröße allein in der LCT-Gruppe wurde gefolgert, daß die Applikation eines MCT-LCT-Gemisches das Risiko einer Fettleberentstehung herabsetzt. Wicklmayr et al. (1986) überprüften bei Diabetikern mit mäßig erhöhten Triglyzeridwerten und einem gesunden Kontrollkollektiv vergleichend die Verwendungsmöglichkeit einer reinen LCT-Emulsion und einer Mischemulsion. Bei den gesunden Probanden kam es unter beiden Fettemulsionen, bei den Diabetikern nur während der MCT-LCT-Applikation zu einem Plateau der Serumtriglyzeride. Dieser Befund und die Beobachtung, daß sich unter der LCT-Infusion kein Steady state einstellte und die Fettklärung nach Absetzen der Infusion länger dauerte, veranlaßte die genannte Arbeitsgruppe zu der Empfehlung, bei der parenteralen Ernährung von Diabetikern das MCT-LCT-Gemisch zu verwenden. Jensen et al. (1988 a, b) aus der Blackburn-Gruppe in Boston haben zu klären versucht, inwieweit die Gabe von Fett die Klärfunktion des RES bei parenteral ernährten Patienten beeinträchtigt. Überprüft wurde der Einfluß unterschiedlich zusammengesetzter Fettemulsionen und der Infusionsdauer. Lebergesunden Probanden wurde unter einem sonst identischen Ernährungsprogramm eine LCT-Emulsion in einer Dosierung von 0,13 g Fett/kg · h 10 h lang über 3 Studientage zugeführt, während einer 2. Patientengruppe die gleiche Fettmenge über 24 h appliziert wurde. Die RES-Funktion wurde durch Klärung von intravenös verabfolgtem 99mTc-Schwefelkolloid vor und nach der 3tägigen Fettgabe überprüft (Tabelle 10). Die Studie ergab, daß die über den kürzeren Zeitraum erfolgte Fettinfusion im Gegensatz zu der 24stündigen Zufuhr die Klärfunktion des RES negativ beeinflußte. In einer Folgestudie wurde unter sonst unveränderten Bedingungen die LCT-Emulsion durch ein MCT-LCT-Gemisch ersetzt. Nach der wiederum an 3 aufeinanderfolgenden Tagen über 10 h erfolgenden Fettapplikation war in der MCT-Gruppe keine Abnahme der Klärrate nachweisbar. Gefolgert wurde aus diesen Befunden, daß eine kontinuierliche langsame Fettzufuhr und die Verwendung einer MCT-LCT-Emulsion die Klärfunktion des RES nicht oder nur unwesentlich beeinträchtigte, was speziell bei kritisch Kranken als Vorteil anzusehen sei. Das Ergebnis einer Langzeiternährungsstudie bei Patienten mit Kurzdarmsyndrom bzw. entzündlicher Darmerkrankung wurde von dem belgischen Arbeitskreis um Carpentier (Carpentier et al. 1989; Rubin et al. 1988) mitgeteilt. Die zu Hause parenteral ernährten Patienten erhielten im Rahmen dieser Untersuchung als Fettkomponente entweder 3 Monate das MCT-LCT-Gemisch oder die reine LCT-Emulsion. Nach

Tabelle 10. Einfluß von parenteral verabfolgten Fettemulsionen auf die Funktion des retikuloendothelialen Systems (RES) beim Menschen (n = 8). (Nach Jensen et al. 1988)

Totale parenterale Ernährung		
– Glukose : 4,5 g/kg · Tag		
– Protein : 1,5 g/kg · Tag		
– LCT-Emulsion : 1,3 g/kg · Tag		
(über 10 – 24 h für die Dauer von 3 Tagen)		
Klärrate von intravenös verabfolgtem ^{99}Tc-Schwefelkolloid		
Infusionsdauer [h]	10	24
Dosis [g/kg · h]	0,130	0,054
Klärrate [min] (Mittelwert ± SEM)		
Vor Fettzufuhr	0,46 ± 0,08	0,38 ± 0,09
Nach Fettzufuhr	0,27 ± 0,03	0,41 ± 0,08
	$p < 0,05$	n.s.

Tabelle 11. Einfluß einer Langzeitparenteralen Ernährung unter Einbeziehung von MCT-LCT-Emulsionen auf die Leberfunktion. (Nach Carpentier et al. 1989)

Monate	0	3	6	12	18	
Anzahl	10	10	10	7	4	Normalwerte
Bilirubin [mg/dl]	1,62	0,76	0,55	0,53	0,55	< 1,0
SGPT/SGOT [IU]	73/44	36/27	34/25	29/21	15/14	<40
Alkalische Phosphatase [IU]	395	429	347	370	229	<270
γ GT [IU]	74	81	44	36	31	<70

3 Monaten wurde das Fettregime gewechselt. Während unter der MCT-Applikation bei keinem der 8 Patienten eine Störung der Leberfunktion auftrat, konnte eine beeinträchtigte Organfunktion bei 3 Patienten während der LCT-Periode beobachtet werden, die sich nach Umsetzen auf das Fettgemisch wieder normalisierte. In einer Folgeperiode wurde allen Langzeit-parenteral ernährten Patienten als Fett nur noch das Fettgemisch verabfolgt. Die Leberwerte von 10 Patienten, die 6 Monate und länger einer intravenösen Ernährung bedurften, zeigt Tabelle 11. Gefolgert wurde aus diesen Untersuchungen und einer Folgestudie, daß sich ein MCT-LCT-Gemisch, verabfolgt im Rahmen eines über Wochen und Monate notwendigen parenteralen Ernährungsprogramms, günstig auf die Leberfunktion auswirkt. Wie dieser positive Effekt zustande kommt, ist bislang nicht bekannt. Diskutiert wurde der günstige Einfluß einer fehlenden Fettablagerung in der Leber, eine fehlende oder nur geringe Änderung in der Zusammensetzung der Galle und eine bei Zufuhr des Fettgemischs stärkere Ketonkörperbildung, die sich protektiv auf die Integrität des Darmes auswirke, da Ketonkörper das bevorzugte Nährsubstrat des Darmes darstellen. Kuse et al. (1988, 1990) haben bei lebertransplantierten Patienten den Einfluß einer totalen parenteralen Ernährung unter Verwendung einer MCT-LCT-Emulsion auf die Lebermorphologie, die RES-Funktion und das Immunsystem überprüft. Die in die Studie aufgenommenen Patienten wurden in 3 Gruppen unterteilt, die unterschiedlich ernährt wurden. Während die Patienten der Gruppe I neben Glukose und einer leberspezifischen Aminosäurenlösung noch 2mal pro Woche 50 g Fett in Form einer MCT-LCT-Mischemulsion erhielten, wurde den Patienten der Gruppe II 0,7 g und denen der Gruppe III 1,5 g Fett/kg KG in Form des Fettgemischs infundiert. Die histologische Beurteilung der Leberpunktate bei Beginn und vor Beendigung der parenteralen Fettzufuhr erbrachte bei 20 ausgewerteten Patienten keinen Hinweis auf eine ernährungsbedingte Schädigung oder Änderung. Die RES-Funktion wurde postoperativ zu den genannten Zeitpunkten mit Hilfe der Clearance 99m Tc-markierter Humanalbuminmikrosphären überprüft, einem Tracer, der über das RES aus dem Blut eliminiert wird. Der Gruppenvergleich der Erst- und der Wiederholungsmessung und der sich daraus ergebenden

Differenzen ergab keinen Unterschied zwischen den Vergleichskollektiven. Der Überprüfung des Immunsystems diente bei 9 Patienten, deren Ernährungsregime kein Fett enthielt, und 7 Patienten der MCT-Gruppe die Erfassung folgender Funktionen: Vorhandensein polymorphkerniger Leukozyten, Leukozytenmigration, -chemotaxis, -phagozytose und -bakterizidie. Unterschiede zwischen den beiden Kollektiven hinsichtlich der untersuchten Funktionen waren nicht nachzuweisen. Gefolgert wurde von der Hannoveraner Arbeitsgruppe, daß das gewählte Ernährungsregime mit einem MCT-LCT-Gemisch als Fettkomponente zu keiner Beeinträchtigung der Lebermorphologie, des RES-Systems und verschiedener Leukozytenfunktionen, ausgewählt zur Beurteilung der körpereigenen Abwehrmechanismen, führte. Zur Ergänzung aller bislang vorgelegten Untersuchungsbefunde muß die Frage beantwortet werden, ob und in welcher Dosierung Fett bei bestimmten Organerkrankungen als Teil eines parenteralen Ernährungsregimes verabfolgt werden darf. Auf das Auftreten von z. T. schwerwiegenden Leberfunktionsstörungen unter parenteraler Ernährung – insbesondere bei einseitiger oder den energetischen Bedarf weit überschreitender Energiezufuhr – wurde bereits hingewiesen (Allardyce 1982; Baker u. Rosenberg 1987; Bower 1983; Burke et al. 1979; Böhles 1987; Jeejeebhoy et al. 1973; Sax u. Bower 1988). Bekannt ist aber auch, daß speziell bei fortgeschrittenen Leberfunktionsstörungen Störungen des Fettstoffwechsels vorhanden sind, die mit z. T. deutlich von der Norm abweichenden Konzentrationen einzelner Lipidfraktionen einhergehen. So wurde von Kleinberger et al. (1981) bei Patienten mit schwerer Leberinsuffizienz unter anderem eine deutlich verminderte Gesamtcholesterinkonzentration und bei stark streuenden Gesamttriglyzeridwerten eine erhebliche Abnahme der Triglyzeride in den VLDL nachgewiesen. Beschrieben wurde außerdem bei Leberkranken eine Lipolysesteigerung und eine Zunahme der Fettoxidation. In der Argumentation gegen die Verwendung von Fett im Rahmen vollständiger Ernährungsregime bei Patienten mit Leberzirrhose mit und ohne Organinsuffizienz wurde unter anderem auf die Gefahr einer RES-Blockierung mit dadurch beeinträchtigter verzögerter Elimination von aktivierten Gerinnungsfaktoren und Endotoxinen und nachfolgender verminderter Infektabwehr bzw. aktivierter intravasaler Gerinnung hingewiesen (Holm et al. 1982).

Nachdem klinische Studien der Arbeitsgruppen um Kleinberger und Holm (Kleinberger et al. 1981; Holm et al. 1983) gezeigt haben, daß Nebenwirkungen der geschilderten Art nicht zu befürchten sind und daß die freigesetzten unveresterten Fettsäuren das Auftreten einer hepatischen Enzephalopathie nicht fördern, wird eine routinemäßige Verwendung von Fett auch bei Patienten mit fortgeschrittenen Lebererkrankungen empfohlen, zumal viele Fakten für den Einsatz von Fett sprechen (s. S. 43):

Beim akuten und chronischen Nierenversagen ist die Elimination von parenteral verabfolgtem Fett deutlich gegenüber der Norm verzögert. Tabelle 12 zeigt, daß bei der akuten Niereninsuffizienz die Triglyzeridkonzentration im Mittel mäßig erhöht ist und das Gesamtcholesterin im unteren Normbereich liegt. Die Eliminationshalbwertszeit ist deutlich verlängert, die hepatische Triglyzeridlipase, die beim Gesunden den größten Teil der postheparinlipolytischen Aktivität ausmacht, ist hochgradig vermindert. Bei beiden Formen der

1. Vermeidung eines einseitigen Energieangebots: bei alleiniger Kohlenhydratzufuhr u. a. Anstieg der Transaminasen, intrahepatische Cholestase, Hepatomegalie, Leberverfettung
2. Bei verminderter Glukosetoleranz: 2. Energieträger stoffwechselentlastend
3. Extrahepatische Verwertung der infundierten Triglyzeride im Gegensatz zu den Glukoseersatzstoffen
4. Geringere Flüssigkeitsbelastung bei hohem Energieangebot
5. Auffüllung fehlender Fettdepots
6. Bereitstellung essentieller Fettsäuren und fettlöslicher Vitamine

Tabelle 12. Fettstoffwechsel bei akutem Nierenversagen (ANV). (Nach Druml 1985; Druml et al. 1983)

	Gesunde Personen	ANV
Triglyzeride [mmol/l]	0,8 – 1,9	2,5 ± 1,4[a]
Cholesterin [mmol/l]	3,6 – 8,5	3,3 ± 0,6
Eliminationshalbwertszeit [min]	14,7 ± 4,2	28,4 ± 6,3[b]
Postheparinlipolytische Aktivität [μmol FFS/ml · h]	14,6 ± 4,3	6,1 ± 1,6[b]
Hepatische Triglyzeridlipase [μmol FFS/ml · h)	8,8 ± 3,1	3,1 ± 0,8[b]

[a] $p < 0,05$
[b] $p < 0,001$

Niereninsuffizienz besteht offenbar zusätzlich eine gesteigerte Triglyzeridsynthese. Tabelle 13 faßt die Empfehlungen zusammen, die von verschiedenen Arbeitsgruppen zur Ernährung von niereninsuffizienten Patienten ausgesprochen wurden. Überraschend sind die stark voneinander abweichenden Dosie-

Tabelle 13. Energiebedarf und Energieträger bei Niereninsuffizienz

Autor	Druml et al. (1983)	Kopple (1983)	Kult (1978)	Lee (1977)
Energiezufuhr [kal/kg · Tag]	35–45	35–50	> 30	> 30
Kohlenhydrat-substrat	Glukose	Glukose	GFX	Glukose
Fett [g/Tag]			100[a]	
[g/kg · Tag]	1,0			1,5
[g/Woche]		100		

[a] Ab 10. Tag

rungsempfehlungen, die erkennen lassen, daß Fett zwar nicht grundsätzlich zum festen Bestandteil eines parenteralen Ernährungsregimes von Patienten mit Niereninsuffizienz gezählt wird, andererseits aber auch die beschriebenen Veränderungen im Fettstoffwechsel wenig Berücksichtigung bei der Erstellung der Nährstoffrelationen gefunden haben. Wie schwer es ist, die hier wiedergegebenen Dosierungsrichtlinien objektiv zu begründen, dürfte jedem, der sich mit Fragen der Ernährungstherapie beschäftigt, klar sein. Wir vertreten deshalb hier nochmals unser seit Jahren mit Erfolg praktiziertes Vorgehen. Nicht Krankheitsdiagnosen bestimmen die Zusammensetzung unserer Ernährungsregime, sondern die, wenn notwendig, sehr engmaschig überwachte Stoffwechselsituation, in der sich ein Patient befindet. Da die Elimination eines parenteral zugeführten Energieträgers aus der Blutbahn allen nachfolgenden Stoffwechselprozessen vorgeschaltet ist, hat sich die Zufuhr zunächst an den Substratkonzentrationen zu orientieren. Am Beispiel der Pankreatitis verdeutlicht heißt das, daß nicht die Diagnose einer akuten Bauchspeicheldrüsenentzündung, sondern nur das Vorliegen einer deutlich über der Norm liegenden Triglyzeridkonzentration entscheidend für einen vorübergehenden Verzicht auf eine parenterale Fettapplikation sein sollte.

Die vor Jahren von Askanazi aus dem Arbeitskreis um Kinney mitgeteilte Beobachtung, die inzwischen vielfach bestätigt wurde, daß eine hochdosierte einseitige Glukosezufuhr speziell bei Patienten mit vorbestehenden Lungenerkrankungen durch einen hohen CO_2-Anfall unter anderem zu schwerwiegenden Problemen bei der Entwöhnung von Beatmungspatienten führen kann, hat dazu geführt, auch Fett trotz anfänglicher Bedenken in das Ernährungsprogramm von Beatmungspatienten aufzunehmen (Adolph u. Eckart 1982; Askanazi et al. 1979, 1980, 1981; Eckart et al. 1980). Inzwischen konnte vielfach bei spontanatmenden und beatmeten Patienten mit und ohne Vorliegen einer respiratorischen Insuffizienz gezeigt werden, daß eine parenterale Fettapplikation den pulmonalen Gasaustausch nicht beeinträchtigt. Zwei Beispiele aus dem Schrifttum sollen diese Aussage belegen. Järnberg et al. (1981) überprüften bei gesunden Versuchspersonen und beatmeten Patienten den Effekt einer 20%igen Fettemulsion unter anderem auf hämodynamische Parameter und arterielle Blutgaswerte (Tabelle 14). Selbst unter der unüblich schnellen, in 4 h erfolgenden Infusion von 500 ml Fett kam es zu keiner Beeinflussung des

Tabelle 14. p_aO_2, p_aCO_2, DL_{CO} und Plasmatriglyzeridspiegel (TG) bei gesunden Probanden und kritisch kranken Patienten vor sowie 2 und 4 h nach Start einer Fettinfusion. (Nach Järnberg et al. 1981)

	P_aO_2 [mmHg]		P_aCO_2 [mmHg]		DL_{CO} [ml/min · mmHG]		TG [mmol/l]	
	0	4 h	0	4 h	0	4 h	0	4 h
Probanden	94	95	32	32	28	24	1	8,5
Intensivpatienten	101	107	32	32	26	27	1,4	6,3

Tabelle 15. p_aO_2, p_aCO_2 und pH-Wert bei 20 Schwerverbrannten vor und nach i.v.-Verabreichung von 1, 2 und 3 g Fett/kg KG. (Nach Wilmore et al. 1973)

Fettzufuhr	p_aO_2 [mmHg]		p_aCO_2 [mmHg]		pH-Wert	
	Vorher	Nachher	Vorher	Nachher	Vorher	Nachher
1 g/kg KG	91,6	86,0	26,9	27,8	7,45	7,47
2 g/kg KG	86,0	89,7	28,1	30,6	7,45	7,46
3 g/kg KG	75,2	78,4	32,3	32,1	7,44	7,45

Herz-Kreislauf-Systems. Während in beiden Untersuchungskollektiven die Triglyzeridkonzentration erwartungsgemäß signifikant anstieg, zeigten p_aO_2, p_aCO_2 und die Diffusionskapazität für CO (DL_{CO}) keine Änderung. Jahre vorher hatten Wilmore et al. (1973) bei Verbrennungspatienten bereits die gleiche Beobachtung gemacht (Tabelle 15). Selbst nach der ungewöhnlich hohen Dosierung von 3 g Fett/kg KG konnten zwischen der arteriellen O_2- und CO_2-Spannung sowie dem pH-Wert vor und nach der Fettapplikation keine Unterschiede festgestellt werden.

Überraschend und im Widerspruch zu den klinischen Studien der letzten Jahre ist, daß in letzter Zeit Arbeitsgruppen auf eine Beeinträchtigung der Lungenfunktion bei intravenöser Fettapplikation hinweisen und dabei einen Zusammenhang mit dem Prostaglandinstoffwechsel herstellen konnten. Ausgangspunkt dieser Mitteilungen ist der hohe Linolsäuregehalt vieler handelsüblicher Fettemulsionen, der als Quelle einer gesteigerten Produktion von einzelnen Arachidonsäuremetaboliten durch Änderungen im Gefäßtonus der Lungenstrombahn zu einem Ventilations-Perfusions-Ungleichgewicht beitragen soll (Hageman u. Hunt 1986; Hageman et al. 1983; Kirvela et al. 1989; Skeie et al. 1988). Hageman u. Hunt (1986) haben im Tierversuch zeigen können, daß die Infusion von Liposyn, einer Fettemulsion mit besonders hohem Linolsäuregehalt, zu einer Zunahme von Arachidonsäureabkömmlingen führt, die deutlich höher war als nach Intralipid mit seinem geringen Linolsäuregehalt (Tabelle 16). Kirvela et al. (1989) aus dem Arbeitskreis um Askanazi in New York haben den Effekt unterschiedlicher Infusionsraten von Intralipid auf den Gasstoffwechsel, die hämodynamischen Größen und den Prostaglandinmetabolismus bei Patienten mit akuter respiratorischer Insuffizienz überprüft. 500 ml der 20%igen Intralipidemulsion wurden entweder langsam über 24 h oder innerhalb von 6 h infundiert. Während der langsamen Fettapplikation fiel der O_2-Verbrauch, der intrapulmonale Shunt nahm zu und die Plasmakonzentration des Prostazyklinmetaboliten 6-Keto–$PGF_{1\alpha}$ stieg signifikant an, der pulmonale Gefäßwiderstand änderte sich nicht. Am Ende der Schnellinfusion waren der mittlere pulmonalarterielle Druck, das Herzzeitvolumen und die O_2-Abgabe angestiegen, ohne daß signifikante Änderungen im Prostaglandinstoffwechsel nachzuweisen waren. Gefolgert wurde aus diesen Untersuchungen, daß bei kritisch kranken Patienten mit deutlicher Einschränkung der Lungenfunktion

Tabelle 16. Einfluß von Fettemulsionen (Liposyn) auf die Prostaglandinproduktion: artielle und venöse Plasmaprostaglandinspiegel vor und nach intravenöser Verabreichung von Liposyn (4,0 mg/kg über 1 h). (Nach Hageman u. Hunt 1986)

	Plasmakonzentration [p g/ml]		Statistische Signifikanz
	Vorher	Nachher	
PGE_2			
Arteriell	870 ± 70	1760 ± 170	$p < 0{,}001$
Venös	710 ± 80	1780 ± 185	$p < 0{,}001$
6-Keto-$PGE_{1\alpha}$			
Arteriell	300 ± 50	530 ± 50	$p < 0{,}001$
Venös	270 ± 25	570 ± 50	$p < 0{,}001$
$PGF_{2\alpha}$			
Arteriell	270 ± 50	220 ± 40	n. s.
Venös	230 ± 42	260 ± 30	n. s.
Thromboxan B_2 (TxB_2)			
Arteriell	40 ± 30	180 ± 50	$p < 0{,}01$
Venös	210 ± 90	620 ± 170	$p < 0{,}05$

die Infusionsgeschwindigkeit von Fettemulsionen klinische Bedeutung erlangen kann. Ausgehend von der Fragestellung, ob durch das hohe Linolsäureangebot mit der parenteralen Fettzufuhr speziell bei septischen Patienten eine Mehrproduktion von Arachidonsäuremetaboliten auszulösen ist, haben wir gemeinsam mit der Universitätskinderklinik Heidelberg (Prof. Seyberth) die auf Tabelle 17 zusammengefaßten Arachidonsäureabkömmlinge bei 2 Patienten-

Tabelle 17. Konzentrationen von Prostglandinabkömmlingen im Urin und Plasma septischer Patienten unter parenteraler Ernährung mit Fett (**F**; n = 6; 2. und 3. Tag 100 g Fett) und ohne Fett (**NF**; n = 6). Mittelwerte ± SD

	Normbereich		1. Tag	2. Tag	3. Tag	4. Tag
TxB_2 (Urin) [ng/1,73 m² · h]	2,5–11	NF	58 ± 18	48 ± 13	54 ± 18	46 ± 5
		F	83 ± 32	88 ± 24	68 ± 16	29 ± 12
Dinor-TxB_2 (Urin) [ng/1,73 m² · h]	8–25	NF	215 ± 92	152 ± 62	195 ± 80	120 ± 45
		F	164 ± 46	187 ± 56	164 ± 34	171 ± 42
Dinor-6-keto-$PGF_{1\alpha}$ (Urin) [ng/1,73 m² · h]	3–15	NF	43 ± 9	45 ± 9	41 ± 12	33 ± 11
		F	88 ± 23	145 ± 51	85 ± 21	77 ± 27
11-Dehydro-TxB_2 (Plasma) [pg/ml]	< 10	NF	21 ± 9	21 ± 4	39 ± 6	32 ± 7
		F	17 ± 6	15 ± 3	20 ± 6	21 ± 5

gruppen bestimmt, von denen eine am 2. und 3. Tag der Untersuchung je 500 ml einer 20%igen Liposynemulsion erhielt, während die Kontrollgruppe fettfrei ernährt wurde. Trotz des hohen Linolsäureangebotes in der Fettgruppe kam es zu keiner Mehrausscheidung der untersuchten Metaboliten, ein signifikanter Unterschied zwischen den beiden Kollektiven war nicht nachweisbar. Gefolgert haben wir aus diesen Ergebnissen, daß zumindest bei septischen Patienten mit einer schon primär gesteigerten Exkretion von Abkömmlingen des Arachidonsäuresystems durch ein Linolsäureangebot der genannten Größenordnung kein faßbarer Effekt zu erzielen ist. Auch die klinische und engmaschige blutgasanalytische Überwachung der Studienteilnehmer erbrachte keinen Hinweis auf hämodynamische oder den pulmonalen Gasaustausch betreffende Änderungen durch das spezielle Ernährungsprogramm.

Von den vielen Kontraindikationen der früheren Jahre, wie Pankreatitis, Diabetes mellitus, Leberinsuffizienz, akutes Nierenversagen und respiratorische Insuffizienz, sind nur noch wenige übrig geblieben. Wie bereits erwähnt, ist nicht die klinische Diagnose, sondern das Stoffwechselverhalten eines Patienten das Kriterium, das die Verwendung von Fett im Rahmen eines parenteralen Ernährungsprogramms bestimmt. Voraussetzung jeder Ernährungstherapie – und dies gilt nicht nur für Fett – ist, daß die O_2-Versorgung des Organismus gewährleistet ist. Selbstverständlich sieht man beim diabetischen Koma von einer Fettgabe ab, bis die Stoffwechselsituation des Patienten stabilisiert ist. Das Leberkoma – gleich welcher Genese – schließt die parenterale Fettgabe nicht aus. Beim Vorliegen schwerer Gerinnungsstörungen verzichten wir bis zu deren Beseitigung auf die Verabreichung von Fett, da nicht auszuschließen ist, daß das RES an der Fettklärung mitbeteiligt ist. Patienten mit ausgeprägten Störungen des Fettstoffwechsels zählen wir nicht zu den Kontraindikationen einer parenteralen Fettgabe, halten es aber mit Ausnahme eines Ersatzes essentieller Fettsäuren nicht für sinnvoll, die endogen erhöhte Fettkonzentration durch exogene Fettzufuhr weiter zu erhöhen. Gesteuert werden sollte die parenterale Fettapplikation anhand der Überwachung der Triglyzeridkonzentration im Plasma unter laufender Fettemulsiongabe.

Literatur

Adolph M (1987) Oxidation ^{13}C-markierter mittelkettiger Triglyzeride bei Schwerverletzten. Wehrmed Monatsschr 1:1

Adolph M, Eckart J (1982) Ernährungstherapie des Beatmungspatienten unter besonderer Berücksichtigung der Fette. In: Eckart J, Wolfram G (Hrsg) Fett in der parenteralen Ernährung 2. Zuckschwerdt, München, S 212

Adolph M, Eckart J, Metges C, Neeser G, Wolfram G (1989) Oxidation of long and medium chain triglycerides during total parenteral nutrition. In: Hartig W, Dietze G, Weiner R, Fürst P (eds) Nutrition in clinical practice. Karger, Basel, p 100

Akerlund B, Nordenström J, Manson-Morfeldt L, Jarstrand C (1989) Plasma clearance of intravenous fat emulsions in acute bacterial infections. Clin Nutr 8: 141

Allardyce D (1982) Cholestasis caused by lipid emulsions. Surgery 154: 641

Askanazi J, Rosenbaum S, Hyman A, Rosenbaum L, Milic-Emili J, Kinney J (1979) Effects of parenteral nutrition on gas exchange and breathing patterns. Crit Care Med 7: 125

Askanazi J, Elwyn D, Silverberg P, Rosenbaum S, Kinney J (1980 a) Respiratory distress secondary to a high carbohydrate load. A case report. Surgery 87: 596

Askanazi J, Rosenbaum S, Hyman A, Silverberg P, Milic-Emili J, Kinney J (1980 b) Respiratory changes induced by the large glucose loads of parenteral nutrition. JAMA 243: 1444

Bach A, Babayan V (1982) Medium-chain triglycerides: an update. Am J Clin Nutr 36: 950

Bach A, Guiraud M, Gibault J, Schirardin H, Frey A, Bouletrau P (1988) Medium chain triglycerides in septic patients on total parenteral nutrition. Clin Nutr 7: 157

Baker A, Rosenberg J (1987) Hepatic complications of total parenteral nutrition. Am J Med 82: 489

Balderman H, Wicklmayr M, Rett K, Banholzer P, Dietze G, Mehnert H (1988) Untersuchungen zu Veränderungen des Sonographiebefundes der Leber unter parenteraler Ernährung mit LCT- bzw. MCT/LCT-Lipidlösungen. Infusionstherapie 15: 140

Bark S, Holm J, Hakansson J, Wretlind A (1976) Nitrogen-sparing effect of fat emulsion compared with glucose in the postoperative period. Acta Chir Scand 142: 423

Böhles H (1987) Cholestase bei totaler parenteraler Ernährung. Infusionstherapie [Suppl 1] 14: 3

Bower R (1983) Hepatic complications of parenteral nutrition. Semin Liver Dis 3: 216

Burke J, Wolfe, R, Mullany C, Mathews D, Bier D (1979) Glucose requirements following burn injury. Ann Surg 190: 274

Campbell A, Freedman M, Pencharz P, Zlotkin S (1984) Bleeding disorder from the „fat overload" syndrome. JPEN 8: 447

Carpentier Y (1989) Intravascular metabolism of fat emulsions: The Arvid Wretlind Lecture, ESPEN 1988. Clin Nutr 8: 115

Carpentier Y, Nordenström J, Askanazi J, Elwyn D, Gump F, Kinney J (1979) Relationship between rates of clearance and oxidation of ^{14}C-intralipid in surgical patients. Surg Forum 30: 72

Carpentier Y, Siderova V, Bruyns J, Rubin M (1989) Long-term TPN and liver dysfunction. Clin Nutr [Special Suppl] 8: 31

Dawes R, Royle G, Dennison A, Crowe P, Ball M (1986) Metabolic studies of a lipid emulsion containing medium-chain triglycerides in perioperative and total parenteral nutrition infusions. World J Surg 10: 38

Dennison A, Ball M, Crowe P, White K, Hands L, Watkins R, Kettlewell M (1986) The metabolic consequences of infusing emulsions containing medium chain triglycerides for parenteral nutrition: a comparitive study with conventional lipid. Ann R Coll Surg Engl 68: 119

Dennison A, Ball M, Hands L, Crowe P, Watkins R, Kettlewell M (1988) Total parenteral nutrition using conventional and medium chain triglycerides: Effect of liver function tests, complement, and nitrogen balance. JPEN 12: 15

Druml W (1982) Parenterale Fettzufuhr bei akuter und chronischer Niereninsuffizienz. In: Eckart J, Wolfram G (Hrsg) Fett in der parenteralen Ernährung 2. Zuckschwerdt, München, S 134

Druml W (1985) Nierenerkrankungen. In: Reissigl H (Hrsg) Infusionstherapie und klinische Ernährung in der Inneren Medizin, Neurologie und Psychiatrie. Karger, Basel, S 17

Druml W, Laggner A, Lenz K, Balcke P, Kleinberger G, Schmidt P (1983) Fettstoffwechsel und Fettverwertung bei Niereninsuffizienz. Infusionstherapie 10: 206

Eckart J, Neeser G, Adolph M (1980) Die parenterale Ernährung beim Beatmungspatienten. In: Eckart J, Kleinberger G, Lochs H (Hrsg) Grundlagen und Praxis der Ernährungstherapie. Zuckschwerdt, München (Klinische Ernährung, Bd 3, S 149)

Elwyn D, Kinney J, Gump F, Askanazi J, Rosenbaum S, Carpentier Y (1980) Some metabolic effects of fat infusions in depleted patients. Metabolism 29: 125

Eyrich K, Braun-Heine A, Heine W (1978) Parenterale Ernährung bei Intensivpatienten. Beitr. Infusionsther 1: 94

Förster H (1981) Zur Frage der unterschiedlichen Elimination von intravenös verabreichtem Intralipid und Lipofundin S. Infusionstherapie 1: 50

Förster H, Quadbeck R, Anschütz A (1979) Untersuchungen zur Frage der Dosierung und zur Bedeutung von Fett bei parenteraler Ernährung. Infusionstherapie 6: 362

Glynn M, Metzner S, Halliday D, Powell-Tuck J (1987) Whole body protein metabolism in parenterally fed patients: glucose versus fat as the predominant energy source. Clin Nutr 6: 91

Grünert A (1981) Funktions- und Stellenwert von Neutralfett in der Ernährungstherapie. In: Müller J, Pichlmaier H (Hrsg) Hochkalorische parenterale Ernährung. Springer, Berlin Heidelberg New York, S 91

Grünert A, Grünert-Fuchs M (1986) Organveränderungen unter langdauernder parenteraler Ernährung. Intensivmedizin 23: 324

Hageman J, McCulloch K, Gora P (1983) Intralipid alterations in pulmonary prostaglandin metabolism and gas exchange. Crit Care Med 11: 794

Hageman J, Hunt C (1986) Fat emulsions and lung function. Clin Chest Med 7: 69

Halmágyi M, Kilbinger G (1972) Clinical experimental study on the relationship between energy supply and nitrogen balance. In: Wilkinson A (ed) Parenteral nutrition. Churchill Livingstone, Edinburgh, p 283

Hayungs J, Michalczik V, Borchard F, Herbertz L, Stock W, Reinauer H (1987) Der Einfluß von Lipidemulsionen auf die Stickstoffbilanz im Rahmen eines perioperativen parenteralen Ernährungsregimes. Infusionstherapie 14: 23

Hempel V, Heller W, Graf H (1981) Parenterale Ernährung bei Polytrauma: Vergleich zwischen einem fettfreien und einem fetthaltigen Ernährungsregime. Infusionstherapie 3: 124

Hiyama D, Griggs B, Mittman R, Lacy J, Benson D, Bower R (1989) Hypersensitivity following lipid emulsion in an adult patient. JPEN 13: 318

Holm E, Bäßler K, Staedt U, Leweling H, Striebel J (1982) Parenterale Fettzufuhr bei Leberzirrhose. In: Eckart J, Wolfram G (Hrsg) Fett in der parenteralen Ernährung 2. Zuckschwerdt, München, S 87

Järnberg P, Lindholm M, Eklund J (1981) Lipid infusion in critically ill patients. Crit Care Med 9: 27

Jeejeebhoy K, Zohrab W, Langer B, Phillips J, Kuksis A, Anderson G (1973) Total parenteral nutrition at home for 23 months, without complication, and with good rehabilitation. Gastroenterology 65: 811

Jeejeebhoy K, Anderson, G, Nakhooda A, Greenberg G, Sanderson J, Marliss E (1976 a) Metabolic studies in total parenteral nutrition with lipid in man. Comparison with glucose. J Clin Invest 57: 125

Jeejeebhoy K, Langer B, Tsallas G, Chu R, Kuksis A, Anderson H (1976 b) Total parenteral nutrition at home: Studies in patients surviving 4 months to 5 years. Gastroenterology 71: 943

Jensen G, Mascioli E, Istfan N, Domnitch A, Bistrian B, Blackburn G (1988 a) Parenteral infusion of medium chain triglyceride and reticuloendothelial system (RES) function in man. Am J Clin Nutr 47: 786

Jensen G, Seidner D, Mascioli E, Istfan N, Sellek K, Blackburn G, Bistrian B (1988 b) Fat emulsion infusion and reticuloendothelial system (RES). JPEN [Suppl] 12/1: 4

Kenneth K, Berry A, Cummins G (1981) Acute hypersensitivity reaction to intralipid. N Engl J Med 303: 360

Kirkpatrick J, Dahn M, Hynes M, Williams D (1981) The therapeutic advantages of a balanced nutritional support system. Surgery 89: 370

Kirvela O, Venus B, Askanazi J, Katz D, Kvetan V (1989) The effect of different infusion rates of intralipid on gas exchange, hemodynamics and prostaglandin metabolism in acute respiratory failure. Anesthesiology 71: A 168

Kleinberger G, Widhalm K, Dragosics B, Gassner A (1981) Fett in der parenteralen Ernährung der schweren Leberinsuffizienz. In: Eckart J, Wolfram G (Hrsg) Fett in der parenteralen Ernährung 1. Zuckschwerdt, München, S 62

Kuse E, Kemnitz J, Wassmann R, Gubernatis G, Kotzerke J (1988) Reticuloendothelial function and liver tissue fat content in liver transplanted patients treated by MCT/LCT lipid emulsions as a component of the parenteral nutrition regime. Clin Nutr [Special Suppl] 7: 32

Kuse E, Kemnitz J, Kotzerke J, Wassmann R, Ringe R, Gubernatis G, Pichlmayr I, Pichlmayr R (1990, in press) Fat emulsions in parenteral nutrition after liver transplantation: the recovery of reticuloendothelial system function and histological observation of fatty changes in liver cells. Clin Nutr

Lang K (1979) Biochemie der Ernährung. Steinkopff, Darmstadt

Lindh A, Hylander B, Rössner S (1989) Intralipid removal from plasma of uraemic and intensive care patients. Clin Nutr 8: 145

Lindholm M, Rössner S (1982) Rate of elimination of the intralipid fat emulsion from the circulation in ICU patients. Crit Care Med 10: 740

Löhlein H, Canzler H, Pichlmayr R (1986) Günstiger Einfluß einer MCT-haltigen Fettemulsion auf den postoperativen Energie- und Proteinstoffwechsel. In: Streicher H (Hrsg) Chirurgisches Forum 1986 für experimentelle und klinische Forschung. Springer, Berlin Heidelberg New York Tokyo, S 229

Long J, Wilmore D, Mason A, Pruitt B (1977 a) Effect of carbohydrate and fat intake on nitrogen excretion during total intravenous feeding. Ann Surg 185: 417

Long J, Dudrick S, Duke J (1977 b) A rationale for glucose as primary calorie source. In: Richards J, Kinney J (eds) Nutritional aspects of care in the critically ill. Churchill Livingstone, Edinburgh, S 331

Lünstedt B, Deltz E, Kähler M, Bruhn A (1987) Randomisierte Studie zum Vergleich zwischen langkettigen (LCT) und mittelkettigen (MCT) Triglyzeriden als Kalorienträger in der postoperativen Ernährungstherapie. Infusionstherapie 14: 61

Meguid M, Akahoshi M, Jeffers, S, Hayashi R, Hammond W (1984) Amelioration of metabolic complications of conventional total parenteral nutrition. Arch Surg 119: 1294

Munro H, Allison J (1964) Mammalian protein metabolism, vol 1. Academic Press, New York

Nordenström J, Askanazi J, Elwyn D, Martin P, Carpentier Y, Robin A, Kinney J (1983) Nitrogen balance during total parenteral nutrition. Ann Surg 197: 27

Pristautz H, Ziak E, Brandt D, Schaupp K, Musli H (1984) Beeinflussung der Serumlipide durch Fettemulsionen. MMW 126: 1027

Puchstein C, Sicking K, Zander Z (1986) Mittelkettige Triglyzeride als Bestandteil der parenteralen Ernährung. Med Klin 81: 606

Randle P, Garland P, Hales O, Newsholme E (1963) The glucose fatty acid cycle: its role in insulin sensitivity and the metabolic disturbances of diabetes mellitus. Lancet I: 785

Randle P, Newsholme E, Garland P (1964) Regulation of glucose uptake by muscle. Effects of fatty acids, ketone bodies and pyruvate, and of alloxan-diabetes and starvation, on the uptake and metabolic fate of glucose in rat heart and diaphragm muscles. Biochem J 93: 652

Rett K, Wicklmayr M, Dietze G, Mehnert H, Wolfram G, Hailer S (1986) Inhibition of muscular glucose uptake by lipid infusion in man. Clin Nutr 5: 187

Richardson D, Wayler A, Scrimshaw N, Young V (1979) Quantitative effect of an isoenergetic exchange of fat for carbohydrate on dietary protein utilization in healthy young men. Am J Clin Nutr 32: 2217

Robin A, Nordenström J, Askanazi J, Elwyn D, Carpentier Y, Kinney J (1980) Plasma clearance of fat emulsion in trauma and sepsis: Use of a three-stage lipid clearance test: JPEN 4: 505

Rubin M, Richelle R, Elwyn D, Kula-Pongse S, Deckelbaum R, Carpentier Y (1988) Reduced liver dysfunction with mixed (MCT/LCT) lipid emulsions in long term total parenteral nutrition. (In: Current perspectives in nutrition and infection, 1st ESPEN Scient. Symp. Jerusalem 1988, abstr

Sax H, Bower R (1988) Hepatic complications of total parenteral nutrition. JPEN 12: 615

Scheig R (1968) Hepatic metabolism of medium chain fatty acids. In: Senior J (ed) Medium chain triglycerides. Univ Pennsylvania Press, Philadelphia, p 39

Shenkin A, Wretlind A (1978) Parenteral nutrition. World Rev Nutr Diet 28

Skeie B, Askanazi J, Rothkopf M, Rosenbaum S, Kvetan V, Thomashow B (1988) Intravenous fat emulsions and lung function: A review. Crit Care Med 16: 183

Souba W, Long J, Dudrick S (1979) Effect of calorie intake and stress on nitrogen excretion. Acta Chir Scand 494: 115

Spielmann D, Bracco U, Traitler H, Crozier G, Holman R, Ward M, Cotter R (1988) Alternative lipids to usual Omega 6 PUFAS: Gamma-linolenic acid, alpha-linolenic acid, stearidonic acid, EPA, etc. JPEN 12: 1119

Thiebaud D, De Fronzo R, Jacot E et al. (1982) Effect of long chain triglyceride infusion on glucose metabolism in man. Metabolism 31: 1128

Weidler B, Peil J, Bormann B von, Lohmann E, Elmadfa J, Sommermeyer K, Schwanen N (1987) Über den Einfluß von Teilchengröße und Emulgator auf pharmakokinetische Kenndaten einer parenteral applizierten Fettemulsion. Infusionstherapie 14: 78

Wicklmayr M, Rett K, Dietze G, Mehnert H (1986) Vergleichende Untersuchungen zur Metabolisierung von MCT/LCT- und LCT-Emulsionen bei Diabetikern. Infusionstherapie 13: 287

Wilmore D, Moylan J, Helmkamp G, Pruitt B (1973) Clinical use of a 10% intravenous fat emulsion in thermally injured patients. Ann Surg 178: 503

Woolfson A, Heatley R, Allison S (1977) Significance of insulin in the metabolic response to injury. In: Richards J, Kinney J (eds) Nutritional aspects of care in the critically ill. Churchill Livingstone, Edinburgh, p 367

Zumtobel V (1973/74) Indikationen für eine parenterale Fettgabe in der Chirurgie. Infusionstherapie 1: 531

Aminosäuren

J. E. Schmitz, W. Schürmann und *A. Grünert*

Einleitung

Die Bedeutung der Eiweißkörper für den Organismus ist bereits seit langem bekannt. Nicht zuletzt wurde dieser Substanzgruppe der aus dem griechischen Begriff „Protos" – der Erste – abgeleitete Namen Protein zuerkannt. Ein weiterer wesentlicher Schritt auf dem Wege, Proteine bzw. Proteinbausteine als integralen und unverzichtbaren Bestandteil im Rahmen eines klinischen Gesamtbehandlungskonzepts mit aufzunehmen, war die Erkenntnis, daß insbesondere Streßsituationen, wie Krankheit, Operation, Verletzung, einen besonderen Bedarf an Eiweiß mit sich bringen. So formulierte bereits Bürger 1922 unter anderem: „Die Bedeutung des Eiweißes in der Ernährung verbietet es, einen Patienten, dem man eine Operation zumuten muß, auch nur für kurze Zeit unter die Bedingungen des Hungerstoffwechsels zu bringen" [7]. Denn das wesentliche Merkmal, das dieses Substrat von den anderen Nährsubstanzen unterscheidet, ist, daß es im Gegensatz zu den Fetten und Kohlenhydraten weder Proteindepots, auf die der Organismus ohne Funktionseinbuße zurückgreifen kann, gibt, noch der Körper die Möglichkeit besitzt, Proteine aus anderen Quellen als aus Aminosäuren zu bilden.

Bereits in diesem Zitat kommt ganz klar zum Ausdruck, daß es heute eigentlich nicht mehr um die Frage geht, ob einem schwerkranken Patienten Eiweiß bzw. Aminosäuren zugeführt werden sollen, sondern in welcher Zusammensetzung und in welcher Dosierung Aminosäuren mit dem bestmöglichen Erfolg bei geringsten Nebenwirkungen appliziert werden können.

Verhalten der freien Aminosäuren unter physiologischen Bedingungen

Insbesondere der optimalen Zusammensetzung von Aminosäurenlösungen ist in diesem Zusammenhang im nationalen wie internationalen Schrifttum eine große Aufmerksamkeit gewidmet worden. Seit den klassischen Arbeiten von Rose ist bekannt, daß die 18 Aminosäuren, die in menschlichen Proteinen und Peptiden enthalten sind, in unterschiedlichen Absolut- und Relativmengen zugeführt werden müssen. Zahlreiche Arbeitsgruppen haben sich mit unterschiedlichsten Methoden in den letzten 6 Jahrzehnten der Fragestellung gewidmet, welches Aminosäurenmuster die günstigsten Voraussetzungen für

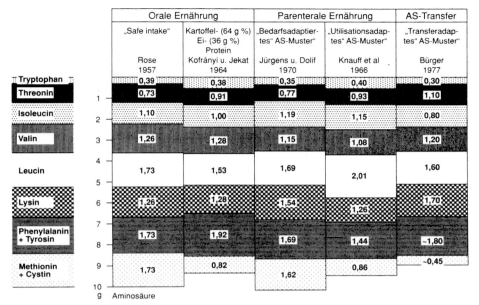

Abb. 1. Zusammenstellung experimentell erarbeiteter Aminosäurenbedarfsmuster für essentielle Aminosäuren des Erwachsenen in g. (Nach Jürgens [27])

eine optimale Proteinsynthese bei enteraler wie parenteraler Zufuhr ermöglicht [12, 27, 28, 29, 31, 32] (Abb. 1).

Nach Jürgens erbringt dabei der auf der Basis gleicher Gesamtmengen durchgeführte Vergleich der von den Forschergruppen um Rose [35], Kofranyi [30, 31], Knauff [29] sowie Bürger [7 a] erarbeiteten Bedarfszahlen für alle klassischen „essentiellen Aminosäuren" mit Ausnahme von Methionin innerhalb einer maximalen Abweichung von ± 15 % identische relative Bedarfszahlen. Der experimentelle Variationsbereich von ca. ± 15 % entspricht dabei dem physiologischen Regelbereich für endogene Aminosäuren. Bei den sog. nichtessentiellen Aminosäuren zeigte sich darüber hinaus, daß unter einer ausschließlichen parenteralen Zufuhr sowohl Histidin als auch Arginin als essentielle Bestandteile einer exogenen Aminosäurenzufuhr zu gelten haben, wobei Jürgens, um Ammoniakintoxikationen zu vermeiden, eine Argininzufuhr in Höhe von 5–8 mmol% der Gesamtaminosäurenzufuhr fordert [27]. Diesen beiden sog. „semiessentiellen Aminosäuren" stehen die Aminosäuren Glutaminsäure, Asparaginsäure, Prolin, Alanin, Glyzin und Serin als Quelle sog. „nichtessentiellen Stickstoffs" gegenüber. Auch bei diesen Aminosäuren hat es sich gezeigt, daß sie trotz ihres nichtessentiellen Charakters vollständig und in bestimmten Relationen zueinander in einer optimal zusammengesetzten Aminosäurenlösung zugeführt werden sollten.

Diese Untersuchungen, die im Prinzip auf die Ermittlung des Bedarfs einzelner Aminosäuren unter physiologischen Bedingungen abzielten, fanden ihre Ergänzungen in hypothetischen Überlegungen, daß auch bei pathologischen Zuständen der Aufrechterhaltung bzw. der Wiederherstellung der Aminosäurenhomöostase des Blutes die entscheidende Bedeutung zukommen würde.

Die Frage, die es dabei zu beantworten galt, war, ob der Organismus auch für Aminosäuren eine Regulation im Sinne der Aufrechterhaltung einer Homöostase durchzuführen in der Lage ist.

Aminosäuren stellen in ihrer Gesamtheit ein komplexes System sich in ihrem Stoffwechsel gegenseitig beeinflussender Substanzen dar. So besteht zum einen eine direkte chemische Abhängigkeit untereinander, indem sich einzelne Aminosäuren als Stoffwechselprodukte anderer Aminosäuren darstellen, wie z. B. die Bildung von Tyrosin durch Hydroxylierung von Phenylalanin. Zum anderen existieren eine Reihe weiterer Stoffwechselmechanismen im Organismus, die auf Verschiebungen einzelner oder Gruppen von Aminosäuren empfindlich reagieren, wie z. B. bei Veränderungen im Verhältnis der aromatischen zu den verzweigtkettigen Aminosäuren.

Auch Veränderungen in den Relationen innerhalb einer Gruppe von Aminosäuren ähnlicher chemischer Konfiguration und Stoffwechselverhaltens können Auswirkungen auf den Gesamtstoffwechsel des Organismus haben. So führt z. B. innerhalb der Gruppe der verzweigtkettigen Aminosäuren eine relative Konzentrationserhöhung von Leuzin gegenüber Isoleuzin und Valin zu einer erheblichen Wachstumseinschränkung im Tiermodell.

Wie bereits orale Fütterungsversuche von Harper am Rattenmodell gezeigt haben, ist der Organismus offensichtlich bestrebt, Imbalancen im Muster der Aminosäuren möglichst zu vermeiden [23]. Dabei spielen die Verhältnisse der Aminosäuren untereinander – wie auch Studien am Menschen belegen – offensichtlich eine größere Rolle als die jeweiligen Absolutkonzentrationen der einzelnen Aminosäuren. Aus diesen Untersuchungen wie auch aus zahlreichen anderen Literaturangaben können wir schließen, daß der Organismus offensichtlich bestrebt ist, auch das Substrat Aminosäuren innerhalb eines physiologischen Referenzbereiches konstant zu halten. Ob dabei die geregelte Größe die Absolutkonzentration der einzelnen Aminosäuren oder die Relation der einzelnen Aminosäuren untereinander im Blut ist, ist allerdings eine noch weitgehend ungeklärte Frage.

Die Konzentrationen der freien Aminosäuren im Plasma sind erheblichen Schwankungen unterworfen, wobei dies sowohl für die einzelnen Aminosäuren als auch für die Summe der Aminosäurenkonzentrationen gilt.

Im Gegensatz dazu bleiben, wie Abb. 2 zeigt, die Relationen der Aminosäuren untereinander – unabhängig von der Gesamtaminosäurenkonzentration bzw. der Höhe der Absolutkonzentrationen der einzelnen Aminosäuren – verhältnismäßig konstant.

Zusätzlich zeigte sich, daß auch bei beiden Blutspendern mit den höchsten bzw. niedrigsten Absolutkonzentrationen der einzelnen Aminosäuren, die deutlich außerhalb des Referenzbereiches lagen, die Relationen der Aminosäuren zueinander davon unabhängig im physiologischen Bereich blieben [17].

Der Organismus ist also offensichtlich bestrebt, die Relationen der Aminosäuren untereinander in engen Grenzen zu halten, mit anderen Worten: Je nach

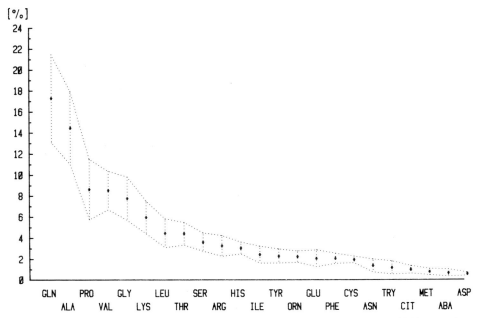

Abb. 2. Prozentuale Zusammensetzung der freien Aminosäuren im Plasma bei 200 gesunden Blutspendern (... physiologische Referenzkurve, x̄ ± s). *GLN* Glutamin, *ALA* Alanin, *PRO* Prolin, *VAL* Valin, *GLY* Glyzin, *LYS* Lysin, *LEU* Leuzin, *THR* Threonin, *SER* Serin, *ARG* Arginin, *HIS* Histidin, *ILE* Isoleuzin, *TYR* Tyrosin, *ORN* Ornithin, *GLU* Glutaminsäure, *PHE* Phenylalanin, *CYS* Cystin, *ASN* Asparagin, *TRY* Tryptophan, *CIT* Citrullin, *MET* Methionin, **ABA** α-Aminobuttersäure, *ASP* Asparaginsäure

Angebot und Umsatz ändert sich der Pegel des Fließgleichgewichts für das Substrat Aminosäuren, wobei jedoch die Zusammensetzung im Blut unter physiologischen Bedingungen vom Organismus möglichst konstant gehalten wird [2, 12, 13, 17].

Die Frage, die sich daran zwangsweise anschließt, ist, ob diese Prinzipien auch für pathologische Stoffwechselzustände gelten.

Zusammensetzung von Aminosäurenlösungen in pathologischen Stoffwechselsituationen

Wie in der Literatur vielfach nachgewiesen wurde, kommt es unter pathologischen Verhältnissen ohne exogene Zufuhr von Aminosäuren zu erheblichen und typischen Veränderungen des Plasmaaminosäurenmusters, wobei in der Regel sowohl die Absolutkonzentration der Einzelaminosäuren sowie auch deren prozentuale Zusammensetzung im Plasma betroffen sind.

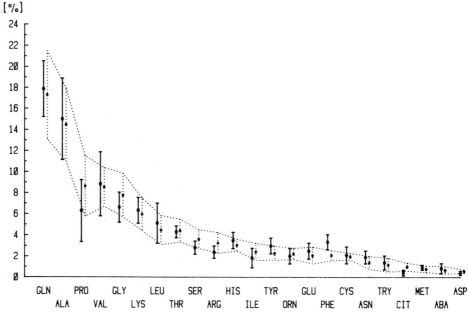

Abb. 3. Prozentuale Zusammensetzung der freien Aminosäuren im Plasma von Intensivpatienten am 1. posttraumatischen Tag (Erklärung und Abkürzungen wie in Abb. 2)

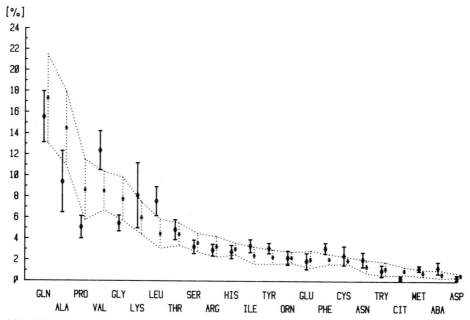

Abb. 4. Prozentuale Zusammensetzung der freien Aminosäuren im Plasma bei den gleichen Intensivpatienten am 4. posttraumatischen Tag (Erklärung und Abkürzung wie in Abb. 2)

Als Beispiel solcher typischer Veränderungen der Aminosäurenkonzentrationen im Plasma sei hier das Verhalten nach schweren Verletzungen oder größeren operativen Eingriffen dargestellt. Dabei kommt es zunächst zu einem deutlichen Abfall der Gesamtaminosäurenkonzentrationen im Plasma an den ersten Tagen mit einer langsamen Normalisierung zwischen dem 3. und 5. posttraumatischen Tag [36]. Dieser scheinbaren Normalisierung, die sich durch Rückkehr der Gesamtaminosäurenkonzentrationen im Plasma in den Referenzbereich andeutet, steht jedoch, wie Abb. 3 und 4 zeigen, eine zunehmende charakteristische Verschiebung im Plasmaaminosäurenmuster gegenüber.

Die Veränderungen in der prozentualen Zusammensetzung der freien Aminosäuren im Plasma zeichnen sich insbesondere durch eine erniedrigte Alaninkonzentration bei gleichzeitig erhöhten Konzentrationen der verzweigtkettigen Aminosäuren und des Phenylalanins aus. Diese Veränderungen sind sowohl Ausdruck einer charakteristischen Umstellung des Stoffwechsels nach Aggression und Streß [3, 10, 42] als auch eine direkte Traumafolge auf das Gewebe [25, 40] sowie Zeichen eines zunehmenden Hungerzustandes mit relativem Energiedefizit [6, 39].

Aus den eingangs dargestellten Gründen und Überlegungen sollte nach unserer Meinung eine exogene Substratapplikation zu einer „Normalisierung" des Plasmaaminosäurenmusters führen und nicht zu einer Verstärkung der durch die Streßsituation hervorgerufenen Plasmaaminosäurenimbalancen.

Dabei kommt insbesondere dem Verhalten der verzweigtkettigen Aminosäuren Valin, Leuzin und Isoleuzin besondere Bedeutung zu, da diese nicht nur für die Proteinsynthese von besonderer Wichtigkeit sind [4, 8], sondern auch als Steuergröße für eine Vielzahl metabolischer Reaktionen wirken [1, 22].

Amerikanischen Publikationen zufolge, insbesondere aus den Arbeitsgruppen von Blackburn, Freund und Fischer, scheinen Aminosäurenlösungen mit einem hohen Anteil verzweigtkettiger Aminosäuren (um 50%) einen günstigen Einfluß auf den posttraumatischen Eiweißstoffwechsel auszuüben [5, 19, 20, 21] (Abb. 5). Da dies nicht mit unseren eigenen Erfahrungen übereinstimmt, haben wir eine Lösung mit einem Gehalt von 45% verzweigtkettiger Aminosäuren mit einem von uns speziell für den posttraumatischen bzw. postoperativen Stoffwechsel entwickelten Aminosäurengemisch verglichen, dessen Anteil an verzweigtkettigen Aminosäuren nur 10% betrug.

Bei isokalorischer Zufuhr (6,7 g Kohlenhydrate/kg · Tag) und identischer Stickstoffsubstitution (1 g Aminosäuren/kg · Tag) war die Stickstoffbilanz in der Gruppe der polytraumatisierten Intensivpatienten, die die Lösung mit einem hohen Anteil verzweigtkettiger Aminosäuren erhielten, deutlich schlechter als in den Vergleichsgruppen der Patienten, denen das Gemisch mit einer niedrigen Konzentration an verzweigtkettigen Aminosäuren appliziert wurde (Abb. 6).

Parallel dazu kam es zu erheblichen Aminosäurenimbalancen im Plasma, die erwartungsgemäß bei den verzweigtkettigen Aminosäuren am stärksten ausgeprägt waren (Abb. 7).

Dabei waren die Absolutkonzentrationen dieser Aminosäuren ebenso betroffen wie die prozentualen Anteile. Da es in der Literatur genügend Hinweise darauf gibt, daß eine Regelung der freien Aminosäuren im Plasma existiert, sollte die Evaluierung von Aminosäurengemischen im Rahmen einer par-

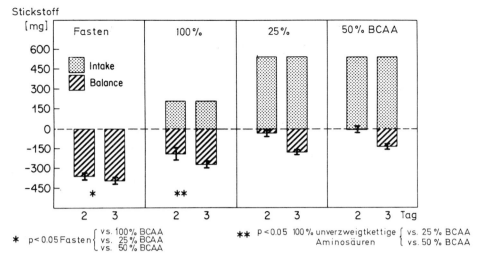

Abb. 5. Stickstoffbilanzen unter der Zufuhr von Aminosäurenlösungen mit unterschiedlichem Gehalt an verzweigtkettigen Aminosäuren (BCAA) im Rattenmodell. (Nach Freund et al. [21])

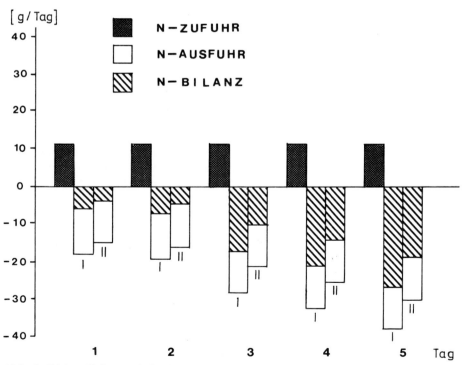

Abb. 6. Stickstoffbilanzen bei polytraumatisierten Intensivpatienten unter einer Zufuhr von Aminosäurenlösungen mit einem Gehalt von 45% (*I*) bzw. 10% verzweigtkettigen Aminosäuren (*II*)

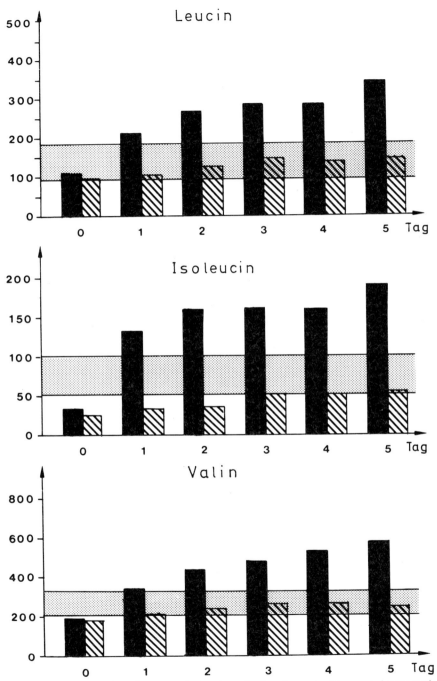

Abb. 7. Absolutkonzentration der verzweigtkettigen Aminosäuren im Plasma polytraumatisierter Intensivpatienten unter Zufuhr von Aminosäurenlösungen mit 45% (■) bzw. 10% Anteil (▨) an verzweigtkettigen Aminosäuren

enteralen Ernährungstherapie an ihrem Einfluß auf das Plasmaaminosäurenmuster vorgenommen werden.

Aminosäurenlösungen bei eingeschränkter Leberfunktion

Einfacher lassen sich die Verhältnisse bei Patienten mit deutlich eingeschränkter Leberfunktion darstellen.

In fortgeschrittenen Stadien einer Leberinsuffizienz kommt es zu erheblichen Störungen im Aminosäuren- und Proteinstoffwechsel, wobei besonders die Clearance der aromatischen Aminosäuren vermindert ist, wohingegen diejenige der verzweigtkettigen Aminosäuren, die vor allen Dingen in der Muskulatur verstoffwechselt werden, weitgehend unverändert bleibt. Dies führt zu typischen Veränderungen im Plasmaaminosäurenmuster, das durch einen relativen

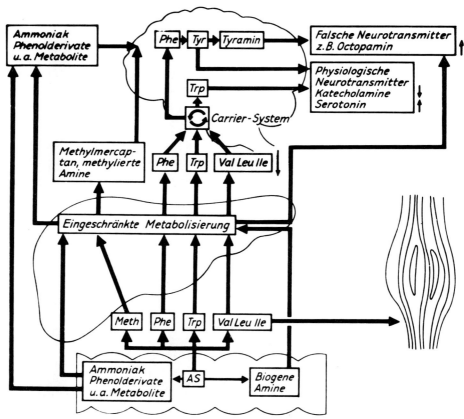

Abb. 8. Schematische Darstellung der veränderten Metabolisierungsrate verzweigtkettiger und aromatischer Aminosäuren bei fortgeschrittener Leberinsuffizienz (*AS* Aminosäure, *Meth* Methionin, *Phe* Phenylalanin, *Trp* Tryptophan, *Val* Valin, *Leu* Leuzin, *Ile* Isoleuzin). (Nach Hartig [24])

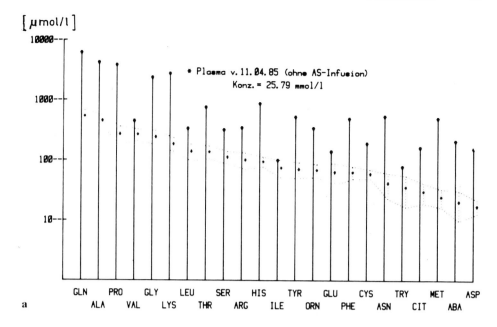

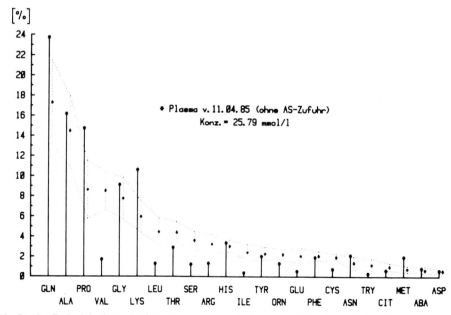

Abb. 9a, b. Beispiel eines Aminosäurenmusters bei ausgeprägter hepatischer Insuffizienz. *a* Zusammensetzung der freien Aminosäuren im Plasma in μmol/l, *b* prozentuale Zusammensetzung. Sonstige Erklärungen und Abkürzungen wie in Abb. 2 – 4

Abfall der verzweigtkettigen gegenüber den aromatischen Aminosäuren gekennzeichnet ist (Abb. 9) [18, 19].

Diese Veränderungen waren Anlaß zur Entwicklung sog. Koma- und Leberlösungen, die sich durch einen deutlich erhöhten Anteil verzweigtkettiger Aminosäuren bei gleichzeitig erniedrigter Konzentration von aromatischen Aminosäuren auszeichnen. Nach Druml scheinen verschiedene Argumente dafür zu sprechen, daß in Situationen akuten und chronischen Leberversagens die krankheitsadaptierten Leberlösungen den Aminosäurenlösungen mit konventioneller Zusammensetzung überlegen sind [14].

Es muß allerdings dabei klar festgehalten werden, daß je stärker die Leberfunktion eingeschränkt ist und je mehr die Komposition der Aminosäurenlösung sich von dem konventionellen Muster unterscheidet, der Charakter einer Nährlösung in den Hintergrund gedrängt wird gegenüber dem pharmakologischen Korrektureffekt auf die relative Zusammensetzung der freien Aminosäuren im Blut.

Aminosäurenlösungen bei eingeschränkter Nierenfunktion

Ebenso wie bei Funktionseinschränkungen der Leber gibt es Ansätze, speziell zusammengesetzte Aminosäurengemische bei reduzierter Nierenfunktion zur Anwendung zu bringen. Erste Versuche waren die sog. essentiellen Aminosäurenlösungen (EAS), die für Patienten mit akutem und chronischem Nierenversagen entwickelt wurden und die z. T. später mit Histidin und Arginin substituiert wurden [14, 27].

Die zunächst bestechende Idee, die essentiellen Aminosäuren entsprechend den von Rose ermittelten Mindestzufuhrraten zu applizieren und den zur Eiweißsynthese notwendigen „nichtessentiellen" Stickstoff den bei Niereninsuffizienz in der Regel in vermehrtem Umfange zur Verfügung stehenden Quellen harnpflichtiger Substanzen zu entnehmen, war nicht von Erfolg gekrönt. Zum einen weisen akutes und chronisches Nierenversagen einen unterschiedlichen Eiweißbedarf auf, zum anderen kommt es insbesondere beim akuten Nierenversagen zu ausgeprägten Störungen des Aminosäurenstoffwechsels, wobei gerade die Aminosäuren, deren Elimination am meisten gestört ist, in den klassischen Lösungen essentieller Aminosäuren in der höchsten Konzentration zugeführt werden [14].

Die Infusion solcher Lösungen hat daher massive Aminosäurenimbalancen zur Folge, die ihrerseits wiederum zu einer Belastung des Organismus mit harnpflichtigen Substanzen führen.

Für die klinische Ernährungstherapie wurde daher inzwischen dieses Konzept weitgehend verlassen und die Zufuhr von Lösungen mit einem kompletten Aminosäurenmuster befürwortet, wobei nach Druml allen neuen Präparationen ein erniedrigter Gehalt von Methionin und Phenylalanin bei gleichzeitig erhöhten Konzentrationen der verzweigtkettigen Aminosäuren sowie Threonin und Lysin gemeinsam ist. Hinzu kommen Zusätze von Tyrosin, Serin, Glyzin, Alanin und Prolin [15, 16].

„Sepsisadaptierte" Lösungen

Nicht durchsetzen konnten sich auch bislang Aminosäurenlösungen mit spezieller Zusammensetzung – insbesondere mit erhöhten Konzentrationen verzweigtkettiger Aminosäuren – bei Sepsis.

Der Grund mag darin liegen, daß Sepsis kein einheitliches Krankheitsbild darstellt und mit den unterschiedlichsten Ausprägungen eingeschränkter Organfunktionen vergesellschaftet sein kann. So wenig also Sepsis eine klar definierte Krankheit darstellt, so wenig kann es auch eine speziell zusammengesetzte Aminosäurenlösung für septische Zustände geben.

Zusammenfassend kann man feststellen, daß es im Prinzip nur für die fortgeschrittenen Stadien der Leber- und Niereninsuffizienz gesicherte Indikationen für sog. krankheitsadaptierte Aminosäurengemische gibt, wobei zu beachten ist, daß hier der Übergang von der Nährlösung zur spezifischen pharmakologischen Therapie vollzogen wird, der darüber hinaus zusätzliche Veränderungen in der Dosierung erforderlich macht.

Dosierung

Neben der Zusammensetzung der Aminosäurenlösungen steht die Frage der Dosierung dieses Substrates immer wieder im Mittelpunkt von Diskussionen.

Nach Jürgens liegt die Untergrenze der Aminosäurendosierung bei parenteraler Ernährung in etwa bei 0,4 g/kg · Tag beim Erwachsenen [27], wobei sich inzwischen für die klinische Routine eingebürgert hat, daß sich eine gute Eiweißgrundsubstitution durch die Zufuhr von ca. 1 g Aminosäuren/kg · Tag erreichen läßt [32].

Eigene Untersuchungen bei schwerverletzten Intensivpatienten ergaben bei einer routinemäßigen Applikation von 1 g Aminosäuren/kg · Tag sowie einer Energiezufuhr von 6,7 g Kohlenhydraten/kg · Tag eine deutlich negative Stickstoffbilanz bei gleichzeitigem erheblichem Energiedefizit [32] (Abb. 10).

Daraus ergab sich die Frage, inwieweit Aminosäuren- und Energiezufuhr gesteigert werden können, um diese Defizite zu verringern, ohne daß es zu negativen Begleiterscheinungen für den Organismus kommt.

Um dieses Problem näher zu beleuchten, erhielt ein Kollektiv vergleichbarer Patienten im Rahmen einer prospektiven, randomisierten Untersuchung nach einer initial ausschließlichen Substitution von Wasser und Elektrolyten für 24 h zunächst eine Zufuhr von 1,5 g Aminosäuren/kg · Tag und 6,7 g Kohlenhydraten/kg · Tag, wobei die Aminosäurenzufuhr am 3. posttraumatischen Tag auf 3 g/kg · Tag gesteigert wurde [38].

Als Ergebnis fand sich bei den mit 3 g Aminosäuren pro kg und Tag substituierten Patienten eine deutlich weniger negative Stickstoffbilanz bei allerdings signifikantem Anstieg der Harnstoffkonzentrationen im Plasma, die den physiologischen Referenzbereich bei weitem überschritt. Mit anderen Worten, es ließ sich zwar durch die Zufuhr von 3 g Aminosäuren/kg · Tag eine

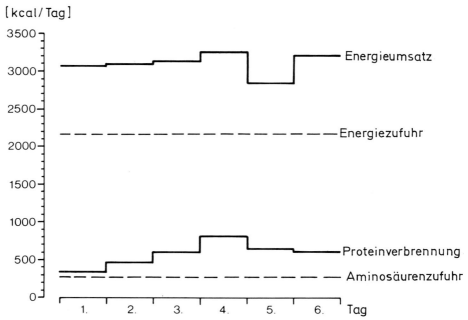

Abb. 10. Eiweiß- und Energiebilanz bei polytraumatisierten Beatmungspatienten unter einer
Substitution von 1 g Aminosäuren/kg · Tag sowie einer Kohlenhydratzufuhr von 6,7 g/kg · Tag

Verbesserung der Stickstoffbilanz auf der einen Seite erzielen, auf der anderen Seite ergaben sich aber deutliche Anzeichen dafür, daß hierbei auch die Kompensationsbreite des Organismus bezüglich der Aminosäurenzufuhr überschritten war (Abb. 11).

Um diese groben Hinweise auf die Grenzen einer parenteralen Aminosäurenzufuhr im Postaggressionsstoffwechsel zu untermauern, wurden in einer konsekutiven Studie – wiederum an einem vergleichbaren Patientenkollektiv, diesmal unter einer am O_2-Verbrauch orientierten Energiezufuhr –, 1 bzw. 2 g Aminosäuren/kg · Tag appliziert. Parallel dazu wurde das Stoffwechselverhalten ohne Substratapplikation sowie unter reiner Energiezufuhr mit erfaßt [40]. Die Angleichung der Energiezufuhr an den O_2-Verbrauch geschah unter der Hypothese, daß auf diese Weise dem Organismus ein an seine oxidative Kapazität adaptiertes Energieangebot bereitgestellt würde und er so nicht zwangsläufig auf den Abbau von Proteinen zur Energiegewinnung zurückgreifen müßte.

Obwohl weder die Patienten der Gruppe I noch die der Gruppe II eine Proteinzufuhr erhielten und sich damit zwangsläufig eine negative Stickstoffbilanz einstellen mußte, war die Stickstoffbilanz in der Gruppe, die ausschließlich eine Kohlenhydratsubstitution erhielt, deutlich weniger negativ. Beim Vergleich der beiden Gruppen mit zusätzlicher Substitution von Aminosäuren

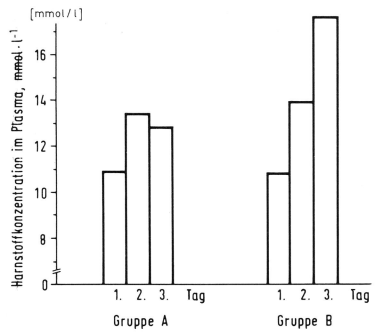

Abb. 11. Verhalten der Plasmaharnstoffkonzentrationen unter der Zufuhr von 1,5 g Aminosäuren/kg · Tag (Gruppe A) bzw. 3 g/kg · Tag (Gruppe B) am 3. posttraumatischen Tag

ergab sich unter der Zufuhr von 1 g Aminosäuren/kg · Tag eine durchschnittliche negative Stickstoffbilanz von etwa 12 g/Tag. In der Gruppe mit der Zufuhr von 2 g Aminosäuren/kg · Tag war rechnerisch sogar eine nahezu ausgeglichene Stickstoffbilanz zu erreichen (Abb. 12).

Die Plasmaharnstoffkonzentrationen verblieben während der gesamten Untersuchungsphase in allen Gruppen innerhalb des physiologischen Referenzbereiches. Allerdings kam es insbesondere am 3. und 4. posttraumatischen Tag zu deutlichen Unterschieden in den einzelnen Gruppen. An diesen Tagen waren die Mediane der Harnstoffkonzentrationen im Plasma der Gruppe I mit 8,7 mmol/l, der Gruppe IV mit 8,2 mmol/l gegenüber der Gruppe II mit 3,8 mmol/l und der Gruppe III mit 5,6 mmol/l signifikant erhöht (Abb. 13).

Dieses unterschiedliche Verhalten in der Auswirkung der Aminosäurenzufuhr wird bei Betrachtung der Harnstoffproduktionsrate, die neben den ausgeschiedenen Harnstoffmengen im Urin die zusätzlichen Veränderungen im Harnstoffpool des Organismus berücksichtigt, deutlich. Dabei ergab sich die ausgeprägteste Steigerung der Harnstoffproduktionsrate in der Gruppe, die 2 g Aminosäuren/kg · Tag erhielt (Abb. 14).

Welche Schlußfolgerungen lassen sich aus diesen Ergebnissen bezüglich der Grenzen der Aminosäurensubstitution ziehen?

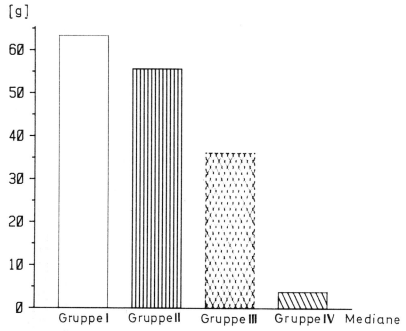

Abb. 12. Kumulative Stickstoffbilanzen am 2.– 4. posttraumatischen Tag bei beatmeten Polytraumatisierten. *Gruppe I:* ausschließliche Zufuhr von Wasser- und Elektrolyten; *Gruppe II:* ausschließliche Kohlenhydratzufuhr entsprechend dem O_2-Verbrauch; *Gruppe III:* zusätzliche Substitution von 1 g Aminosäuren/kg · Tag; *Gruppe IV:* zusätzliche Substitution von 2 g Aminosäuren/kg · Tag

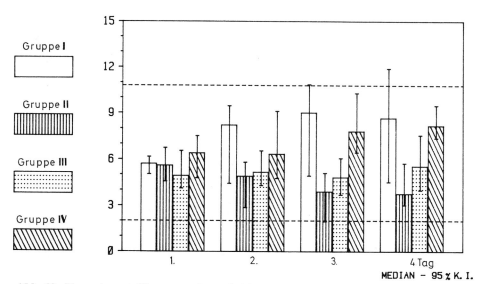

Abb. 13. Plasmaharnstoffkonzentrationen bei beatmeten Intensivpatienten mit unterschiedlichen Ernährungsregimen (Gruppe I–IV wie in Abb. 12). *K.I.* Konfidenzintervall

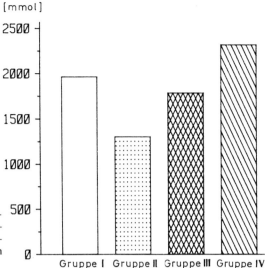

Abb. 14. Kumulative Harnstoffproduktionsraten bei beatmeten Intensivpatienten unter unterschiedlicher parenteraler Ernährung (Gruppen I–IV wie in Abb. 12)

Bei alleiniger Betrachtung der Stickstoffbilanz kann durch eine gesteigerte exogene Zufuhr von Aminosäuren bis zu 2 g/kg · Tag eine deutlich weniger negative, z. T. sogar ausgeglichene Stickstoffbilanz erzielt werden. Es zeigt sich allerdings gleichzeitig, daß diese Kenngröße keinerlei Aussagen bezüglich der tatsächlichen anabolen Verwertung zugeführter Proteinbausteine zuläßt.

Die deutliche Zunahme der Plasmaharnstoffkonzentrationen bei einer Steigerung der Zufuhr der Aminosäuren auf etwa 2 g/kg · Tag kann im Zusammenhang mit einer deutlich gesteigerten Harnstoffproduktionsrate als Hinweis darauf gewertet werden, daß der Organismus einer zunehmenden Harnstoffbelastung unterworfen ist, wobei bei einer Zufuhr von 3 g Aminosäuren/kg · Tag die Kompensationsbreite des beatmeten Intensivpatienten meist bereits deutlich überschritten wird.

Wie aus der Harnstoffproduktionsrate weiter ersichtlich ist, führt eine Zufuhr von Aminosäuren – auch bei einer energiedeckenden Kohlenhydratapplikation – zu einer dosisabhängigen Zunahme der Harnstoffproduktion. Diese Annahme wird durch Literaturangaben gestützt, die in einer steigenden Proteinzufuhr eine zusätzliche Harnstoffbelastung des Organismus sehen, die um so ausgeprägter ist, je weniger der Energieumsatz durch eine adäquate Zufuhr von Energieträgern abgesichert ist.

Aminosäurenkonzepte und -lösungen

Aminosäurenlösungen werden heutzutage auf dem Markt einerseits als sog. Kombinationslösungen zusammen mit Energieträgern zur periphervenösen, hypokalorischen Ernährung oder zur zentralvenösen Ernährung in sog. Komplettlösungen angeboten sowie andererseits als singuläre Lösungen im Rahmen eines Bausteinprinzips für die individuell zusammengestellte Ernährungstherapie zur Verfügung gestellt.

Nachdem sich das sog. „Blackburn-Konzept", d. h. die alleinige Applikation von Aminosäuren ohne Substitution von Energieträgern wegen seiner ungünstigen Auswirkungen auf den Stoffwechsel nicht durchsetzen konnte, haben im Bereich der sog. periphervenösen, hypokalorischen Ernährungstherapie Aminosäurenlösungen in einer Konzentration zwischen 2,5 und 3,5 % nachweisbar günstige Effekte für den Patienten gebracht [33, 34].

Durch die zusätzliche Applikation von Kohlenhydraten in einer Größenordnung zwischen 5 und 6 % wird bei diesem Konzept das Kohlenhydratminimum, welches zur Versorgung der obligat glukoseabhängigen Gewebe erforderlich ist, exogen substituiert, so daß hier eine unökonomische Verwertung von Aminosäuren im Betriebsstoffwechsel weitgehend vermieden werden kann und so deutliche proteinsparende Wirkungen erreicht werden können.

Erst bei erheblich gesteigerter energetischer Zufuhr – um das 2- bis 3fache der in den periphervenösen Konzepten eingesetzten Kohlenhydratmengen – kann dann, wie Abb. 15 zeigt, ein weiterer positiver Effekt auf den Stickstoffhaushalt des Organismus nachgewiesen werden. Dieses Verhalten wird bei den zentralvenös zu applizierenden Komplettlösungen zur Anwendung gebracht. Lösungen dieser Art dienen im Prinzip als Zwischenstufe auf dem Weg zur zentralvenösen, individuellen Therapie mit Einzelkomponenten, bei der die Aminosäuren in Konzentrationen zwischen 7,5 und 15 % angeboten werden.

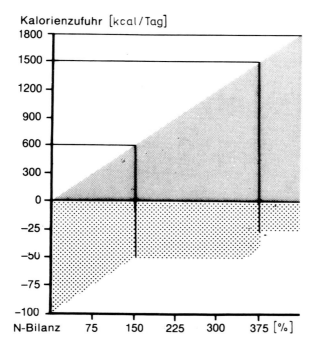
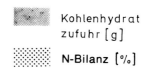

Abb. 15. Einfluß unterschiedlicher Kohlenhydratmengen auf den Stickstoffhaushalt. (Nach Calloway u. Spector [9])

Eine solchermaßen variable Zusammenstellung der Therapie erlaubt es, neben einer gezielten Aminosäurensubstitution auch eine individuelle Steuerung der Flüssigkeitszufuhr vorzunehmen.

Bei operativen Intensivpatienten ist die Bandbreite der Flüssigkeitsapplikation gegenüber Normalpersonen oftmals deutlich eingeschränkt. Einerseits ist eine Mindestzufuhr von Flüssigkeit in einer Größenordnung von ca. 40 ml/kg · Tag absolut erforderlich, um die in diesen katabolen Situationen vermehrt anfallenden harnpflichtigen Substanzen auszuscheiden, andererseits ergibt sich aber neben der erforderlichen parenteralen Ernährungstherapie im Rahmen der notwendigen Gesamtbehandlungsmaßnahmen infolge von zusätzlichen Injektionen, Infusionen, Spülungen, Anfeuchtungen von Atemgasen etc. z. T. eine erhebliche Flüssigkeitsbelastung. Nachdem es gerade beim Intensivpatienten eine Reihe von Krankheitszuständen gibt, die eher mit einer Flüssigkeitsrestriktion, d. h. einer Notwendigkeit der Beschränkung der Flüssigkeitszufuhr auf das absolute Minimum einhergehen, ergeben sich hier Indikationen zum Einsatz hochkonzentrierter Infusionslösungen im Rahmen der parenteralen Ernährung, um so – unabhängig von entwässernden medikamentösen Maßnahmen – ein weiteres effektives Instrument zur adäquaten Steuerung der Flüssigkeitsapplikation einsetzen zu können.

Die in Gesprächen und Anfragen oftmals geäußerte Befürchtung, daß durch den Einsatz hochkonzentrierter Aminosäurenlösungen die Toleranzbreite des Organismus gegenüber dem Nährsubstrat überfordert wäre, vergißt, daß nicht die Konzentration des Substrates in der Infusionslösung, sondern allein die Dosierung, d. h. die gesamte verabreichte Nährstoffmenge für die Verträglichkeit verantwortlich ist.

Monitoring

Jede exogene Substratapplikation entfaltet Wechselwirkungen mit dem Reaktionsmilieu (Blut), dem Gasaustausch, dem Kreislauf sowie dem Stoffwechsel. Ebenso wie andere Therapieformen muß daher auch eine Ernährungstherapie adäquat überwacht und auf ihre Effizienz hin überprüft werden.

Der Umfang des erforderlichen Monitorings richtet sich dabei in erster Linie nach dem aktuellen Krankheitsgeschehen und wird erst sekundär durch die begleitende Infusions- und Ernährungstherapie bestimmt.

Eine scharfe Abgrenzung speziell auf eine Ernährungstherapie bezogener Kontrollen im Rahmen der Gesamtbehandlung eines Patienten ist nicht möglich, da die Kenngrößen und Maßnahmen für die Diagnostik, die Zustandsbeurteilung sowie die Überwachung des Patienten nahtlos ineinander übergreifen. Dabei gilt der Grundsatz, daß alle applizierten Substrate überwacht werden müssen bzw. dort, wo dies nicht möglich ist, deren Folgeprodukte oder Metaboliten im Plasma und im Urin bestimmt werden müssen. Bezogen auf die Aminosäuren bedeutet dies – da normalerweise in der klinischen Routine Aminogramme nicht erstellt werden können –, daß neben der Überwachung der Harnstoffkonzentrationen im Plasma und Urin gegebenenfalls zusätzlich die Ammoniakkonzentrationen mit beachtet werden müssen. Zur Effizienzbeurteilung hat sich neben der althergebrachten Berechnung der täglichen Stickstoffbilanz die Bestimmung der sog. Harnstoffproduktionsrate mehr und mehr durchgesetzt, da diese unabhängig von der Nierenfunktion verläßliche Hinweise für die Retention exogen applizierten Stickstoffs im Organismus gibt.

Zusammenfassung

Faßt man das hier dargestellte Erkenntnismaterial bezüglich des Substrates Aminosäuren zusammen, so ergeben sich folgende klinikrelevante Schlußfolgerungen:
1. Das Blut stellt das zentrale Versorgungssystem des Organismus dar, aus dem sich die Organe nach ihrem Bedarf bedienen. Die Versorgung der einzelnen Zelle wird dabei um so günstiger sein, je mehr das Substratangebot den physiologischen Verhältnissen entspricht. Bei erhaltenen Kompensationsmöglichkeiten des Organismus führen meist nur drastische Veränderungen in der Substratzufuhr zu einer Störung der Aminosäurenhomöostase im Blut. Nur bei deutlich eingeschränkter Regulationsbreite wesentlicher Stoffwechselorgane, wie z. B. Leber oder Niere, sind typische krankheitsbedingte Veränderungen des Aminosäurenprofils im Plasma zu erwarten, die dann gegebenenfalls durch speziell zusammengesetzte Aminosäurenlösungen im Sinne der Wiederherstellung der Homöostase therapiert werden müssen. Hierbei ist zu beachten, daß, je stärker eine solche Störung ist, um so mehr der Charakter einer Nährstoffsubstitution in den Hintergrund tritt und durch eine korrigierende Pharmakotherapie abgelöst wird.
2. Sofern keine wesentlichen Einschränkungen der Leber- oder Nierenfunktion vorliegen, können als Richtwerte für die Dosierung der Aminosäuren 1–2 g/kg · Tag gelten. Die Dosierung bei Leber- bzw. Niereninsuffizienz muß den individuellen Verhältnissen angepaßt sein und liegt in der Regel unter 1 g/kg · Tag.
3. Zur individuellen patientenadaptierten Aminosäurentherapie stehen heute Kombinationslösungen, die sowohl Aminosäuren als auch Energieträger in Konzentrationen zwischen 2,5 und 3,5 % enthalten, zur Verfügung, wobei sich diese Lösungen hauptsächlich in ihrem kalorischen Gehalt unterscheiden.
Für die individuelle zentralvenöse Applikation von Aminosäuren im Rahmen der Bausteintherapie mit Einzelkomponenten stehen Aminosäurenlösungen in Konzentrationen zwischen 7,5 und 15 % zur Verfügung, die über eine gezielte Aminosäurensubstitution hinaus zusätzliche Möglichkeiten zur Steuerung der Flüssigkeitszufuhr bieten.
4. Neben einem allgemeinen Monitoring, das in aller Regel nicht spezifisch auf die Ernährungstherapie, sondern auf den Gesundheitszustand des Patienten ausgerichtet ist, sollten im Rahmen einer Aminosäurentherapie die Plasmaharnstoffkonzentrationen und gegebenenfalls der Ammoniakspiegel überwacht werden sowie zur Effizienzkontrolle die Stickstoffbilanz, besser noch die Harnstoffproduktionsrate, ermittelt werden.

Literatur

1. Adibi SA (1980) Die Rolle der verzweigtkettigen Aminosäuren bei der Stoffwechselregulation. Z Ernährungswiss 19: 251
2. Armstrong UD, Stave U (1973) A study of plasma free amino acid levels. Metabolism 22: 549
3. Aulick H, Wilmore DW (1979) Increased peripheral amino acid release following burn injury. Surgery 85: 560
4. Benotti PN, Blackburn GL, Miller JDM, Bistrian BR, Flatt J-P, Trerice M (1976) Role of branched chain amino acids (BCAA) intake in preventing muscle proteolysis. Surg Forum 27: 7
5. Blackburn GL, Moldawer LL, Usui S, Bothe A, O'Keefe SJD, Bistrian BR (1979) Branched chain amino acid administration and metabolism during starvation, injury and infection. Surgery 86: 307
6. Bloxam DL (1972) Nutritional aspects of amino acid metabolism. Br J Nutr 27: 233
7. Bürger M, Grauhan M (1922) Über postoperativen Eiweißzerfall I. Z Gesamte Exp Med 27: 7
7a. Bürger U (1977) Untersuchungen über die Verwertung parenteral zugeführter Aminosäuren bei gesunden Erwachsenen. Infusionstherapie 4: 273–275
8. Buse MG, Reid SS (1975) Leucine. A possible regulator of protein turn over in muscle. J Clin Invest 56: 1250
9. Calloway DH, Spector H (1955) Nitrogen balance as related to caloric and protein intake in active young men. Am J Clin Nutr 2: 405
10. Dale G, Young G, Latner AL, Goode A, Tweedle D, Johnston IDA (1977) The effect of surgical operation on venous plasma free amino acids. Surgery 81: 295
11. Dolif D, Jürgens P (1971) Untersuchungen über den Stickstoffhaushalt bei parenteraler Ernährung. Z Ernährungswiss [Suppl] 10: 125
12. Dölp R (1974) Untersuchungen über das Aminosäurenmuster im Blut und Harn bei polytraumatisierten Patienten unter fortlaufender Infusion von Aminosäuren. Med. Habilitationsschrift, Universität Ulm
13. Dölp R, Ahnefeld FW, Grünert A (1980) Untersuchungen zum Konzentrationsverhalten der Plasma-Aminosäuren unter kontinuierlicher Infusion von Traumafusin bei Probanden. Infusionstherapie 5: 224
14. Druml W (1989) Die klinische Bedeutung krankheitsadaptierter Aminosäurenlösungen. Infusionstherapie 16: 26
15. Druml W (1987) Fettstoffwechsel und Aminosäurenstoffwechsel bei akutem Nierenversagen. Klin Ernähr 28
16. Druml W, Kleinberger G (1984) Therapeutische und nutritive Aspekte speziell zusammengesetzter Aminosäurenlösungen. Beitr Intensivmed Notfallmed 2: 202
17. Engels J (1983) Untersuchungen zu den physiologischen Referenzbereichen freier Aminosäuren im Plasma bei Blutspendern. Dissertationsschrift, Universität Ulm
18. Ferenci P, Wewalka F (1980) Parenterale Ernährung von Patienten mit Leberzirrhose mit hepatischer Enzephalopathie. Infusionstherapie 7: 72
19. Fischer JE, Rosen HM, Ebeid AM, James JH, Keane JM, Soeters PB (1976) The effect of normalization of plasma amino acids on hepatic encephalopathy in man. Surgery 80: 77
20. Freund H, Yoshimura N, Lunetta L, Fischer JE (1978) The role of the branched-chain amino acids in decreasing muscle catabolism in vivo. Surgery 83: 611
21. Freund HR, James JH, Fischer JE (1981) Nitrogen-sparing mechanisms of singly administered branched-chain amino acids in the injured rat. Surgery 90: 237
22. Hambraeus L, Bilmazes D, Dippel D, Scrimshaw N, Young VR (1976) Regulatory role of dietary leucine on plasma branched-chain amino acid levels in young men. J Nutr 106: 230
23. Harper AE (1977) Amino acid toxicities and imbalances. In: Munro HN, Allison JB (eds) Mammalian protein metabolism, vol II. Academic Press, New York London, p 87

24. Hartig W (1984) Moderne Infusionstherapie – Parenterale Ernährung, 5. Aufl. Barth, Leipzig, S 287
25. Herdon DN, Wilmore DW, Mason AD, Pruitt BA (1978) Abnormalities of phenylalanine and tyrosine kinetics. Arch Surg 113: 133
26. Jürgens P (1987) Klinisch experimentelle Untersuchungen des Stickstoffhaushalts, Aminosäuren-Stoffwechsels und Aminosäurenbedarfs Erwachsener und Neugeborener unter den Bedingungen parenteraler Ernährung bei definierten physiologischen und pathophysiologischen Stoffwechselbedingungen. Habilitationsschrift, Universität Hamburg
27. Jürgens P (1989) Die normale Aminosäurenlösung. Infusionstherapie 16: 16
28. Jürgens P, Dolif D (1970) Zur Zufuhr der essentiellen und semiessentiellen Aminosäuren bei parenteraler Ernährung. Med Ernähr 11: 6
29. Knauff HG, Meyer G, Drücke F (1966) Studien zur Verwertung parenteral zugeführter Aminosäurenlösungen. Klin Wochenschr 44: 929
30. Kofranyi E (1967) Die biologische Wertigkeit gemischter Proteine. Nahrung II: 863
31. Kofranyi E (1972) Protein and amino acid requirements. In: International encyclopaedia of food and nutrition, vol 11. Pergamon, Oxford New York, pp 1–62
31a. Kofranyi E, Jekat F (1964) Zur Bestimmung der biologischen Wertigkeit von Nahrungsproteinen. VIII. Die Wertigkeit gemischter Proteine. Hoppe Seyler's Z Physiol Chem 335: 174–179
31b. Kofranyi E, Jekat F (1964) Zur Bestimmung der biologischen Wertigkeit von Nahrungsproteinen. IX. Der Ersatz von hochwertigem Eiweiß durch nichtessentiellen Stickstoff. Hoppe Seyler's Z Physiol Chem 338: 154–158
32. Lotz P, Ahnefeld FW, Grünert A, Kilian J, Schmitz JE, Fieseler A (1977) Long term studies on the metabolism of polytraumatized and artificially ventilated patients during total parenteral nutrition. Intensive Care Med 3: 159
33. Löhlein D, Zick R (1981) Zuckeraustauschstoffe oder Glucose bei der peripher-venösen hypokalorischen Ernährung. Infusionstherapie 8: 111
34. Löhlein D (1984) Proteinsparende Mechanismen der parenteralen Ernährung, II. Mitteilung: Klinische Aspekte. Infusionstherapie 11: 114
35. Rose WC (1957) The amino acid requirements of adult man. Nutr Abstr Rev 27: 631
36. Schmitz JE (1984) Untersuchungen über den Einfluß einer umsatzorientierten Substratzufuhr auf den Energie- und Proteinstoffwechsel polytraumatisierter Beatmungspatienten. Infusionstherapie 11: 205
37. Schmitz JE (1985) Infusions- und Ernährungstherapie des Polytraumatisierten. Springer, Berlin Heidelberg New York Tokyo (Anaesthesiologie und Intensivmedizin, Bd 173)
38. Schmitz JE, Lotz P, Ahnefeld FW, Grünert A (1981) Untersuchungen zur Eiweiß- und Energieversorgung von Intensivpatienten. Infusionstherapie 4: 158
39. Swendseid ME, Umezawa CY, Drenick E (1969) Plasma amino acid levels in obese subjects before, during and after starvation. Am J Clin Nutr 22: 740
40. Wannemacher RW, Klainer A, Dinterman RE, Beisel WR (1976) The significance and mechanism of an increased serum phenylalanine-tyrosine ratio during infection. Am J Clin Nutr 29: 997
41. Wilmore DW, Dudrick SJ (1969) Treatment of acute renal failure with intravenous essential L-amino acids. Arch Surg 99: 669
42. Woolf LI, Groves AC, Moore JP, Duff JH, Finley RJ, Loomer RL (1976) Arterial plasma amino acids in patients with serious postoperative infection and in patients with major fractures. Surgery 79: 283

Konzepte für die parenterale Ernährungstherapie unter Berücksichtigung des Postaggressionsstoffwechsels

W. Schürmann, J.E. Schmitz, A. Grünert und *F.W. Ahnefeld*

Einleitung

Die Abhandlung des Themas möchte ich mit einem nicht mehr neuen, dennoch aktuellen Zitat und einer daraus abgeleiteten Schlußfolgerung beginnen. In einem Editorial des British Journal of Anaesthesia aus dem Jahre 1973 heißt es [6]: „Although none would dispute that drinking and eating are basic requirements of healthy man, there are still some who believe that ‚unhealthy' man need do neither". Trotz zahlreicher Publikationen und einer breiten Erörterung auf Symposien und Kongressen besitzt die künstliche Ernährung nach wie vor nicht den Stellenwert, der ihr zukommt: Sie muß als die nutritive Komponente eines Gesamttherapieplans in der operativen wie auch in der konservativen Medizin angesehen werden. Die entscheidende Forderung lautet: Der Bestand und die Funktionsfähigkeit der Proteine sind präoperativ wiederherzustellen und postoperativ bzw. posttraumatisch zu gewährleisten. Gleiches gilt sinngemäß für andere schwere Erkrankungen, z. B. Tumoren unter einer aggressiven Chemotherapie.

Die Möglichkeiten und die Wirksamkeit der Ernährungstherapie werden von verschiedenen pathophysiologischen Variablen beeinflußt. Von besonderer Bedeutung sind dabei Gesetzmäßigkeiten und Dynamik des Postaggressionsstoffwechsels, den ich aus diesem Grunde unter dem Blickwinkel der Ernährungstherapie zuerst besprechen werde. Danach werde ich auf die Beurteilung des Ernährungszustandes und das Abschätzen der mit verschiedenen pathologischen Zuständen verbundenen Katabolie eingehen, bevor ich das bei uns angewandte Stufenkonzept der Ernährungstherapie darstelle.

Stoffwechsel im Streß

Wird der menschliche Organismus „Streß" unterworfen, so reagiert er mit einer phylogenetisch determinierten hormonellen Umstellung, die ihm durch „Flucht oder Angriff" das Überleben sichern soll. Der Reaktionsablauf hängt nicht von der Spezifität des Reizes ab: Stressoren wie Trauma, Infektion, Blutverlust und Schmerz lösen im Prinzip dieselbe Reizantwort aus [1].

Die Veränderungen der hormonellen Konstellation als Streßantwort erfolgen über zwei efferente Schenkel (Abb. 1): Über das sympathische vegetative Nervensystem werden Katecholamine freigesetzt, und über endokrine Zentren

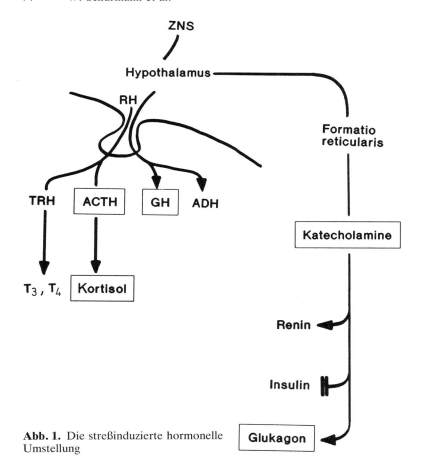

Abb. 1. Die streßinduzierte hormonelle Umstellung

im Hypothalamus wird die Ausschüttung der Hypophysenhormone ACTH und TSH, Wachstumshormon und ADH veranlaßt. Von den nachgeschalteten Hormonen sind Kortisol, das Renin-Angiotensin-Aldosteron-System sowie v. a. Insulin und Glukagon zu nennen. Wegen ihres funktionellen Antagonismus bei verschiedenen Reaktionen des Intermediärstoffwechsels werden Kortisol, Glukagon, Adrenalin und mit Einschränkungen auch das Wachstumshormon als sog. „antiinsulinäre Faktoren" dem Insulin gegenübergestellt. Besondere Bedeutung bei der Vermittlung der Streßantwort haben die Katecholamine, weil sie sowohl den Kreislauf auf maximale Leistungsbereitschaft umschalten als auch direkt – z. B. an Fettgewebe und Leber – oder indirekt – über eine Förderung der Glukagon- und eine Hemmung der Insulininkretion – in das Stoffwechselgeschehen eingreifen.

Die durch die Hormonkonstellation determinierte tiefgreifende Umstellung des Stoffwechsels (Abb. 2) zielt auf eine Bereitstellung der oxidierbaren Substrate Glukose und freie Fettsäuren. Die katabolen Reaktionsabläufe

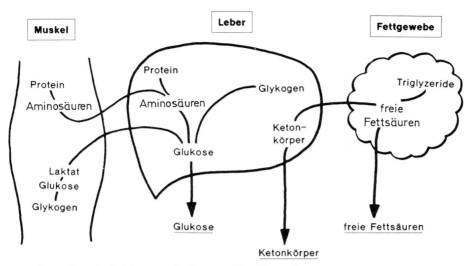

Abb. 2. Stoffwechselwirkungen der hormonellen Umstellung

überwiegen: Glykogen, Protein und Fett werden abgebaut, während die gegenläufigen anabolen Reaktionswege inhibiert sind.

Da es beim Protein keine eigentlichen Vorräte gibt und man annehmen muß, daß jedes Molekül eine Funktion erfüllt, greift die Katabolie des Proteinbestandes die Struktur des Organismus selbst an und bedeutet Verlust von vitaler Substanz.

Von der Proteinkatabolie sind zunächst v. a. die sog. vegetativen Proteine betroffen, da sie eine kurze Halbwertszeit besitzen und per se einem hohen Umsatz unterliegen (Tabelle 1). Dazu gehören Albumin, Stoffwechselenzyme der Leber, des Pankreas, des Darms und der Niere wie auch Leukozytenenzyme, die bei der Infektabwehr eine Rolle spielen. Sollen die Funktionsproteine aus Baumaterial ersetzt werden, das aus dem Abbau von Muskelgewebe stammt, so kann dies nur unter großen Verlusten an Eiweißgrundsubstanz geschehen, weil das Aminosäurenmuster des Muskelproteins nicht dem der vegetativen Proteine entspricht. Der normale Proteinumsatz, der für reparative Vorgänge erhöhte Bedarf, die nach Trauma und Operation vermehrten Verluste und die Fehlverwertung müssen insbesondere bei fehlender Zufuhr bereits kurzfristig zu einem Proteindefizit führen, das von der Schwere des Geschehens und dem Zeitfaktor beeinflußt wird.

Tabelle 1. Halbwertszeiten verschiedener Körperproteine. (Nach Hartig [8])

Leber, Darmmukosa (Enzyme und Strukturprotein)	Glatte Muskulatur	Herzmuskel	Skelettmuskulatur
6–14 h	5 Tage	11 Tage	61 Tage

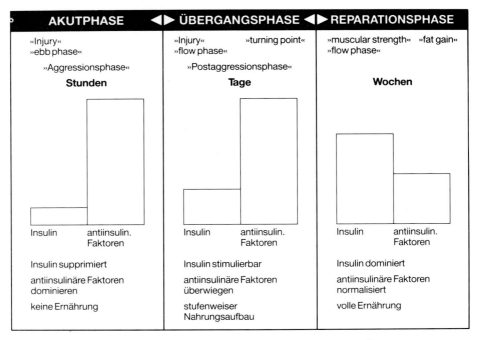

Abb. 3. Einteilung des Streßstoffwechsels in 3 Phasen: Akutphase, Übergangsphase und Reparationsphase. (Nach Schmitz [9])

Verschiedene Einteilungen sind vorgeschlagen worden, um den Streßstoffwechsel in seinem zeitlichen Ablauf zu charakterisieren. Als Grundlage für die Indikationsstellung zur Ernährungstherapie wollen wir einer Einteilung folgen, die Arbeiten von Cuthbertson, Sel und Moore zusammenfaßt und 3 zeitliche Phasen vorsieht [9] (Abb. 3). In der 1. Phase, der Akutphase, beherrscht die unmittelbare Auseinandersetzung des Organismus mit dem Trauma die vegetativen Funktionen. Das durch Streßfaktoren ausgelöste Geschehen wird für den Kliniker unter anderem an Veränderungen im Kohlenhydratstoffwechsel sichtbar. Eine Hyperglykämie trotz Nahrungskarenz wird häufig beobachtet, sie überschreitet aber ohne exogene Substratzufuhr selten 250 mg/dl. Eine Ernährungstherapie ist unter diesen Umständen nicht indiziert. Das Therapieziel für diese Phase, die unter Anwendung des heute möglichen therapeutischen Repertoires in der Regel nur noch wenige Stunden dauert, besteht vielmehr darin, die Vitalfunktionen zu stabilisieren, Volumen und Flüssigkeit zu ersetzen und den Schmerz zu beseitigen.

Es schließt sich als 2. Phase eine längere, Stunden bis Tage dauernde Übergangsphase an. Die Aggression ist überwunden, oder sie bindet nicht mehr alle Kräfte. Insulin ist wieder stimulierbar, wenn auch die Konzentrationsanstiege durch einen definierten Reiz geringer ausfallen als normal. Die Insulinwirkung wird immer noch eingeschränkt durch die erhöhten, im Trend aber rückläufigen antiinsulinären Faktoren. Durch einen angepaßten, stufenweisen Aufbau der Ernährungstherapie können wir jedoch die zunehmende Fähigkeit des Organismus zu Syntheseleistungen ausnutzen und insbesondere die Proteinsynthese fördern.

Ist der Verlauf unkompliziert oder gelingt es, die Störung zu überwinden, so tritt der Organismus in die 3. Phase, die Reparationsphase, ein. Es finden sich wieder physiologische hormonelle Verhältnisse, dadurch daß unter der Ernährungstherapie Insulin wieder die Oberhand über die antiinsulinären Faktoren gewinnt. Die entstandenen Defizite werden aufgefüllt, die Muskelmasse nimmt zu und schließlich sogar das Depotfett.

Ernährung in der Postaggressionsphase

Ein Konzept der Ernährungstherapie muß sich den hier dargelegten Gesetzmäßigkeiten des Postaggressionsstoffwechsels anpassen können. Darüber hinaus haben wir aber allgemein Kriterien und Voraussetzungen zu definieren, die für den Einzelfall die Indikationsstellung, die Auswahl des Konzepts, die Anwendungstechnik, die Dosierung und schließlich das Monitoring bestimmen.

Zwei dieser Faktoren sind der Ernährungszustand und die erwartete Katabolie, die in Abbildung 4 zueinander in Beziehung gebracht wurden. Ein Patient in gutem Ernährungszustand, der sich einem kleineren oder mittleren Eingriff unterzieht, kann die damit verbundene Katabolie überstehen, indem er

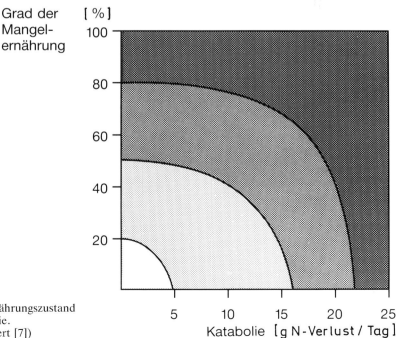

Abb. 4. Ernährungszustand und Katabolie. (Nach Grünert [7])

überhaupt nicht oder für einige Tage hypokalorisch ernährt wird. Derselbe Eingriff kann einen Patienten in schlechterem Ernährungszustand an die Grenzen seiner Kompensationsmöglichkeiten bringen, so daß so früh wie möglich eine volle parenterale Ernährung indiziert ist. Sollte bei einem Patienten in schlechtem Ernährungszustand ein größerer Eingriff geplant sein, so reicht die postoperative Ernährungstherapie zur optimalen Versorgung nicht mehr aus. Es muß überlegt werden, ob nicht eine mindestens einwöchige präoperative, supplementierende Ernährungstherapie indiziert ist.

Zur Analyse des Ernährungszustandes können anthropometrische Daten sowie Meßgrößen und Indizes des Stoffwechsels herangezogen werden (Tabelle 2). Von besonderer Bedeutung ist aber die klinische Beurteilung, die sich auf Anamnese und körperliche Untersuchung stützt. Viele Hinweise lassen sich ohne Hilfsmittel erfassen, wie Gewichtsverlust, Ödeme, Erbrechen, Durchfall, Ikterus und Aszites, der Zustand von Muskulatur und Fettdepots und Hautveränderungen. Man sollte es sich zur Regel machen, aus solchen Informationen ein Urteil über den Ernährungszustand abzuleiten und daraus auch die erforderlichen Konsequenzen ziehen.

Tabelle 2. Analyse des Ernährungszustandes. (Nach Baker [4])

Meßgrößen	Klinische Einschätzung

Gewicht
Größe
Oberarmumfang
Trizepshautfaltendicke
Kreatininausscheidung
Fettfreie Körpermasse
Fettanteil
Kreatininindex
Albumin
Transferrin
Lymphozyten
Antigentest
	Anamnese
	    Gewichtsverlust? Ödeme?
	    Durchfall? Erbrechen?
	    Chronische Erkrankung? Tumor?
	Untersuchung
	    Muskulatur, Fett, Ödem,
	    Aszites, Ikterus,
	    Glossitis, Hautveränderungen

Aus den Arbeiten einer ganzen Reihe von Autoren haben wir heute recht genaue Vorstellungen vom durchschnittlichen Ruheenergieumsatz bei verschiedenen Krankheiten (Abb. 5). Es fällt auf, daß auch bei schweren Krankheitsbildern, wie Schaftfrakturen langer Knochen, Peritonitis, bedrohlichen Infektionen und Mehrfachverletzungen, der Energiebedarf um lediglich 30–80 % gesteigert ist [10]. Dies gilt nach neueren Untersuchungen [3] auch für großflächige Verbrennungen, die in dieser Abbildung von Wilmore [10] noch eine Sonderstellung mit besonders hohen Energieumsätzen einzunehmen scheinen.

Bei der Eiweißkatabolie hingegen können größere krankheitsabhängige Unterschiede auftreten. Behrendt [5] hat einige typische Stickstoffverluste

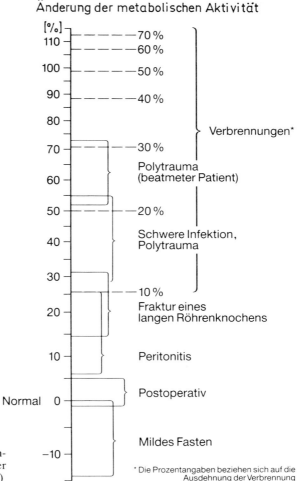

Abb. 5. Energieumsatz in Abhängigkeit von der Schwere einer Aggression. (Nach Wilmore [10])

zusammengestellt (Tabelle 3). Sie reichen von unter 10 g/Tag bei kleinen Eingriffen bis zu 20–30 g/Tag bei der schweren Mehrfachverletzung und stehen im Einklang mit den Ergebnissen mehrerer Studien aus unserer Klinik.

Zusammenstellungen wie die von Behrendt [5] und Wilmore [10] erlauben es, Proteinverluste und Energieverbrauch entsprechend dem Zustandsbild angenähert abzuschätzen und danach die Zufuhr zu planen.

Um für verschiedene Ausgangssituationen die Indikationsstellung zu einem bestimmten Ernährungsregime zu erleichtern, wurde an der Universitätsklinik für Anästhesiologie in Ulm ein Punkteschema entwickelt, das ausgehend vom Ernährungszustand, von der erwarteten Katabolie und von der voraussichtlichen Dauer der Nahrungskarenz eine Zuordnung zu einer bestimmten Stufe der Ernährungstherapie als Zielgröße erlaubt (Tabellen 4 und 5). Aus der

Tabelle 3. Mittlere posttraumatische N-Verluste. (Nach Behrendt [5])

Trauma	N-Verlust [g/Tag]
Cholezystektomie	8–12
Aortokoronarer Bypass	10–15
Magenresektion	15–20
Schwere Mehrfachverletzung	20–30

Tabelle 4. Punkteschema zur Feststellung eines geeigneten parenteralen Ernährungskonzepts

Ernährungszustand	Punkte
Gut	0
Reduziert	2
Stark reduziert	3
Katabolie	
Leicht	0
Mittel	1
Schwer	2
Voraussichtliche Nahrungskarenz	
1–2 Tage	0
3–7 Tage	1
Über 7 Tage	5

Tabelle 5. Punktzahl und Konzepte

Punktzahl	Konzept
0–1	Wasser und Elektrolyte
1–2	Grundstufe der periphervenösen Kombinationslösung
2–3	Grundstufe der periphervenösen Kombinationslösung oder Aufbaustufe der periphervenösen Kombinationslösung[a]
3–4	Grundstufe der zentralvenösen Kombinationslösung oder Aufbaustufe der zentralvenösen Kombinationslösung[a]
5 oder mehr	Individuelle zentralvenöse Ernährung, Therapie mit Einzelkomponenten

[a] Bei eingeschränkten oder fehlenden Fettreserven

qualitativen Abstufung dieses Schemas läßt sich ansatzweise auch der zeitliche Ablauf einer sich an den Postaggressionsstoffwechsel anpassenden Ernährungstherapie ablesen. Entsprechend der jeweiligen hormonellen Situation führt der Weg über den Ersatz von Flüssigkeit und Elektrolyten und über eine hypokalorische periphervenöse Ernährung zur vollen parenteralen Ernährung mit Kombinationslösungen oder mit Einzelkomponenten.

Um den Basisbedarf an Wasser und Elektrolyten in der Akutphase des Postaggressionsstoffwechsels zu decken, ist eine Zweidrittelelektrolytlösung mit relativ hohem Kaliumanteil geeignet (Tabelle 6). Ein Kohlenhydratzusatz ist in der Akutphase des Postaggressionssyndroms nicht nur nicht nötig, er birgt im Gegenteil die Gefahr einer kritischen Hyperglykämie. Von dieser Elektrolytlösung wird ein Basisbedarf von 40 ml/kg · Tag veranschlagt, das entspricht etwa 3 l bei einem Patienten mit 70 kg Körpergewicht. Blut- und Sekretverluste müssen getrennt davon bilanziert und als Korrekturbedarf ersetzt werden, wofür auch Ringer-Laktatlösung verwendet werden kann.

Tabelle 6. Zusammensetzung einer Zweidrittelelektrolytlösung

	[mmol/l]
Na^+	100
K^+	18
Mg^{2+}	6
Ca^{2+}	4
Cl^-	90
Restliche Anionen	38
Ohne Kohlenhydratzusatz	

Basisbedarf: 40 ml/kg · Tag

Wenn eine Nahrungskarenz von mehr als 2–3 Tagen zu erwarten und damit eine Ernährungstherapie indiziert ist, kann – bei den meisten operativen Patienten bereits am 1. postoperativen Tag – mit der periphervenösen Stufe der Ernährung begonnen werden (Tabelle 7). Dabei ist der Konzentrationsverlauf der Plasmaglukose zu beobachten, die nicht über 250 mg/dl ansteigen sollte.

Tabelle 7. Periphervenöse Kombinationslösungen: Dosierungsrichtlinien

	Gesamtzufuhr/kg · Tag
Flüssigkeit	40 ml
Na^+	2–3 mmol
K^+	1–2 mmol
Cl^-	1–2 mmol
Sonstige anorganische Anionen	2–3 mmol
Aminosäuren	0,8–1,2 g
Kohlenhydrate (Xylit oder Glukose)	2 g
Fett	bis 2 g

Als Richtwert für die Flüssigkeitszufuhr setzen wir wieder 40 ml/kg · Tag an. Diese Lösung enthält jetzt v. a. Aminosäuren in einer Größenordnung von etwa 1 g/kg · Tag. Damit die Aminosäuren zu einem möglichst großen Teil für die Proteinsynthese zur Verfügung stehen, wird ein Kohlenhydratanteil von etwa 2 g/kg · Tag beigefügt, und zwar in Form von Xylit oder Glukose. Die fehlende Energie muß durch Verbrennung von körpereigenem Fett gewonnen werden. Durch den niedrigen Kohlenhydratanteil ist es möglich, die Gesamtosmolalität der Lösung unter 800 mosmol/l zu halten, so daß eine Infusion über periphere Venen möglich ist.

Im Dreiliterkonzept enthält die periphervenöse Lösung 2,5–3,5 % Aminosäuren und 5 % Xylit oder Glukose (Tabelle 8). In einer Aufbaustufe kann die kalorische Zufuhr ggf. dadurch erhöht werden, daß zusätzlich eine Fettemulsion in einer Tagesdosierung von 0,5–1,5, maximal 2 g Fett/kg möglichst langsam und über den Tag verteilt infundiert wird. Das ist insbesondere indiziert bei Patienten in einem schlechten Ernährungszustand ohne eigene Fettdepots. Mit ihrer niedrigen Osmolalität sind die Fettemulsionen gut venenverträglich. Zur metabolischen Überwachung der Fettinfusion dient die Konzentration der Plasmaglukose, außerdem die Triglyzeridkonzentration, die unter laufender Infusion 3 µmol/l nicht überschreiten sollte.

Tabelle 8. Grund- und Aufbaustufe der periphervenösen Ernährung

Grundstufe	Aufbaustufe
Aminosäuren 2,5 – 3,5 %	Wie Grundstufe, zusätzlich Fett 20 %
Kohlenhydrate (Xylit oder Glukose) 5 %	
Wasser und Elektrolyte	

Osmolalität unter 800 mosmol/kg

Bei etwa 90–95 % der operativen Patienten reicht eine Ernährungstherapie bis zur Aufbaustufe der periphervenösen Ernährung aus; so früh wie möglich erfolgt der Übergang auf orale Kost. Das beschriebene Vorgehen und die metabolische Überwachung der Kenngrößen im Plasma gewährleisten dabei eine der individuellen Stoffwechselsituation in der Postaggressionsphase angepaßte Zufuhr der Nährstoffe. Durch die ausschließliche Verwendung von Xylit oder Glukose als Kohlenhydratanteil in periphervenösen Kombinationslösungen wird für den größten Teil der künstlich ernährten Patienten die Gefahr der Fruktoseintoleranz von vornherein ausgeschlossen. Nur bei 5–10 % der operativen Patienten wird man über die Stufen der periphervenösen Ernährung hinausgehen müssen. In diesen Fällen ist die Anwendung einer zentralvenös zu verabreichenden Kombinationslösung oder die Zusammenstellung eines Regimes aus Einzelkomponenten indiziert.

Tabelle 9. Grund- und Aufbaustufe der zentralvenösen Kombinationslösung

Grundstufe	Aufbaustufe
Aminosäuren 2,5–3,5 %	Wie Grundstufe, zusätzlich Fett 20 %
Kohlenhydrate (Glukose) 10 – 12,5 %	
Wasser und Elektrolyte	

Osmolalität um 1200 mosmol/kg

Bei den zentralvenös zu verabreichenden Kombinationslösungen wird, ausgehend von einer Elektrolyt- und Aminosäurenkonzentration wie bei der periphervenösen Stufe, der Kohlenhydratanteil auf 10–12,5 % erhöht, um das Energiedefizit der Ernährung zu minimieren (Tabelle 9). Der Kohlenhydratanteil dieser Lösungen sollte ausschließlich aus Glukose bestehen. In einer Aufbaustufe ist auch hier eine weitere Zufuhr von Energiesubstraten bzw. essentiellen Fettsäuren in Form von Fettemulsionen möglich. Die einfache Handhabung macht die zentralvenösen Kombinationslösungen v. a. auf nicht intensivmedizinisch ausgerichteten Stationen beliebt, sie beinhaltet aber bereits die Risiken des zentralen Venenkatheterismus. Kritisch Kranken wird die weitgehende Standardisierung der Kombinationslösungen in der Regel nicht gerecht, hier muß unter sinnvollem und engmaschigem metabolischem Monitoring eine individuelle zentralvenöse Ernährung mit Einzelkomponenten vorgenommen werden.

Die Komponenten eines solchen differenzierten Ernährungskonzepts sind in Tabelle 10 wiedergegeben. Bei den Kohlenhydratlösungen bieten Fruktose-Glukose-Xylit-Kombinationen im Verhältnis 2:1:1 im Hinblick auf die Anwendung im Postaggressionsstoffwechsel durch den eindeutig niedrigeren Insulinbedarf Vorteile gegenüber reinen Glukoselösungen. Die Möglichkeit einer Fruktoseintoleranz sollte vor Infusionsbeginn anamnestisch abgeklärt sein, war das nicht möglich, muß sie durch geeignetes Stoffwechselmonitoring ausgeschlossen werden (vgl. Beitrag Schmitz, „Kohlenhydratintoleranzen",

Tabelle 10. Komponenten der zentralvenösen Ernährung

	[%]
Aminosäuren	7,5–15
Fett	20
Kohlenhydrate[a]	20–50
Elektrolyt- und Flüssigkeitszufuhr nach Bilanz und Laborkontrolle	

[a] Entweder als Fruktose-Glukose-Xylit-Kombination 2:1:1 oder als reine Glukoselösungen

S. 201). Alternativ können reine Glukoselösungen gegeben werden. Dabei ist aber zu bedenken, daß gerade bei älteren Patienten häufig Glukoseintoleranzen bestehen und daß die heute gültigen Dosierungsgrenzen für Kohlenhydrate von ca. 5 g/kg · Tag bzw. 300 – 400 g/Tag beim Erwachsenen auch im Fall der Glukose nicht überschritten werden sollten. Die Konzentrationen der Kohlenhydratlösungen bewegen sich zwischen 20 und 50 %, für das Dreiliterkonzept empfehlen wir 20 %ige Lösungen. Weitere Komponenten der individuellen Ernährungstherapie sind 7,5- bis 15 %ige Aminosäurenlösungen, Fettemulsionen, Elektrolytkonzentrate, Vitamine und Spurenelemente.

Auch bei dieser letzten Stufe gehen wir wieder von einem Tagesbedarf an Flüssigkeit von 40 ml/kg aus (Tabelle 11). Die Zufuhr von Natrium und Kalium richtet sich nach den Serumkonzentrationen sowie der ausgeschiedenen Menge, wobei im Falle des Kaliums der höhere Gehalt in Darmsekreten und ein Zusatzbedarf für die Protein- und Glykogensynthese zu berücksichtigen sind. Werte wie 2–3 mmol/kg Natrium und 1–2 mmol/kg Kalium geben lediglich einen durchschnittlichen Tagesbedarf als Richtgröße an. Die Elektrolyte werden als Konzentrate der Kohlenhydratlösung beigemischt. Neuere Richtlinien für die Infusion von Kohlenhydraten sehen, wie schon erwähnt, eine obere Dosisgrenze von ca. 5 (4 bis maximal 6) g/kg · Tag vor. Mit dieser Menge ist die Kapazität des Organismus zur oxidativen Bereitstellung von Energie aus Kohlenhydraten ausgeschöpft. Ein Spielraum in der Anpassung des kalorischen Angebots an einen erhöhten Bedarf ergibt sich aus der Verwendung von Fettemulsionen. Die übliche Empfehlung für Aminosäuren liegt wiederum bei etwa 1 g/kg · Tag; in Fällen von großen Wunden oder erheblichen Eiweißverlusten kann man die Aminosäurenzufuhr auf 1,5 g/kg · Tag erhöhen.

Nach gängiger Auffassung ist die Substitution von Vitaminen und Spurenelementen spätestens eine Woche nach Beginn der parenteralen Ernährung indiziert. Die heute für Vitamine und Spurenelemente gültigen Dosierungsempfehlungen sind im Anhang dieses Bandes dargestellt. Ein früherer Zeitpunkt für den Beginn der Vitaminsubstitution kann sinnvoll sein, denn auch in unseren Breiten sind latente Vitaminmangelzustände bei schlechter oder einseitig ausgerichteter Ernährung häufig.

Tabelle 11. Zentralvenöse Ernährung mit Einzelkomponenten: Dosierungsrichtlinien

	Gesamtzufuhr/kg · Tag
Flüssigkeit	40 ml
Na^+	2–3 mmol
K^+	1–2 mmol
Cl^-	1–2 mmol
Sonstige anorganische Anionen	2–3 mmol
Aminosäuren	0,8–1,2 g
Kohlenhydrate	4–6 g
Fett	bis 2 g

Vitamine und Spurenelemente nach gesonderten Dosierungsrichtlinien

Zusammenfassung

Das Stufenkonzept der parenteralen Ernährung geht davon aus, daß eine ununterbrochene Bereitstellung aller wichtigen Nährstoffe eine allgemeine, nicht krankheitsspezifische Voraussetzung für Heilungs- und Reparaturvorgänge im Organismus darstellt. Insbesondere muß eine kontinuierliche Bereitstellung von oxidierbaren Substraten und Aminosäuren sichergestellt sein. Die hormonell determinierte Umstellung des Stoffwechsels im Rahmen des Postaggressionssyndroms verlangt aber, das Substratangebot gestuft aufzubauen, bis eine vollständige, bedarfsangepaßte künstliche Ernährung möglich ist. Der Energiebedarf liegt heute auch bei schweren Krankheiten wie Schädel-Hirn-Trauma, Polytrauma oder Sepsis im Bereich des Einfachen bis maximal Doppelten des Ruheumsatzes. Eine Aminosäurenzufuhr von etwa 1 g/kg · Tag wird ab dem frühestmöglichen Zeitpunkt empfohlen; wird ein höherer Bedarf vermutet, kann sie bis auf etwa 1,5 g/kg · Tag gesteigert werden. Bei den Energiesubstraten sollte die Kohlenhydratzufuhr etwa 300–400 g/Tag nicht übersteigen, weil nur etwa diese Menge oxidativ verstoffwechselt werden kann. Ein alternatives Energiesubstrat ist Fett. Die Vorteile liegen in der niedrigen Osmolalität und im Gehalt an essentiellen Fettsäuren. Es zeichnet sich die Möglichkeit ab, einen Großteil der operativen Patienten auch nach schweren Eingriffen mit einem periphervenösen Ernährungskonzept zu versorgen, das eine frühe Fettapplikation einschließt. Diese Entwicklung schmälert gleichzeitig den ohnehin nicht breiten Indikationsbereich der zentralvenösen Kombinationslösungen. Die adäquate Ernährung Schwerstkranker, die zahlenmäßig nur einen kleinen Teil der operativen Patienten, aber den Großteil der Patienten auf einer Intensivstation ausmachen, besteht nach wie vor in der bedarfsangepaßten Applikation der Einzelkomponenten, wobei das gesamte Spektrum der Nährstoffe abzudecken ist. Die Planung der Ernährungstherapie muß den Ausgangszustand, die erwartete Katabolie und das Stadium des Postaggressionsstoffwechsels berücksichtigen. Klinisch-chemische Kenngrößen des Blutes sowie der Urinausscheidung stellen die wesentlichen Kontrollgrößen für Indikationsstellung und Überwachung der Ernährung dar, wobei die gewonnenen Meßwerte das ausgewählte Konzept bestätigen oder eine Variation nahelegen. Effizienz und Unschädlichkeit der Ernährungstherapie sind damit in gleicher Weise zu sichern.

Literatur

1. Ahnefeld FW (1983) Der Postaggressionsstoffwechsel (Max-Bürger-Gedächtnis-Vorlesung). Infusionstherapie 10: 232–242
2. Ahnefeld FW, Schmitz JE (1986) Infusionstherapie – Ernährungstherapie. Kohlhammer, Stuttgart
3. Allard JP et al. (1988) Factors influencing energy expenditure in patients with burns. J Trauma 28: 199–202
4. Baker JP et al. (1982) Nutritional assessment: A comparison of clinical judgement and objective measurements. N Engl J Med 306: 969–972
5. Behrendt W (1989) Posttraumatische parenterale Ernährungstherapie. Anästhesiol Intensivmed 30: 68–74

6. Editorial (1973) Nourishment in illness. Br J Anaesth 45: 935–936
7. Grünert A (1980) Systematik der parenteralen Ernährung. Arzt Krankenhaus 7: 413–416
8. Hartig W (1984) Moderne Infusionstherapie – Parenterale Ernährung, 5. Aufl. Barth, Leipzig, S 225
9. Schmitz JE (1985) Infusions- und Ernährungstherapie des Polytraumatisierten. Springer, Berlin Heidelberg New York Tokyo (Anästhesiologie und Intensivmedizin, Bd 173)
10. Wilmore DW (1977) The metabolic management of the critically ill. Plenum, New York

Konzepte für die parenterale Ernährungstherapie bei Organinsuffizienz

B. Stein

Einleitung

Die parenterale Ernährungstherapie im Rahmen der Intensivtherapie betrifft zu einem großen Anteil Patienten mit Einschränkungen einzelner oder mehrerer Organfunktionen, so daß Konzepte für die parenterale Ernährungstherapie bei Organinsuffizienz von großer praktischer Bedeutung sind.

Syndrom des Multiorganversagens

Dabei rückt das Syndrom des Multiorganversagens, insbesondere in der operativen Intensivmedizin [4, 5, 9, 16, 20, 22], zunehmend in unseren Blickpunkt, da es trotz unbestreitbarer Erfolge in der Senkung der Gesamtmortalitätsrate *und* trotz der wachsenden qualitativen Anforderungen an die Intensivmedizin die wesentlichste Herausforderung in diesem Bereich darstellt. Ursächlich sind für diese Entwicklung folgende Gründe zu diskutieren:
1. Patienten mit unkomplizierten Krankheitsprozessen oder Einzelorganinsuffizienzen werden zunehmend seltener auf Intensivstation aufgenommen, da es gelingt, durch bessere diagnostische, prophylaktische und therapeutische Methoden die Vitalfunktionen als Voraussetzung für einen komplikationslosen Verlauf schnell und definitiv zu stabilisieren.
2. Der Anteil älterer, polymorbider Patienten mit präexistenten Risikofaktoren und die Bereitschaft, diese Patientengruppe einer aggressiveren chirurgischen Therapie zuzuführen, nehmen ständig zu.
3. Die moderne Intensivmedizin bietet mit einer Vielzahl wirksamer Therapieverfahren auch vorgeschädigten Patienten verbesserte primäre Überlebenschancen. Das Ausmaß des Eingriffs, der damit verbundene Verlust an Blut, Blutbestandteilen und Proteinen, ferner Störungen der körpereigenen Abwehrfunktionen als Folge des Traumas selbst wie auch der folgenden Therapie können sekundär zu Funktionsstörungen vitaler Systeme, zu Infektionen und zu einer Sepsis führen. Damit wird ein zeitabhängiger Circulus vitiosus in Gang gesetzt, der zu Organinsuffizienzen führt und teilweise in ein unbeherrschbares Stadium einmünden kann.

Beim Multiorganversagen (MOF) handelt es sich um ein multifaktorielles Geschehen, das in einer kurzen Übersicht nach pathophysiologischen und zeitlichen Abläufen skizziert werden kann (Abb. 1).

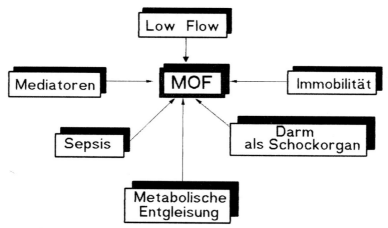

Abb. 1. Die 6 Ursachen, die zum Multiorganversagen (MOF) führen

Baue [3, 4] gibt 6 Ursachen an, die wahrscheinlich alle zusammen zu diesem Syndrom führen:
1. *Low-flow-Zustände* mit insuffizientem Blutfluß zu vitalen Organen zu einem Zeitpunkt erhöhten Bedarfs, z. B. bei Infektion, Streß und Trauma;
2. *Immobilität* durch Verletzungen, Frakturen oder schwere innere Erkrankungen;
3. *Mediatoren,* die durch das Trauma oder die Entzündung aktiviert werden und in Form einer kaskadenartigen Wirkungsverstärkung zu einer Perpetuierung der Organschäden führen.
4. Davon nicht zu trennen ist die *Sepsis* als Ursache oder Folge eines MOF, die selbst zu einer Aktivierung organ- und zelltoxischer Mediatoren führt, und zwar über die Freisetzung von Endotoxinen gramnegativer Bakterien oder Toxinen grampositiver Erreger oder anderer Mikroorganismen.
5. *Schädigung des Darmes* durch Minderperfusion, Atrophie, Kolonisierung mit pathogenen Keimen, erhöhter Permeabilität für Endotoxine und Translokation von Mikroorganismen;
6. *Eiweißkatabolie, Hypermetabolismus und metabolisches Versagen* des Zellstoffwechsels und der Leber.

Eine andere Betrachtungsweise zeigt, wie sich aggressive Faktoren im Zeitverlauf zum Bild des MOF summieren können (Abb. 2).

Es sind dies:
– präexistente Vorerkrankungen, Vorschädigungen und Organdysfunktionen;
– Schädigungen durch das Trauma bzw. die Operation durch Gewebshypoxie, Einzelorganischämie und Schock sowie
– Probleme der anschließenden Postinjury-Phase wie Mangelernährung, metabolische Entgleisung, Immunsuppression, aber auch Nebenwirkungen der erforderlichen aggressiven Behandlung.

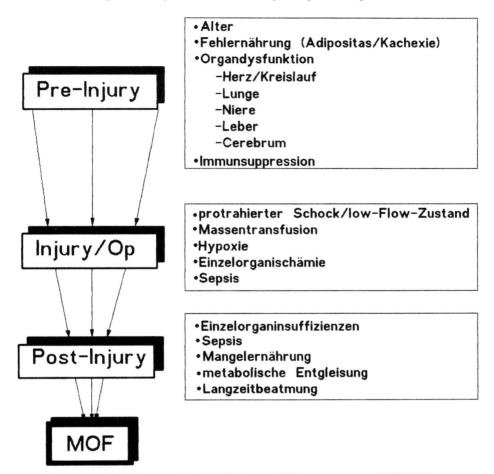

Abb. 2. Aggressive Faktoren, die schließlich zum Multiorganversagen (MOF) führen

Parenterale Ernährungstherapie bei Organinsuffizienz

Die gestellte Aufgabe, Konzepte für die parenterale Ernährungstherapie bei Organinsuffizienz zu entwickeln, stößt zusätzlich auf 2 wesentliche Probleme:
1. Einzelorganinsuffizienzen, z. B. der Lunge, der Niere, des Herz-Kreislauf-Systems und der Leber, werden aus den genannten Gründen zunehmend seltener angetroffen. Vielmehr finden wir ihre Verflechtung in Form einer sequentiellen oder unterschiedlich starken Einschränkung einzelner Organsysteme. Sowohl das akute Nierenversagen als auch das akute Lungenversagen (ARDS) und schließlich das MOF sind in der Intensivtherapie als klinisches Syndrom zu verstehen. Es handelt sich um einen Symptomenkom-

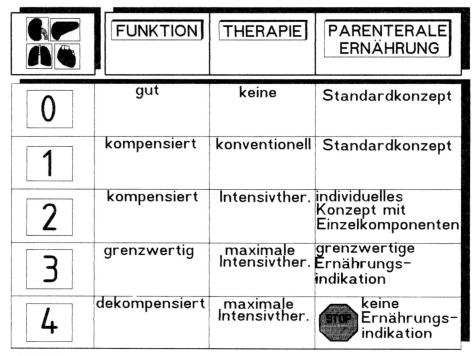

Abb. 3. Therapie und parenterale Ernährung bei den 5 Stadien des Multiorganversagens

plex mit uneinheitlicher oder unbekannter Ätiologie und Pathogenese. Abbildung 3 zeigt die Therapie und parenterale Ernährung bei den 5 Stadien des Multiorganversagens.

2. Die Objektivierung einer Organinsuffizienz bzw. eines Organversagens bietet Probleme. Während die Funktion bestimmter Organsysteme, wie der Niere, anhand definierter Meßgrößen relativ leicht zu beurteilen und einzustufen ist, vermitteln die Kenngrößen, die die Leberfunktion beschreiben, nur Zustandsanalysen von Teilfunktionen. Das Ausmaß der Funktionseinschränkung eines Organsystems muß aber auch die therapeutische Intervention berücksichtigen, mit dem der aktuelle Zustand erreicht wird. Im Zusammenhang mit der parenteralen Ernährung kann es daher nicht nur um die Bestimmung des Ist-Zustands eines Organs anhand bestimmter Meßgrößen gehen, sondern auch bei der Auswahl des Ernährungskonzepts um die Frage, in welchem Ausmaß die zugeführten Nährstoffe die eingeschränkte Funktion beeinflussen bzw. mit anderen therapeutischen Maßnahmen interferieren.

Die bereits vorgestellte standardisierte parenterale Ernährung in der Intensivmedizin ist einerseits eine wesentliche therapeutische Maßnahme, Mangel- und

Fehlernährung als Kofaktoren bei der Entstehung von Organinsuffizienzen oder des MOF zu vermeiden.

Andererseits liegt häufig bereits eine Einschränkung der Funktion vitaler Organe, insbesondere der Niere, der Leber, des Herz-Kreislauf-Systems und der Lunge, vor oder diese entwickelt sich im Verlauf der Intensivtherapie. Um den häufigsten und schwerwiegendsten Fehler in dieser komplexen Situation zu vermeiden, den Patienten nicht zu ernähren, kann der folgende, in der Praxis bewährte Grundsatz vorangestellt werden:

Die Entscheidung über die Zufuhr von Nährstoffen sollte nicht von einer bestimmten Konstellation klinisch-chemischer Parameter abhängig gemacht werden. Vielmehr sollte diese essentielle Maßnahme baldmöglichst und vorsichtig begonnen, der weitere Aufbau und die qualitative und quantitative Nährstoffzufuhr jedoch unter engmaschiger Kontrolle und Korrektur geeigneter Meßgrößen individuell gesteuert werden.

Wenngleich die parenterale Ernährung bei Organinsuffizienzen der Niere, der Leber, des Herz-Kreislauf-Systems, der Lunge sowie beim Multiorganversagen a priori individuelle und „maßgeschneiderte" Konzepte erfordert, sollen im folgenden Leitlinien aufgezeigt werden, die unter Berücksichtigung der eingeschränkten Leistungsbreite dieser Organe und der Notwendigkeit ständiger Verlaufsbeobachtung und Feinkorrektur das Gerüst eines rationalen und praktikablen Ernährungskonzepts darstellen.

Infusions- und Ernährungstherapie bei Niereninsuffizienz

Bei der Planung einer parenteralen Ernährung bei eingeschränkter Nierenfunktion ist zum einen das Ausmaß der Organinsuffizienz entscheidend (Abb. 4), zum anderen sollten 3 wesentliche Entscheidungskriterien geprüft werden (Abb. 5a):
1. Liegt eine Einschränkung der Konzentrationsfähigkeit mit Erhöhung der Retentionswerte vor?
2. Ist die Flüssigkeitsregulation eingeschränkt, liegt eine Oligoanurie vor?
3. Handelt es sich um eine chronische Niereninsuffizienz oder um das Bild eines akuten Nierenversagens?

Voraussetzung jeder parenteralen Ernährung ist eine funktionsfähige Flüssigkeitsregulation. Daher stellt eine Oligurie im Rahmen eines prärenalen akuten Nierenversagens bzw. einer „Niere im Schock" eine Kontraindikation für eine Ernährungstherapie dar, bis es durch die Stabilisierung des Kreislaufs und durch die Korrektur des intravasalen Volumens zu einer ausreichenden Nierenperfusion kommt (Abb. 5b).

Bei noch normaler Diureseleistung, aber eingeschränkter Konzentrationsfähigkeit, wie dies häufig bei chronischer Vorschädigung der Nieren im Sinne einer kompensierten Niereninsuffizienz angetroffen wird, ist postoperativ oder posttraumatisch ein erhöhtes Flüssigkeitsangebot Voraussetzung, die vermehrt anfallenden Stoffwechselprodukte, die sowohl Folge der Katabolie als auch Folge der Zufuhr über die parenterale Ernährung sind, zu eliminieren (Abb. 6a).

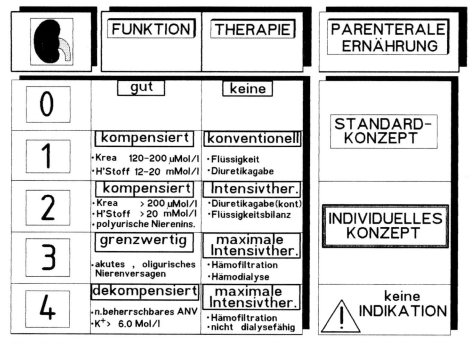

Abb. 4. Therapie und parenterale Ernährung bei den 5 Stadien einer eingeschränkten Nierenfunktion

Bei dieser Konstellation ist es daher u. U. erforderlich, das Angebot von Aminosäuren auf 0,3–0,6 g/kg · Tag zu reduzieren.

Liegt eine Einschränkung der Flüssigkeitsregulation mit Oligurie vor, ist es im Hinblick auf die parenterale Ernährung von essentieller Bedeutung, zwischen der akuten und der chronischen Niereninsuffizienz zu differenzieren und zu klären, ob die akute Nierenschädigung als isolierte Organschädigung anzusehen ist. Patienten mit einem unkomplizierten Einorganversagen der Niere oder mit chronischer, terminaler Niereninsuffizienz als erkrankungsunabhängiges Begleitleiden benötigen ein ausreichendes Energieangebot in Form von Nichtproteinkalorien, die in der Regel in hochkonzentrierter Form infundiert werden müssen. Das Angebot von Aminosäuren sollte auf 0,3–0,6 g/kg · Tag reduziert werden mit einem ausreichenden Anteil essentieller Aminosäuren (25–50%). Die Flüssigkeitszufuhr orientiert sich an der aktuellen Möglichkeit der Hämodialyse. Besteht diese nicht, gilt der Richtwert:

Zufuhr/Tag = Urinausscheidung (Vortag) + Perspiratio insensibilis (Abb. 6b).

Das akute Nierenversagen (ANV) ist ein Krankheitsbild mit 2 Gesichtern: Während die isolierte medikamentös-toxische Schädigung des Organs oder auch das postrenale Nierenversagen durch die Dialysetherapie bzw. eine operativ-

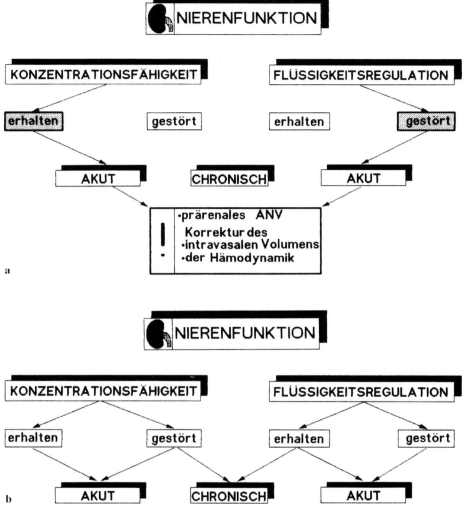

Abb. 5a, b. a Die wesentlichen Entscheidungskriterien bei der Planung einer parenteralen Ernährung bei eingeschränkter Nierenfunktion, b vorausgehende Maßnahmen bis zur parenteralen Ernährung beim prärenalen akuten Nierenversagen (ANV)

urologische Entlastung adäquat behandelt werden kann und eine nur minimale Letalität aufweist, zeigt sich das akute Nierenversagen in der Intensivmedizin meist im Rahmen einer Mehrorganschädigung [8, 12, 15]. Die gleichbleibend hohe Mortalität ist meist Ausdruck des nicht beherrschten Grundleidens, wie bei der häufigsten Einzelursache, der Sepsis. Daher zeigen die metabolischen Veränderungen beim akuten Nierenversagen erhebliche Überschneidungen mit den pathophysiologischen Veränderungen, die beim MOF beschrieben werden.

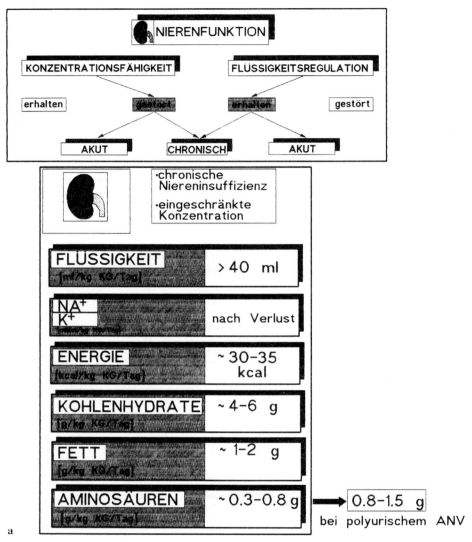

Abb. 6a–c. Parenterale Ernährung bei den verschiedenen Formen der eingeschränkten Nierenfunktion. **a** Chronische Niereninsuffizienz und eingeschränkte Konzentrationsfähigkeit, **b** chronisch-terminale Niereninsuffizienz und isoliertes, oligurisches akutes Nierenversagen, **c** akutes, oligurisches Nierenversagen mit Hämofiltration/Hämodialyse

Es kommt zu der hormonellen und metabolischen Konstellation des Postaggressionsstoffwechsels mit sympathikotoner Dominanz und Veränderung der Relation von Insulin zu Glukagon, mit raschem Verbrauch der Glykogenvorräte und mit Abbau von körpereigenem Eiweiß sowie mit Anstieg der Triglyzeride und freien Fettsäuren. Hinzu kommen metabolische Effekte der Urämie selbst,

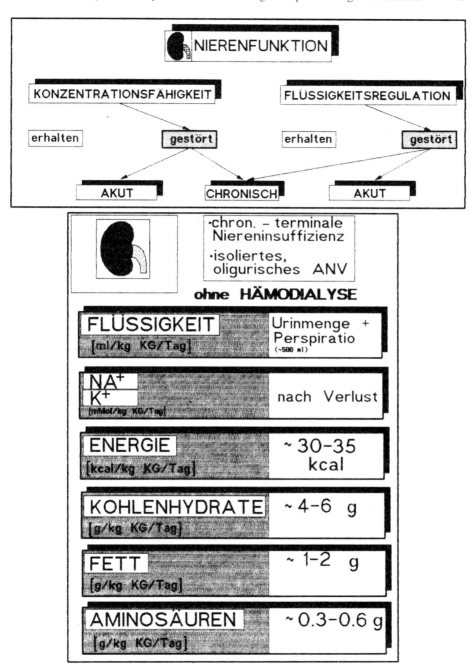

Abb. 6b

wie eine verstärkte Glukoseintoleranz und -utilisation durch toxische Peptide.

Unklar bleibt die Rolle der akut geschädigten Niere auf die Elimination toxischer Mediatoren bzw. ihrer nierengängiger Metaboliten bzw. von Proteasen, Substanzen, die einerseits das Krankheitsbild des ANV und MOF initiieren und perpetuieren, deren Elimination andererseits erheblich eingeschränkt ist.

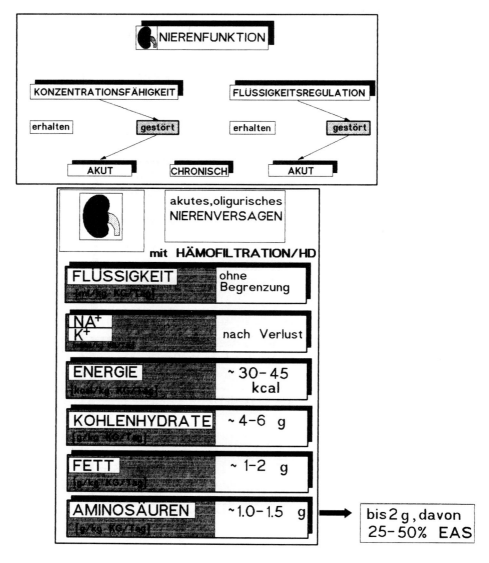

Abb. 6c

Mault u. Bartlett [17, 18, 19] konnten darlegen, daß die Mortalität des ANV eine direkte Korrelation mit der kumulativen negativen Kalorienbilanz aufweist, d. h. ein Kaloriendefizit über den gesamten Krankheitsverlauf von > 10 000 kcal war mit einer Mortalität von 86 % belastet gegenüber 27 % bei positiver kumulativer Bilanz. Während die Proteinsynthese beim ANV um 40 % gesteigert werden kann, nimmt der Proteinabbau um 90 % zu. Aufgrund dieser Erkenntnisse ist es von entscheidender Bedeutung, diese Konstellation der akuten Nierenschädigung zu identifizieren, für die bezüglich der parenteralen Ernährung folgende Grundsätze gelten können (Abb. 6c):

1. Ganz im Gegensatz zum chronischen Nierenversagen mit Restriktion der Proteinmenge auf wenige Gramm von hochwertigem Eiweiß ist beim akuten Nierenversagen eine energiereiche Ernährung mit einem hohen Angebot an Aminosäuren von 1,2–1,5 g/kg · Tag für das Überleben des Patienten wesentlich, um dem Proteinabbau entgegenzuwirken.
2. Um eine Fehlverwertung von Aminosäuren im Energiestoffwechsel zu verhindern, ist ein ausreichendes Angebot an Nichtproteinkalorien in der Größenordnung von 35 kcal/kg · Tag erforderlich. Ein Angebot von 4–6 g/kg · Tag als Kohlenhydrate ist anzustreben.
3. Der Anteil an Fett sollte bis zu 30 % der Kalorien in einer Dosierung von 1–2 g/kg · Tag betragen.
4. Kontrovers diskutiert wird die Frage, ob die Eiweißzufuhr im ANV durch übliche Aminosäurengemische oder zusätzliche essentielle Aminosäuren erfolgen sollte. Die ausschließliche Zufuhr essentieller Aminosäuren ist abzulehnen. Unter der Voraussetzung eines ausreichend hohen Angebots von 1,0–1,5 g/kg · Tag wird heute eine Anwendung von Aminosäurengemischen bevorzugt (Anteil essentieller Aminosäuren 25 %). Die Überlegenheit einer Kombination von Aminosäurengemischen mit einem Anteil von 50–70 % essentieller Aminosäuren konnte nicht klar belegt werden [10, 11, 12, 15].

Diese dargestellten Forderungen für eine parenterale Ernährungstherapie des ANV stehen im Widerspruch zu früheren Empfehlungen, die den pathophysiologischen Veränderungen
1. einer eingeschränkten Flüssigkeitsregulation mit der Notwendigkeit der Flüssigkeitsrestriktion und damit der Limitierung der Nährstoffzufuhr und
2. einem erhöhten Anfall von Harnstoff als Endprodukt des Proteinstoffwechsels mit Eiweißrestriktion
entgegenwirken sollten.

Der Schlüssel für das neue Konzept liegt in den Möglichkeiten moderner extrakorporaler Eliminationsverfahren, insbesondere der kontinuierlichen Hämofiltration, die Mault treffend charakterisierte: „Continuous arteriovenous hemofiltration: the answer to starvation in acute renal failure" [2, 8, 17, 18, 19].
Ein modernes Konzept für die Behandlung des ANV und auch des MOF darf daher nicht mehr die Restriktion der Aminosäuren- und Energiezufuhr bei eingeschränkter Flüssigkeitsregulation und diuretikaresistenter Überwässerung

Tabelle 1. Verluste von Nährstoffen, Vitaminen und Elektrolyten über den Hämofilter

Nährstoffe	Verluste		
Aminosäuren / Peptide	0,1–0,2 g/l Filtrat		
Glukose	~30% der Zufuhr		
Fruktose / Sorbit / Xylit	1–2% der Zufuhr		
LCT-Fett	–		
Energie (bei voller parenteraler Ernährung)	200–320 kcal/Tag		
Vitamine		**Empfehlung**	
B	Verluste, insbesondere Folsäure und Pyridoxin	wasserlösl. / fettlösl. Vitamine →	Tagesbedarf für parenterale Ernährung
C	Verluste	Spurenelemente →	Ernährung
		Phosphat →	~0.5 mmol
Spurenelemente	geringe Verluste		
Phosphat	relevante Verluste		

beinhalten. Vielmehr müssen diese Eliminationsverfahren in das Therapiekonzept integriert werden, um die Flüssigkeitsregulation und die Elimination von Urämietoxinen sicherzustellen und damit die Möglichkeit einer dem aktuellen Bedarf angepaßten Ernährungstherapie zu schaffen.

Steuerungsinstrument bei der Therapieführung ist damit nicht mehr die zulässige Flüssigkeitszufuhr des Patienten, sondern die über die Hämofiltration zu erstrebende Gesamtbilanz, in deren Rahmen bei einem zu fordernden Ultrafiltratfluß von mindestens 500 ml/h eine der metabolischen Situation angepaßte Zufuhr von Flüssigkeit, Elektrolyten und Energieträgern möglich ist.

Tabelle 1 gibt einen Überblick über Verluste von Substraten, Vitaminen und Elektrolyten über den Hämofilter. Die klinische Konsequenz besteht in der konsequenten Überwachung des Phosphatspiegels und ggf. der Substitution sowie der täglichen Zufuhr von Spurenelementen und wasser- und fettlöslichen Vitaminen. Eine Modifikation der Substrate ist in der Praxis nicht notwendig.

Infusions- und Ernährungstherapie bei eingeschränkter Leberfunktion

Die Einschränkung der Leberfunktion stellt heute, da andere Organinsuffizienzen vorgeschaltet und behandelbar sind, nicht selten das limitierende und

Konzepte für die parenterale Ernährungstherapie bei Organinsuffizienz 99

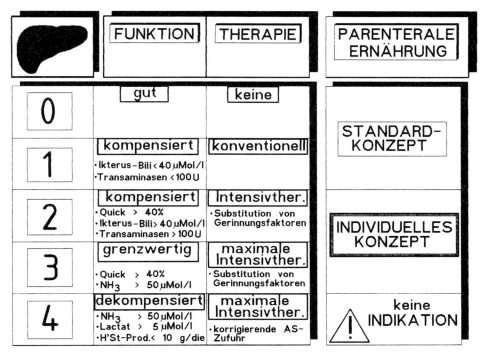

Abb. 7. Therapie und parenterale Ernährung bei den 5 Stadien einer eingeschränkten Leberfunktion

terminale Organversagen dar und ist meist Ausdruck des unbeherrschten Grundleidens und der zusammenbrechenden körpereigenen Immunabwehr [5, 14] (Abb. 7).

Die Bedeutung einer Ernährungstherapie angesichts der vielfältigen Stoffwechselfunktionen der Leber ist evident. Dennoch stellen sich bei der Auswahl der adäquaten parenteralen Ernährung 2 wesentliche Probleme:
1. Die Beurteilung der metabolischen Funktion ist anhand der vielfältigen Teilfunktionen schwierig und setzt sich wie ein Mosaik aus vielen Meßparametern zusammen.
2. Sowohl die unklare Wertigkeit pathologischer Meßwerte, das Ausmaß der Organinsuffizienz zu beschreiben, als auch die hohen Funktionsreserven der Leber erschweren die Umsetzung von Konzepten der parenteralen Ernährung in die Praxis.

Da eine spezifische Therapie der eingeschränkten Leberfunktion nicht möglich ist, beschränken sich die Ziele der parenteralen Ernährung auf eine Reduktion der Stoffwechselbelastung. Wenngleich gerade bei der Leberinsuffizienz das eingangs genannte Grundkonzept:
– stufenweiser Beginn der Ernährung und Modifikation anhand engmaschiger Kontrollen der Stoffwechselparameter

von besonders großer Bedeutung ist, stellt die Charakterisierung der Organinsuffizienz [14, 20] eine wesentliche Hilfestellung dar, bei der im Hinblick auf die Infusions- und Ernährungstherapie folgende Punkte abgeklärt werden sollten:
1. Liegt eine Überwässerung, z. B. bei ausgeprägtem Aszites, Pleuraergüssen, peripheren Ödemen, eine Elektrolytentgleisung (Hyponatriämie, Hypokaliämie) oder ein hepatorenales Syndrom vor?
2. Zeigt die Leber erhebliche Einschränkungen in der Syntheseleistung
   - Albumin   < 20 g/l,
   - Quick-Wert < 40%,
   - CHE   < 1500 IE,
   - AT III   < 50%
   als Ausdruck einer stark eingeschränkten Organfunktion?
3. Bietet der Patient das Bild einer hepatischen Enzephalopathie bzw. eines Coma hepaticum ($NH_3 > 50$ μmol/l)?
4. Sind basale Stoffwechselvorgänge gestört, gekennzeichnet durch:
   - Harnstoffproduktionsrate < 10 g/Tag,
   - anhaltende Hypoglykämie
   als Zeichen einer dekompensierten Organfunktion und absoluter Kontraindikation für eine parenterale Ernährung?

Folgende Grundsätze lassen sich hieraus ableiten (Abb. 8):
1. Die Flüssigkeitszufuhr muß bei klinischen Zeichen der Überwässerung reduziert werden; bei diuretikaresistenter Überwässerung oder den Zeichen eines hepatorenalen Syndroms ist die kontinuierliche Hämofiltration zu diskutieren. Die Korrektur von Elektrolytentgleisungen muß bei der parenteralen Ernährung anhand engmaschiger Kontrollen der Plasma- und Urinelektrolyte erfolgen.
2. Das Energieangebot sollte ausreichend sein – 30 kcal/kg · Tag als Nichtproteinkalorien –, um die Glukoneogenese aus Protein zu verhindern.
3. Bei schwerer Einschränkung der Leberfunktion gilt zu bedenken, daß Zuckeraustauschstoffe zu über 80% in der Leber verstoffwechselt werden, die metabolische Belastung damit erhöhen und u. U. eine Hyperlaktatämie verstärken können (Fruktose, Sorbit), so daß die alleinige Zufuhr von Glukose bei diesen Zuständen indiziert ist.
4. Die Gabe von Fett bis zu einer Dosierung von 0,7 g/kg · Tag kann zusätzliche Kalorien, aber auch essentielle Fettsäuren liefern, die gerade bei diesen Patienten vermindert sein können. Sofern unter der Gabe kein Anstieg der Triglyzeridwerte im Plasma über 3 mmol/l erfolgt, kann die Fettapplikation empfohlen werden.
5. Die Aminosäurenzufuhr kann bei der schweren Leberinsuffizienz individuell, in einem weiten Bereich zwischen 0,5–1,5 g/kg · Tag liegen. Entscheidend sind hier engmaschige Kontrollen der Stoffwechselendprodukte wie Ammoniak und Harnstoff sowie der Harnstoffproduktionsrate [14]. Sofern kein Hinweis auf eine dekompensierte Leberfunktion vorliegt, bei nur mäßig eingeschränkter Syntheseleistung und einer normalen NH_3-Konzentration,

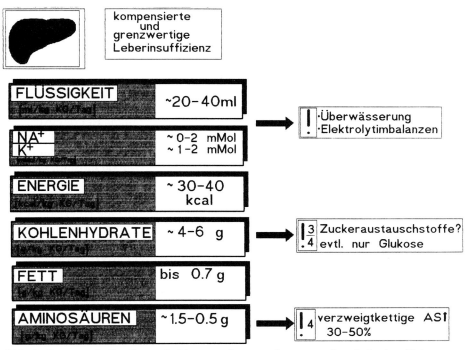

Abb. 8. Parenterale Ernährung bei kompensierter und grenzwertiger Leberinsuffizienz

kann die Aminosäurenzufuhr mit einem kompletten Aminosäurenmuster konventioneller Zusammensetzung erfolgen.

6. Patienten mit dekompensierter Organinsuffizienz, insbesondere mit Zeichen einer hepatischen Enzephalopathie ($NH_3 > 50$ μmol/l) und Störung der basalen Stoffwechselfunktionen, erfüllen nicht die Grundvoraussetzungen für eine parenterale Ernährung. Die Zufuhr leberadaptierter Lösungen mit einem höheren Gehalt (30–50 %) oder einem extrem hohem Gehalt verzweigtkettiger Aminosäuren (> 50 %) erfüllt hier nicht die Funktion einer Ernährung, sondern einer korrigierenden pharmakologischen Therapie pathophysiologischer Veränderungen im Aminosäurenstoffwechsel mit dem relativen Anstieg aromatischer und dem Abfall verzweigtkettiger Aminosäuren. Sinnvoll ist es, in dieser Situation die Diagnose und Therapiekontrolle in Form von Plasmaaminogrammen, vom Ammoniakwert im Plasma, von der Harnstoffbilanz und von der Harnstoffproduktionsrate zu objektivieren.

Infusionstherapie bei eingeschränkter Herz-Kreislauf- und Lungenfunktion

Herz-Kreislauf-System und Lunge ermöglichen die adäquate Verwertung der Nährstoffe in der Zelle, indem sie die Gewebsperfusion und den Transport von O_2 und CO_2 sicherstellen. Zwar gilt der Grundsatz, vor dem Beginn einer Ernährungstherapie vitale Funktionen zu stabilisieren, aber nicht in jedem Fall läßt sich jedoch diese Forderung in vollem Umfang erfüllen. Bei der Auswahl der Konzepte sind die zu beachtenden Vorgaben kontrovers (Abb. 9).

Die insbesondere im Postaggressionsstoffwechsel beim Intensivpatienten anfallenden Stoffwechselendprodukte betragen oft 1500–2000 mosmol pro Tag und müssen, bei oft eingeschränkter Konzentrationsfähigkeit der Nieren, eliminiert werden. Dementgegen muß auf die verminderte Belastbarkeit mit Flüssigkeit und Natrium Rücksicht genommen werden, um eine Überladung des intravasalen Volumens, aber auch eine Verstärkung eines interstitiellen Lungenödems zu vermeiden. Andererseits ist die ausreichende Versorgung dieser schwerkranken Patienten mit Energieträgern und Proteinen Voraussetzung für ihr Überleben und folgt den gleichen, oben erwähnten Grundsätzen.

Eine dekompensierte Funktion dieser beiden Organsysteme mit grenzwertigem Gasaustausch ($P_aO_2 < 50$ mmHg, $P_aCO_2 > 60$ mmHg) oder kardiogenem Schock stellt in der Akutphase eine Kontraindikation für eine Ernährungstherapie dar, die bei unzureichender globaler Perfusion und Gewebshypoxie, verbunden mit eingeschränkter Leber- und Nierenfunktion, eine erhebliche metabolische Belastung darstellen würde. Andererseits sind diese Vitalfunktionen erheblich abhängig von der adjuvierenden Intensivtherapie. Als wesentliche Voraussetzung einer Ernährungstherapie sind daher im Gesamttherapieplan gezielte Maßnahmen erforderlich, die
- den Gasaustausch (O_2-Gabe, kontrollierte Beatmung, adäquate Oxygenierung und CO_2-Elimination durch geeignete Beatmungsmuster),
- die Hämodynamik (Katecholamingabe, Steuerung der Füllungsdrücke und des intravasalen Volumens) und
- die Nierenfunktion, den Wasser-Elektrolyt-Haushalt und den Säuren-Basen-Status (Diuretikatherapie, Hämofiltration, Hämodialyse)

rasch und definitiv stabilisieren (Abb. 10).

Aus diesen Aspekten ergeben sich wenige Anhaltspunkte für den Kliniker (Abb. 11):

Das Angebot an Wasser und Natrium muß bei Patienten mit schwer eingeschränkter Herz-Kreislauf- und Lungenfunktion zwar restriktiv gehandhabt werden, muß aber dennoch die Elimination der vermehrt anfallenden harnpflichtigen Substanzen ermöglichen. Gleichzeitig müssen Nährstoffe in ausreichender Menge zugeführt werden, so daß der Einsatz hochkonzentrierter Ernährungslösungen, bei diuretikaresistenter Überwässerung aber auch die kontinuierliche Hämofiltration, erforderlich werden können.

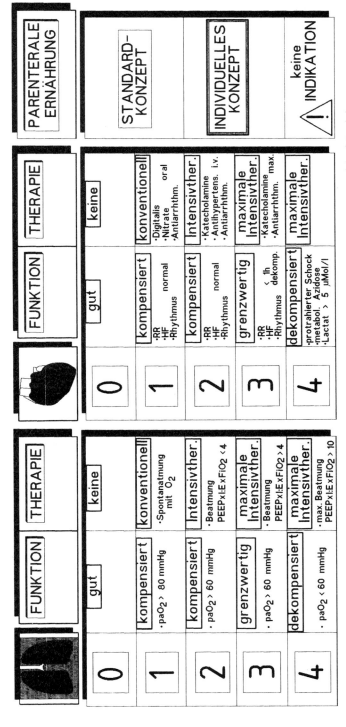

Abb. 9. Therapie und parenterale Ernährung bei den 5 Stadien einer eingeschränkten Lungen- und Herz-Kreislauf-Funktion

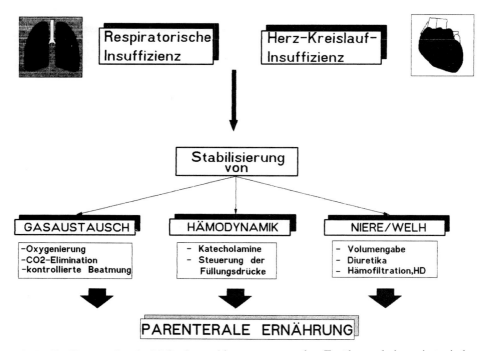

Abb. 10. Vorausgehende Maßnahmen bis zur parenteralen Ernährung bei respiratorischer und Herz-Kreislauf-Insuffizienz

Infusions- und Ernährungstherapie bei Multiorganversagen

Die Konzepte für eine parenterale Ernährungstherapie bei einzelnen Organinsuffizienzen zeigen enge Verknüpfungen mit dem Syndrom des multiplen Organversagens (MOF). Pathophysiologisch handelt es sich um eine metabolische Situation, die, als Hyperkatabolismus bezeichnet, Ausdruck der integralen Wirkung von Mediatoren auf alle Zell- und Organsysteme ist [6, 7, 20, 22, 23, 24]. Dabei kommt es zu einer Katabolie von Muskeleiweiß und Funktionsproteinen, die weit über die Proteinsynthese hinausgeht. Das Muskelgewebe dient als Energiespender für rasch proliferierende Zellen wie die Darmmukosa, Zellen des hämatopoetischen Systems (Lymphozyten, Fibroblasten) sowie für glukoseabhängige Organe wie das ZNS.

Dieser Zustand geht mit einem erhöhten O_2- und Energieverbrauch einher und ist als eine Form der Unterernährung anzusehen.

Die für das akute Nierenversagen erhobenen Forderungen nach einer positiven Energiebilanz gelten in besonderem Maß für das MOF. Allerdings kann die parenterale Ernährung nicht den Verlauf der Grunderkrankung beeinflussen. Sie kann aber sehr wohl, über die Korrektur der Malnutrition und die Herstellung einer positiven Energie- und Stickstoffbilanz, diesen Kofaktor einer erhöhten Mortalität eindeutig günstig beeinflussen.

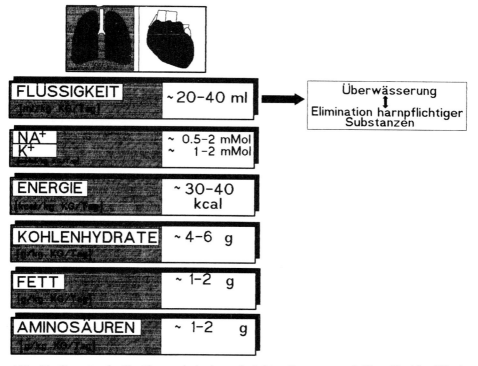

Abb. 11. Parenterale Ernährung bei eingeschränkter Lungen- und Herz-Kreislauf-Funktion

Nach den herkömmlichen Prinzipien der parenteralen Ernährung scheint das Syndrom des multiplen Organversagens bei Einschränkung mehrerer Vitalfunktionen eine klare Kontraindikation gegen eine Ernährungstherapie zu sein. Die Entwicklung der Intensivtherapie in den letzten Jahren zeigte jedoch, daß die parenterale Ernährung gerade dann begonnen werden muß, wenn eine Stabilisierung der Vitalfunktionen noch nicht möglich ist.

Hierfür sind als Gründe zu sehen:
1. Moderne therapeutische Methoden erlauben ein Überleben in der Instabilität und damit eine sehr viel längere Phase des Hyperkatabolismus, aber
2. ohne eine metabolische Unterstützung in dieser kritischen Phase wird die folgende Reparations- oder Stabilisierungsphase für den Patienten gar nicht erreichbar.

Als Grundsätze einer parenteralen Ernährungstherapie können in dieser Situation gelten:
1. Eine parenterale Ernährung sollte keinen Schaden anrichten, wie
   – Fettinfiltration der Leber,
   – Hyperosmolarität,

- erhöhter O_2-Verbrauch,
- erhöhte CO_2-Produktion,
- Flüssigkeitsbelastung,
- Elektrolytentgleisung.
2. Substratlimitierter Metabolismus muß vermieden werden.
3. Die Zufuhr von Energieträgern und Aminosäuren muß stufenweise begonnen werden, auch wenn das Kriterium der Stabilität von Vitalfunktionen fehlt. Die weitere Planung muß sich an den Auswirkungen der applizierten Nährstoffe bzw. ihrer Folgeprodukte im Organismus orientieren.
4. Die Ernährungstherapie soll sich insgesamt weniger am kranken Einzelorgan oder an einem bestimmten Krankheitsbild, sondern an der Qualität und der Quantität der Blutzusammensetzung als der Versorgungsleitung für den zellulären Substratumsatz orientieren.

Daraus ergeben sich für die klinische Praxis einige praktikable Empfehlungen (Abb. 12):
1. Die Energiezufuhr sollte 40–45 kcal/kg · Tag nicht überschreiten mit einem Maximum von 4–6 g/kg · Tag an Kohlenhydraten.

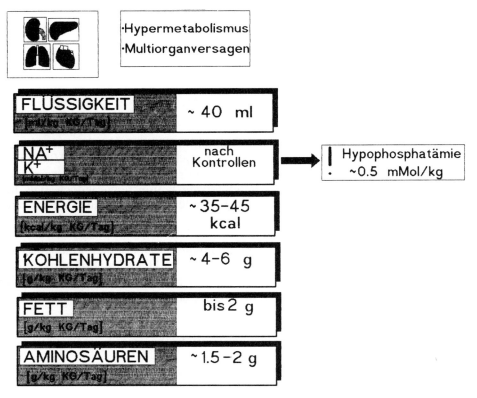

Abb. 12. Parenterale Ernährung bei Hyperkatabolismus und Multiorganversagen

2. Die Applikation von Fettemulsionen mit bis zu 40 % der Nichtproteinkalorien in Mengen von maximal 2 g/kg · Tag liefert essentielle Fettsäuren und Energie in konzentrierter Form und senkt den RQ auf Werte unter 1,0.
3. Die Gabe von Aminosäuren dient dazu, ausgeglichene Stickstoffbilanzen zu erzielen und aufrechtzuerhalten. Die Administration von 1,5–2,0 g/kg · Tag kann nicht den Katabolismus reduzieren, wohl aber die Synthese so stimulieren, daß sie proportional zur Katabolie wird. Zwar wird der Abtransport von Stickstoff aus der Skelettmuskulatur nicht unterbunden, die viszeralen Organe werden jedoch in ihrer Funktion effektiv unterstützt.
4. Gerade bei der metabolischen Konstellation des Hypermetabolismus ist es wichtig, die Ernährungstherapie langsam aufzubauen und nach Verstreichen der akuten Streßphase und unter engmaschiger Kontrolle von Blutzucker, Triglyzeridspiegel, Harnstoffbilanz und Laktat eine Steigerung der Kalorien- und Proteinzufuhr vorzunehmen. Die Fettzufuhr sollte erst nach Abklingen des Postaggressionsstoffwechsels begonnen werden, in der Regel ab dem 4.–5. Tag postoperativ/posttraumatisch.
5. Bislang nicht erwähnt, jedoch von großer Bedeutung ist die Zufuhr wasser- und fettlöslicher Vitamine, von Spurenelementen und die engmaschige Korrektur von Elektrolytimbalancen. So ist bei der Sepsis häufig ein rascher, korrekturbedürftiger Abfall des Serumphosphats zu beobachten.

Zusammenfassung

Die metabolische Unterstützung von Patienten mit Organinsuffizienzen hat einen Wandel erfahren. Zunehmend erkennt man die Verflechtung verschiedener Organeinschränkungen auf dem Boden präexistenter Störungen, durch die Operation oder das Trauma gesetzt, und im Rahmen postoperativer bzw. posttraumatischer Störungen, bei denen das Maß der Schädigung des Immunsystems oft den Schlüssel für die Prognose des Patienten darstellt.

Um die weiterhin hohe Mortalität, insbesondere des MOF, zu reduzieren, sind eine Reihe therapeutischer Konzepte parallel notwendig. Die Ernährungstherapie dieser schwerkranken Patienten kann selbst nicht den Krankheitsprozeß günstig beeinflussen, sondern nur die Fehl- und Mangelernährung als Kovariable der Mortalität verhindern. Die parenterale Ernährung ist damit zwar eine Grundvoraussetzung zur Genesung, andere therapeutische Interventionen stehen jedoch zunächst im Vordergrund bzw. schaffen erst die Voraussetzung für die Ernährung, wie
- operative Sanierung des Sepsisherdes,
- Kreislaufstabilisierung,
- Sicherstellung des O_2-Transports,
- Korrektur des Wasser-Elektrolyt-Haushalts,
- Unterstützung der Nierenfunktion, z. B. mit der kontinuierlichen Hämofiltration.

Die Schwierigkeit, die adäquate Ernährungstherapie für Patienten mit Organinsuffizienzen zu finden, liegt nicht in der technischen Durchführung. Die

heutzutage vorliegenden standardisierten Konzepte erlauben eine schematische, wissenschaftlich untermauerte Ernährung. Vielmehr sind die Probleme und Anforderungen an den Therapeuten in
- der richtigen Einschätzung der Voraussetzungen, aber auch des essentiellen Stellenwertes einer Ernährungstherapie,
- der Vermeidung von Fehlern und
- der Modifikation der Therapie anhand engmaschig erhobener Parameter

zu sehen.

Literatur

1. Ahnefeld FW, Schmitz JE (1986) Infusionstherapie – Ernährungstherapie, Manual 3. Kohlhammer, Stuttgart Berlin Köln Mainz
2. Bartlett R, Mault JR, Dechert RE, Palmer J, Swartz RD, Port FK (1986) Continuous arteriovenous hemofiltration: Improved survival in surgical acute renal failure? Surgery 100/2: 400
3. Baue AE (1989) Zelluläre und subzelluläre Funktionen der vitalen Organe bei Sepsis und Multiorganversagen. In: Reinhart K, Eyrich K (Hrsg) Sepsis. Springer, Berlin Heidelberg New York Tokyo, S 176
4. Baue AE, Guthrie D (1983) Multiple system failure and circulatory support. Jpn J Surg 13: 69
5. Carrico CJ, Meakins JL, Marshall JC, Fry D, Maier RV (1986) Multiple-organ-failure-syndrome. Arch Surg 121: 196
6. Cerra FB, Siegel JH, Border JR, Peters DM, McMenamy RH (1979) Correlations between metabolic and cardiopulmonary measurements in patients after trauma, general surgery, and sepsis. J Trauma 19: 621
7. Cerra FB (1989) Ernährungstherapie bei Sepsis: Gesichertes und Perspektiven. In: Reinhart K, Eyrich K (Hrsg) Sepsis. Springer, Berlin Heidelberg New York Tokyo, S 261
8. Corwin HL, Bonventre JV (1988) Acute renal failure in the intensive care unit, part 2. Intensive Care Med 14: 86
9. Deller A (1987) Pathophysiologie des Multiorganversagens. In: Ahnefeld FW, Schmitz JE (Hrsg) Organinsuffizienz und Multiorganversagen. Springer, Berlin Heidelberg New York Tokyo (Klinische Anästhesiologie und Intensivtherapie, Bd 34, S 81)
10. Druml W (1981) Parenterale Ernährung bei akutem Nierenversagen: Verwertung parenteral verabfolgter Nahrungsbestandteile. In: Lochs H, Grünert A, Druml W (Hrsg) Aktuelle Probleme der klinischen Ernährung. Zuckschwerdt, München (Klinische Ernährung, Bd 5, S 109)
11. Feinstein EI, Kopple JD, Silberman H, Massry G (1983) Total parenteral nutrition with high or low nitrogen intakes in patients with acute renal failure. Kidney Int [Suppl 16] 26: 139
12. Hörl WH, Haag M, Kuhlmann M, Wanner C (1987) Postoperatives und posttraumatisches akutes Nierenversagen: Pathobiochemie und Therapie. Intensivmedizin 24: 224
13. Jürgens P Aktueller Stand und Entwicklungstendenzen in der künstlichen Ernährung bei Niereninsuffizienz und Hämofiltration. In: 16. Bielefelder anästhesiologisches Kolloquium, CAVH auf Intensivbehandlungsstationen. Zuckschwerdt, München, S AV 23
14. Kleinberger G (1987) Beurteilung der Leberfunktion durch metabolische Parameter. In: Ahnefeld FW, Schmitz JE (Hrsg) Organinsuffizienz und Multiorganversagen. Springer, Berlin Heidelberg New York Tokyo (Klinische Anästhesiologie und Intensivtherapie, Bd 34, S 46)
15. Köhler H (1987) Niere – Einzelorganinsuffizienz im Rahmen einer Intensivtherapie. In: Ahnefeld FW, Schmitz JE (Hrsg) Organinsuffizienz und Multiorganversagen. Springer, Berlin Heidelberg New York Tokyo (Klinische Anästhesiologie und Intensivtherapie, Bd 34, S 33)

16. Lawin P, Prien T (1989) Multiorganversagen. Anästh Intensivther Notfallmed 24: 197
17. Mault JR, Bartlett RH (1986) Nutritional aspects of hemofiltration. In: Henderson LW, Quellhorst EA, Baldamus CA, Lysaght MJ (eds) Hemofiltration. Springer, Berlin Heidelberg New York Tokyo, p 253
18. Mault JR, Bartlett RH, Dechert RE, Clark SF, Swartz RD (1983) Starvation: a major contribution to mortality in acute renal failure? Am Soc Artif Intern Organs 29: 390
19. Mault JR, Kresowik TF, Dechert RE, Arnoldt DK, Swartz RD, Bartlett RH (1984) Continuous arteriovenous hemofiltration: The answer to starvation in acute renal failure? Am Soc Artif Intern Organs 30: 202
20. Schmitz JE (1987) Infusions- und Ernährungstherapie bei Organinsuffizienz und Multiorganversagen. In: Ahnefeld FW, Schmitz JE (Hrsg) Organinsuffizienz und Multiorganversagen. Springer, Berlin Heidelberg New York Tokyo (Klinische Anästhesiologie und Intensivtherapie, Bd 34, S 136)
21. Schmitz JE, Seeling W, Altemeyer K-H, Grünert A, Ahnefeld FW (1985) The parenteral nutrition of hypercatabolic patients during continuous arteriovenous hemofiltration (CAVH). Karger, Basel, p 204
22. Schuster HP (1989) Sepsis als Ursache des Multiorganversagens – Definition, Pathophysiologie und diagnostische Parameter. Anästh Intensivther Notfallmed 24: 206
23. Puchstein C, Lessire H, Kleine R (1989) Metabolische Probleme und therapeutische Ansätze beim Multiorganversagen. Anästh Intensivther Notfallmed 24: 199
24. Watters JM, Wilmore DW (1989) Metabolische Veränderungen bei Sepsis und septischem Schock. In: Reinhart K, Eyrich K (Hrsg) Sepsis. Springer, Berlin Heidelberg New York Tokyo, S 379

Biophysikalische Grundlagen der Nährstoffzufuhr

A. Grünert

Einleitung

Obwohl die wesentlichen Grunderkenntnisse über die Nährstoffe und die Ernährung selbst schon wenige Jahre nach der Entdeckung der Bedeutung von O_2 für die oxidativen Prozesse durch Lavoisier bekannt waren und die Grundfunktionen intensiv erforscht wurden, gibt es eine außerordentliche Fülle von Fragen, die es erforderlich machen, die Differenzierung unserer Kenntnisse durch weitere Untersuchungen voranzutreiben. So wie auf der einen Seite die biochemischen Grundlagen der einzelnen Nährstoffe und deren metabolische Verknüpfungen bekannt sind [13, 16, 18, 19], sind auch die biophysikalischen Grundlagen der Nährstoffzufuhr und der Reaktionsbedingungen für die Einzelkomponenten in ihren Grundideen zwar lange bekannt [17, 20, 21, 23, 28, 29], aber gerade in ihrer besonderen Ausprägung, v. a. unter komplizierenden pathologischen Bedingungen, auch heute noch weitgehend unbekannt. Gründe, die es erforderlich machen, sowohl die biochemischen als auch die biophysikalischen Grundlagen der Nährstoffzufuhr neu zu definieren, liegen v. a. in der zunehmend komplexeren Wechselbeziehung metabolischer Reaktionen aufgrund des sehr viel höheren Lebensalters und der ungleich aggressiveren Therapie der Krankheitszustände heutiger Patienten [5, 26].

Die biophysikalischen Grundlagen beschäftigen sich dabei nicht nur mit den physikalischen Zuständen und Eigenschaften der Nährsubstrate und des Organismus, sondern beschreiben metabolische und physikalische Randbedingungen der Applizierbarkeit und Verstoffwechselbarkeit dieser Substrate. Darin eingeschlossen sind die mit präzisen Kenngrößen definierten Zustandsvoraussetzungen, die erfüllt sein müssen, um effektive Energiebereitstellungsprozesse durch die Oxidation der Substrate zu gewährleisten.

Themenabgrenzung

Unter den biophysikalischen Grundlagen werden neben den Kenngrößen zur Charakterisierung der Physiologie des Organismus in den Gaswechselprozessen, der Hämodynamik und dem gesamten inneren Milieu physikalische Gesetzmäßigkeiten verstanden, die die Energiebereitstellung sowohl in thermodynamischer als auch in metabolischer Hinsicht bestimmen [4, 19, 31]. Über die physikalisch-chemischen Gesetzmäßigkeiten liegen zwar die Erkenntnisse aus der Thermodynamik seit über 100 Jahren vor. Aber erst in neuerer Zeit war eine Erweiterung des Erkenntnisstandes möglich, um die Prozesse im lebenden Organismus unter Realbedingungen präziser zu beschreiben und tiefer zu verstehen. Diese Gesetzmäßigkeiten aus dem relativ neuen Wissenschaftszweig der Thermodynamik irreversibler Prozesse eröffnen das Verständnis eines zwar komplizierten Gebietes, das aber heute erst Zugänge zu realen Beschreibungen der eigentlichen Grundreaktionen der Energieversorgung thermodynamisch instabiler und in ihrer Existenz labiler makromolekularer Strukturen ermöglicht [18, 24, 31].

Die biophysikalischen Betrachtungen im vorliegenden Beitrag werden weite Bereiche der biophysikalischen Forschung in bezug auf die Nährsubstrate selbst ausklammern, da die gesamten biophysikalischen Gesetzmäßigkeiten struktureller Wechselbeziehungen in Überstrukturen, makromolekularen Zellorganisationen, Kompartimentierungen und Übergänge zwischen verschiedenen physikalischen Phasen keine Erörterung finden können, wie sie aber gerade bei nichtlöslichen lipophil/lipophoben Systemen zahlreich auftreten.

Biophysikalische Voraussetzungen und Gesetzmäßigkeiten werden definiert und erläutert in bezug auf die Gasaustauschprozesse, die Transportphänomene im hämodynamischen System sowie die Ausstattungen des Reaktionsmilieus v. a. in bezug auf die Ionenkonzentrationen, die Hydratationszustände, also Eigenschaften der onkotischen und osmotischen Reaktionsräume.

Während die Kenngrößen des Gasaustauschs, der Hämodynamik und des inneren Milieus eng verknüpft sind mit den Voraussetzungen für die Applizierbarkeit von Nährsubstraten zum Zweck einer suffizienten Energiebereitstellung, sind Gesetzmäßigkeiten aus dem Bereich der Thermodynamik direkt verknüpft mit der energetischen Seite der Nährstoffumsetzung und -nutzung. Dabei spielen Erörterungen der Wärmebildung sowie die Erörterung der Arbeitsleistung eine zentrale Rolle. In diesem Zusammenhang werden Aspekte erläutert, die in diesem Beitrag für die Meßtechnik von Bedeutung sind. Dabei werden besonders Zusammenhänge zwischen Arbeitsleistung und Wärmebildung in bezug auf die Interpretation der in den Meßverfahren der direkten und indirekten Kalorimetrie erfaßten Meßgrößen diskutiert.

Historische Bemerkungen

So lange bereits das uralte Phänomen der Nahrungszufuhr den Menschen fasziniert, so zahlreich sind auch Beobachtungs- und Interpretationsmitteilungen im Laufe der Jahrhunderte der Forschung. Als ein Beispiel sei eine von Lusk zitierte Geschichte von Santorius aus dessen in Venedig erschienenen Publikation **„De medicina statica aphorismi"**, erwähnt [21], die aufgrund des modernen Ansatzes für die Ernährungsforschung faszinierende Aspekte bietet. Santorius hatte die Gewohnheit, sich auf einem als Waage ausgestatteten Stuhl zu den Mahlzeiten niederzusetzen, der mit einer Eisenstange so austariert war, daß die Nahrungsaufnahme beendet wurde, wenn der zuvor ausgelängte Stuhl aufgrund der aufgenommenen Nahrungsmenge in das Gleichgewicht zurückschwebte. Das Besondere an dieser Untersuchungstechnik liegt darin, daß bereits dabei die Waage als Quantifizierungsinstrument für die Bemessung der aufgenommenen Nahrungsmengen herangezogen wurde. Dabei war das besondere Augenmerk auf das Phänomen gerichtet, daß der Mensch trotz einer imposanten Menge an aufgenommenen Nahrungsmitteln, im Schnitt über den Verlauf eines Jahres gerechnet, sein Körpergewicht nicht wesentlich ändert. Daraus wurden die ersten Folgerungen gezogen, daß der Aufnahme der Nährstoffe ein äquivalenter Verlust gegenüberstehen müßte.

Die moderne Ära der Ernährungswissenschaft und der exakten Wissenschaften überhaupt beginnt mit Lavoisier in Frankreich, der v. a. durch die Einführung exakter Waagen und die Verwendung des Thermometers die Wissenschaftlichkeit der messenden, experimentellen Untersuchungen begründete. Die Erkenntnis Lavoisiers kann in einem zentralen Satz seiner Forschung zusammengefaßt werden, der lautet: „La vie est une fonction chimique."

Es waren v. a. Arbeiten von Lavoisier und seinem Mitarbeiter Laplace, die dem Phänomen der Tierwärmeproduktion und seiner Verknüpfung mit der Atmung (als Gaswechseluntersuchungen) gewidmet waren [17]. Lavoisier, der als erster die wahre Bedeutung von O_2 für die Lebensprozesse entdeckte, gab diesem Element auch seinen heute benutzten Namen Sauerstoff. Dabei resultierten seine Untersuchungen, in denen bereits sehr detaillierte und, wie in Tabelle 1 dargestellt, quantitative Gaswechselmessungen durchgeführt wurden, in der Erkenntnis, daß Lebensprozesse Oxidationsprozesse darstellen, bei denen Wärme freigesetzt wird. Dabei formulierte er als zentrale Hypothese, daß letzten Endes die Lebensprozesse darin bestehen, daß in der Lunge aus dem Kohlenstoff und Wasserstoff unter Mitwirkung von O_2 CO_2 und H_2O gebildet werden. Seine Gaswechselmessungen an erwachsenen Menschen, unter bereits definierten Bedingungen des Hungerns und der Nahrungszufuhr wie bei definierten äußeren Umgebungstemperaturen, finden sich in einem Brief an Black in London vom 19.11.1790 wieder, die an Aktualität, bezogen auf die heute bekannten präziseren Meßdaten, nichts verloren haben [21]. Das Verständnis hat sich bis heute im Prinzip nicht verändert, nur besitzen wir von den Einzelheiten mehr und präzisere Details. Lavoisier formulierte auch bereits, daß sowohl der O_2-Verbrauch als auch die CO_2-Produktion von der Art der Nahrung, von dem Ausmaß der geleisteten Arbeit und von der Umgebungstemperatur bestimmt werden. Wir wissen heute leider nicht mehr viel über die einzelnen Arbeitsmethoden, die Lavoisier eingesetzt hat, da nur noch ein Aquarell seines Untersuchungsapparates, vermutlich von seiner Frau gemalt, vorhanden ist. Aber einer seiner Schüler, Nysten, veröffentlicht 1817 seine

Tabelle 1. Der O_2-Verbrauch des Menschen nach Lavoisier (1790)

Bedingungen	Pouces pro h	Liter pro h
Ohne Nahrung 26 °C	1210	24
Ohne Nahrung 12 °C	1344	27
Mit Nahrung	1900	38
Arbeit ohne Nahrung	3200	65
Arbeit mit Nahrung	4600	91

Untersuchungen, in denen präzise Gasanalysen in graduierten Glaszylindern über Natronlauge sowie über Phosphor Gasquantifizierungen möglich machten.

Leider konnte Lavoisier seine faszinierenden und bis heute stimulierenden Untersuchungen nicht präziser publizieren, da er vor dieser zusammenfassenden Publikation am 08.05.1794 durch die Pariser Kommune auf der Guillotine hingerichtet wurde.

Als weitere historische Marksteine seien, ohne eine Vollständigkeit anzustreben, noch die Arbeiten von Magnus erwähnt, der in den Annalen der Physik 1837 seine große Entdeckung beschreibt, die darin bestand, daß er im Blut O_2 und CO_2 als wesentliche Bestandteile und in hohen Konzentrationen entdeckt hatte und damit von den von Lavoisier irrtümlich noch zentral in die Lunge lokalisierten Oxidationsprozessen abrücken konnte [21].

Um eine gewaltige Dimension wurde die Erkenntnis durch Liebig erweitert, der seine Ausbildung auch in den Laboratorien von Lavoisier erhielt, wo er sich 1822 lange nach dem Tod des großen Genius aufhielt. Eine der wichtigsten Erkenntnisse aus der unendlichen Reihe seiner großen Entdeckungen besteht darin, daß nicht Kohlenstoff und Wasserstoff selbst, sondern die Substanzgruppen Kohlenhydrate, Fette und Proteine der Oxidation unterliegen. Seine Kenntnisse beruhen – als deren Begründer und Urvater – auf den Methoden der organisch-chemischen Analyse, wobei es heute außerordentlich modern anmutet und in der Faszination der Erkenntnisgeschwindigkeit kaum zu überbieten ist, wenn er eine Publikation benennt: „Die organische Chemie in ihrer Anwendung auf Agriculture und Physiologie", welche er bereits 1840 in Braunschweig publizierte [20].

Die Konzeptionen und Ideen Liebigs waren es neben denen vieler geistreicher und fleißiger Zeitgenossen, die den Genius von Carl von Voit in München dazu stimulierten, seine präzisen, quantitativen Untersuchungen über die Stoffbilanzen anzustellen, die darüber hinaus dem Ziel dienten, über die Berechnung des notwendigen O_2-Bedarfs für die errechneten Substratumsätze Angaben zu den Bildungen von Wärme abzuleiten!

So fasziniert auch heute noch unverändert die Präzision der Untersuchungen, wenn er etwa in Versuchen mit Hunden bei deren Ernährung über 58 Tage mit 29 kg Fleisch mit einem Stickstoffgehalt von 986 g eine in den gesamten Ausscheidungen einschließlich der Haare ausgeschiedene Stickstoffmenge von 982,8 g wiederfand. Diese Untersuchungen führten ihn zusammen mit Pettenkofer zu beeindruckenden Experimenten, die mit genialen Apparaturen durchgeführt wurden. Der von Voit und Pettenkofer schließlich gebaute große Apparat zur Messung des Stoff- und Gaswechsels, der in großzügiger Weise von König Maximilian II in Bayern finanziert wurde, führte zu ersten präzisen Messungen an Menschen im Hungerzustand, die bereits im Jahre 1866 in der Zeitschrift für Biologie publiziert wurden [23, 28, 29, 30]. Die wesentlichen Schlußfolgerungen Voits, die richtunggebend und stimulierend waren für einen ganzen Stammbaum nachfolgender großer Ernährungsforscher (s. nachfolgende Übersicht), können zusammengefaßt werden mit den Erkenntnissen, daß im Hungerstoffwechsel v. a. Protein und Fett verbrannt werden und daß die Muskelarbeit an sich den Proteinstoffwechsel nicht erhöht.

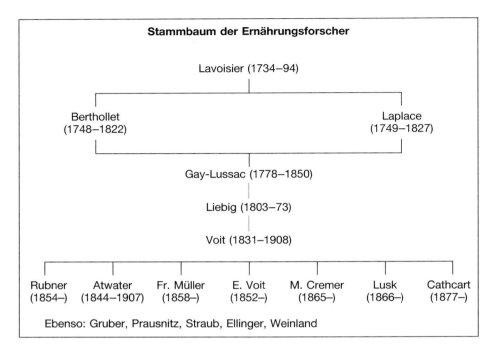

Wesentlich war auch die Erkenntnis, daß der Stoffwechsel nicht proportional zur O_2-Belieferung abläuft, sondern umgekehrt die Stoffwechselaktivität selbst die O_2-Aufnahme bestimmt. Ohne eine Vollständigkeit anstreben zu können, muß man sich in Erinnerung rufen, daß in jener Zeit die phantastischen Erkenntnisse der Energetik geboren wurden, so die Formulierung des 1. Hauptsatzes der Thermodynamik von der Erhaltung der Energie durch Mayer 1842 [22], die mit einer ähnlichen Entdeckung durch Helmholtz 1847 bestätigt wurde [9], 2 Arbeiten übrigens, die zunächst wegen Unwissenschaftlichkeit nicht zur Publikation angenommen wurden.

Die wesentliche Aussage des **1. Hauptsatzes** ist:

Erhaltungssatz der Energie:
– Energie kann weder verloren gehen noch geschaffen werden.
– Die Änderung des Energieinhalts eines Systems setzt sich zusammen aus der ausgetauschten Wärmemenge Q und der verrichteten Arbeit A: $U = Q + A$.

Dann gibt es noch den **2. Hauptsatz**. Seine wesentliche Aussage betrifft die Umwandlungsfähigkeit der Energie:
– Energie kann Umwandlungsfähigkeit verlieren.
– Voraussetzung der Umwandlung von Wärme in Arbeit ist eine Temperaturdifferenz.

Eine wesentliche Markierung in dem stürmischen Entwicklungsprozeß der Ernährungstherapie war der Ansatz Voits und Schürmanns, die Äquivalenz der Stoffe für die Wärmeproduktion, heute würde man sagen für die Energiebereitstellung, zu untersuchen. Da Schürmann 1889 die Arbeiten nicht weiterführen konnte, wurden sie an Rubner übertragen, der dann das isodynamische Gesetz formulierte und als einer der Größten unter einer Reihe von genialen Forschern wie Atwater, Lusk, Benedict und anderen herausragte [25].

Die heutige Forschung ist geprägt durch die Verfügbarkeit ähnlicher Untersuchungsapparate, die im Prinzip von Lavoisier über Liebig bis Voit und Pettenkofer konzipiert worden sind, sich aber heute lediglich durch eine raffiniertere Technologie mit einer präziseren Meßwerterfassung unterscheiden. Die heutigen Untersuchungstechniken sind v. a. deshalb mit einer großen Problematik behaftet, da immer wieder Begriffsverwirrungen zu großen Unsicherheiten führen. Wenn heute in der direkten Kalorimetrie von einer freien Wärmeproduktion gesprochen wird, ist damit etwas grundsätzlich anderes gemeint als der aus der Thermodynamik abgeleitete Begriff der freien Energie [11, 12].

Eine wesentliche Diskrepanz im Verständnis beruht in der Vermischung dieser beiden Ansätze, bei der der in der Thermodynamik eben als sog. gebundene Energie bezeichnete Energieterm, der in isothermen Zuständen, also auch beim Menschen, für die Arbeitsleistung nicht herangezogen werden kann, gleichgesetzt wird mit dem sozusagen als Abfallenergie zu bezeichnenden Wärmeausstoß, der sich aber letzten Endes als metabolische Notwendigkeit für die Warmblütler und damit als eigentliches Ziel des Stoffwechsels und nicht als nutzlose Energiefreisetzung ergibt. Die wesentlichen Mißverständnisse können damit charakterisiert werden, daß zwar aufgrund der Unzerstörbarkeit der Energie die Verbrennungswärmen vom Substrat bis zum CO_2 und H_2O unabhängig von ihrem Stoffwechselweg, wie kompliziert er auch immer sei, den gleichen Enthalpiewert ergeben. Was dabei aber außer acht gelassen wird, ist, daß die Art der Nutzung der Energie, also die als freie Energie einsetzbare Arbeitsleistung, damit nicht beschrieben wird. Um in einer einseitigen Grenzbetrachtung das Problem zu verdeutlichen, kann man den Stoffwechsel so organisieren, daß der gesamte Verbrennungsinhalt der oxidierten Substrate als Wärme freigesetzt wird und damit für die eigentliche Arbeitsleistung im isothermen Bereich nicht verfügbar ist. Auf der anderen Seite ist es aus prinzipiellen Gründen unmöglich, die gesamte Verbrennungswärme im realen Umfeld des Stoffwechsels quantitativ in Arbeit umzusetzen. Diese Gleichsetzung ist nur möglich, wenn die Prozesse in strenger Weise im Sinne der Gleichgewichtsthermodynamik vollkommen reversibel ablaufen. Der reale Organismus ist allerdings ein offenes System, in welchem mit hohen Reibungsverlusten irreversible Prozesse ablaufen, was aber bedeutet, daß diese Prozesse letzten Endes mit den Gesetzen der Gleichgewichtsthermodynamik aus der klassischen Energetik nicht beschrieben werden können. Die mit den beiden wesentlichen Meßtechniken, der direkten und der indirekten Kalorimetrie, durchgeführten Untersuchungen und Studien sind unzählbar. Stellvertretend sollen Übersichtsarbeiten von der Wiener Gruppe für die direkte [27] und von der Lausanner Gruppe für die indirekte Kalorimetrie [11, 12] erwähnt werden.

Energiebereitstellung

Die Grundreaktion der Energiebereitstellung für den Organismus folgt einer sehr einfachen Beziehung:

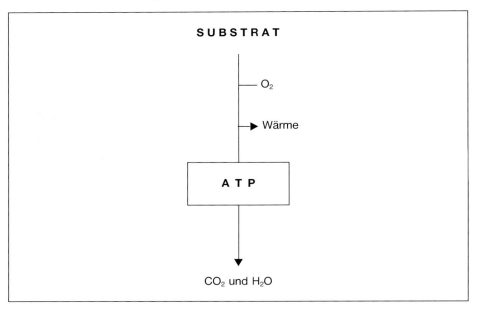

Die Oxidation der Substrate, Kohlenhydrate, Fette und Proteine, unter Einsatz von O_2 führt letzten Endes zu wenigen Folgeprodukten, nämlich dem gewünschten ATP als eigentlicher Universalmünze für die energieverbrauchenden, meist endergonen Prozesse der Synthesen und Funktionen, und zu einer großen Menge von Abfallprodukten, nämlich CO_2, H_2O und NH_3, sowie zu einem nicht konstanten und a priori unbekannten Anteil an Wärmeenergie, die sich, wie mit der direkten Kalorimetrie erfaßt und in der Wärmegleichung formuliert wird, als Summe der konvektiven, konduktiven, radialen, evaporativen und Speicherwärme ergibt [11].

Die Formel für die Wärmeproduktion lautet also:
$\dot{M} = (\dot{R} + \dot{C} + \dot{K} + \dot{E}) + \dot{S}$.
$\dot{M}$ Wärmeproduktion,
$\dot{R}$ Strahlungswärme,
$\dot{C}$ Strömungswärme,
$\dot{K}$ Leitungswärme,
$\dot{E}$ Verdampfungswärme,
$\dot{S}$ Speicherwärme.

Die Energiebereitstellung, wie sie für den Menschen effektiv wird, konkretisiert sich also in der Menge an ATP, welches als wesentliche treibende Kraft für die endergonen Prozesse eingesetzt wird. Die Menge an umgesetztem ATP beträgt 25–35 g/min, das sind 30–50 kg/Tag. Diese Menge, die aus experimentellen Daten resultiert [4], ergibt sich auch aus dem ATP-Äquivalent der in 24 h verbrauchten O_2-Menge von etwa 16 mol unter Ruhebedingungen.

Die gewonnene ATP-Menge dient nicht nur der Kompensationssynthese der dem natürlichen Abbau unterliegenden Substanzen und der Energiebereitstellung für den Ablauf der körperlichen Funktionen, sondern auch der thermodynamisch notwendigen Aufrechterhaltung der makromolekularen Strukturen, die nur unter permanentem Ersatz des natürlichen Abbaus erhalten werden können. Die ständige Notwendigkeit, ATP verfügbar zu haben, die letzten Endes die eigentliche Ursache für die permanent ablaufenden Oxidationsprozesse darstellt, entpuppt sich deshalb als die eigentliche Begründung der Ernährungstherapie, da nur durch eine ständige Zufuhr von Substraten unter einer permanenten Verfügbarkeit von O_2 diese ATP-Synthese bei Erhaltung der körpereigenen Masse möglich ist und die oxidierten Substrate ersetzt werden können.

O_2-Verbrauch

Neben der Notwendigkeit, ständig Substrate, die oxidierbar sind, zuzuführen, zeigt sich, daß die zweite wesentliche Komponente, nämlich die permanente Zufuhr von O_2, von gleichrangiger Bedeutung ist. Während in unzähligen Untersuchungen die Messung des O_2-Verbrauchs dafür herangezogen wurde, die Energiebereitstellung zu quantifizieren [1, 5, 7, 8, 10, 14, 15], die letzten Endes in direktkalorimetrischen Messungen mit der freigesetzten Wärmemenge unter Ruhebedingungen korreliert wurde, zeigt sich heute, daß die eigentliche Zielgröße, die als Kenngröße für die Quantifizierung der Substratversorgung dient, der O_2-Verbrauch selbst ist und nicht die davon abgeleiteten Größen. Wegen der erwähnten Schwierigkeit und Unsicherheit bei der Messung der freien Energie bzw. bei der Unsicherheit, die Kopplung der oxidativen Phosphorylierung zur Abschätzung der tatsächlichen energetischen Ausnutzung zu bestimmen, ist die Umrechnung des O_2-Verbrauchs in Energiegrößen für den praktischen Nutzen und die praktische Anwendung in der Ernährungstherapie irrelevant. Es zeigt sich heute, daß durch die Verfügbarkeit präziser und praktisch einsetzbarer Meßtechniken der O_2-Verbrauch eine hervorragende Kenngröße dafür ist, die quantitativen Substratumsätze in den Oxidationsreaktionen zu messen. Wenn wir als eigentliches Ziel der Ernährungstherapie die Absicht bezeichnen, diejenigen Substratmengen zuzuführen, die in den Oxidationsprozessen umgesetzt werden, also anstreben, die körpereigene Masse konstant zu halten, dann entpuppt sich der O_2-Verbrauch als die präzise Steuergröße für die Quantifizierung der zuzuführenden Substratmengen [2, 3, 5, 6, 26].

Man muß sich vor Augen halten, daß die als Energieumsätze mit Kilokalorien oder Kilojoule pro Zeit berechneten Nährstoffmengen sich auf Umrechnungs-

> Die Gleichung für den O_2-Verbrauch beim Substratumsatz lautet (nach Frayn [4a]):
> $\dot{V} O_2 = 0{,}746\ \dot{g} + 2{,}03\ f + 6{,}04\ \dot{n}$,
> $\dot{g}$ oxidierte Glukose (g/min),
> f oxidiertes Fett (g/min),
> $\dot{n}$ ausgeschiedener Harn-N (g/min).
>
> Die beiden Gleichungen für den Gasaustausch beim Substratumsatz lauten (nach Frayn [4a]):
>
> $\dot{g} = 4{,}55\ \dot{V} CO_2 - 3{,}21\ \dot{V}O_2 - 2{,}87\ \dot{n}$,
> $f = 1{,}67\ \dot{V} O_2 - 1{,}67\ \dot{V} CO_2 - 1{,}92\ \dot{n}$,
> $\dot{g}$ oxidierte Glukose (g/min),
> f oxidiertes Fett (g/min),
> $\dot{n}$ N-Ausscheidung (g/min).

faktoren des O_2-Verbrauchs beziehen, die mit Methoden und an Kollektiven ermittelt wurden, die heute nicht mehr repräsentativ sind. Es muß in Frage gestellt werden, ob es tatsächlich von praktischem Nutzen ist, die eigentliche Meßgröße des O_2-Verbrauchs über komplizierte Verrechnungen und Äquivalenzfaktoren in Energieterme umzurechnen, die letzten Endes weder für die Ernährungstherapie relevant sind, noch eine Information darüber bieten, wie die Qualität der Energienutzung tatsächlich aussieht.

Der O_2-Verbrauch als Kenngröße muß die eigentliche Zielgröße für die Qualität der Versorgung der Oxidationsprozesse darstellen, wenn die zweite Leitschiene in der Beurteilung, nämlich die Quantifizierung der Substratverfügbarkeit und Substratbelieferung, genauso präzise festgelegt ist.

Randbedingungen der Substratzufuhr

Da die Kenngröße des O_2-Verbrauchs letzten Endes eine Information darüber liefert, in welchem Umfang Oxidationsprozesse ablaufen, kann abgeschätzt werden, ob eine Substratzufuhr sinnvoll ist oder nicht. Als Grenzfall betrachtet, kann man davon ausgehen, daß bei Nichtverfügbarkeit von O_2, die aufgrund septischer zellulärer Zusammenbrüche, insuffizienter Transportleistung des Blutsystems sowie aufgrund mangelnder zellulärer Perfusion oder auch aufgrund eines totalen äußeren Mangels eintreten kann, die Substratzufuhr nutzlos wird, weil der wesentliche Reaktionspartner, nämlich O_2, in der Produktion von ATP fehlt. Als erste grundsätzliche Randbedingung der Substratzufuhr entpuppt sich daher die Größe des O_2-Verbrauchs, da sie als einzige Größe dafür bestimmend ist, ob eine Oxidationsreaktion stattfindet oder nicht.

Die zweite Randbedingung der Substratzufuhr ist bei suffizienter O_2-Versorgung der Gewebe sowohl durch Charakterisierung der Biophysik des Reaktionsraums als auch durch den biochemischen Status der Stoffwechselprozesse gegeben, da nur im intakten biophysikalischen Umfeld wie auch bei der notwendigen hormonellen Konstellation ein Substratumsatz im zellulären Raum stattfinden kann.

Zusammenfassend kann man sagen, daß die wesentlichste Randbedingung der Substratzufuhr die suffiziente Oxygenierung der Gewebe darstellt, da bei deren Ausfall Lebensprozesse unmöglich werden. Die unausweichliche Folge beim Aussetzen der oxidativ ablaufenden ATP-Versorgung ist die Auflösung makromolekularer Strukturen und die Beendigung der das Leben charakterisierenden Funktionen.

Bei suffizienter mitochondrialer O_2-Versorgung gewinnt der biophysikalische Zustand des gesamten Reaktionsraums im Organismus, zu dem nicht nur intakte Ionengradienten und Hydratationen, sondern auch die Einhaltung der biophysikalischen Randbedingungen der biochemischen Reaktionen selbst gehören, höchste Priorität. Zentrale Größen dabei sind neben dem pH-Wert die Ionenstärke sowie der Hydratationsgrad und die osmolalen Gesamtkonzentrationen sowie Diffusionseigenschaften der die einzelnen Kompartimente trennenden Membranen.

Das ungeheure Erkenntnismaterial, das seit dem genialen Beginn der exakten Wissenschaften durch Lavoisier in Frankreich angewachsen ist, bedarf einer Evaluierung und Systematisierung, da nur durch eine Verdichtung des Wissens und eine Blockbildung der einzelnen Erkenntnisebenen es heute möglich erscheint, die Relevanz und die Bedeutung einzelner Erkenntnisschritte zu erfassen und sie für die bessere und zielgerechtere Versorgung des Organismus mit den die Energieversorgung garantierenden Substraten und mit O_2 zugrunde zu legen.

Zusammenfassung

Seit der Entdeckung Lavoisiers, daß die biochemischen Prozesse lebender Systeme auf der Oxidation von Substraten mit O_2 beruhen, ist eine umfangreiche theoretische und praktisch orientierte Literatur entstanden, die sich mit dem Problem der Energiebereitstellung in lebenden Systemen beschäftigt.

Die Grundreaktion ist in allen Details aufgeklärt und relativ einfach: Es handelt sich um die mit O_2 stattfindende Oxidation von Substraten zu einfachen Endprodukten, nämlich H_2O, CO_2, NH_3 und ähnlichen einfachen Molekülen, in welchem Vorgang auf verschiedenen Stufen die als chemische Energie in den oxidierten Ausgangsprodukten enthaltene Energie in gekoppelten Reaktionen auf Zwischenprodukte übertragen wird, die ihrerseits geeignet sind, die so verfügbare chemische Energie abhängigen Prozessen zuzuführen. Das Grundprinzip stellt sich somit relativ einfach dar, nämlich daß es sich um Oxidationsprozesse handelt, bei denen insgesamt ein Energieinhalt umgesetzt wird, der sich als chemischer Energieinhalt aus Kalorimeteruntersuchungen in Verbrennungsreaktionen quantifizieren läßt. Bei diesen Messungen wird allerdings eine wesentliche Bedingung eingehalten: In den streng nach außen adiabatischen Prozessen laufen die im Kalorimeter stattfindenden Reaktionen ohne Arbeitsleistung ab und setzen den gesamten Energieinhalt als Verbrennungswärme frei, der an das umgebende Medium Wasser übertragen wird. Die Schwierigkeit bei der Übertragung dieses molaren Energieinhalts auf die biologischen Systeme und deren Bedeutung für die Energieversorgung lebender Zellen liegt im 2. Hauptsatz der Thermodynamik begründet, der zwar erlaubt, daß unter Vermeidung von Energieverlusten durch Arbeit der gesamte Energieinhalt als Wärme meßbar wird, der aber andererseits keineswegs erlaubt, den gesamten Energieinhalt quantitativ in Arbeit zu überführen, weil damit obligat ein Wärmeumsatz verbunden ist.

Aus diesem grundsätzlichen Zusammenhang folgt die Konsequenz, daß letzten Endes die in einer unüberschaubaren Literatur dokumentierten experimentellen Daten über die Energieversorgung biologischer Systeme nicht plausibel interpretiert werden können, da in diesen Arbeiten nur Umrechnungen aus Messungen des O_2-Verbrauchs vorgenommen wurden, es sei denn, daß die Untersuchungen den Energieumsatz anhand der direkten Kalorimetrie quantifizieren. Diese Zahlen müssen aber dergestalt interpretiert werden, daß sie quasi nur die für die Arbeitsleistung des lebenden Systems nicht verfügbare Energie quantifizieren und somit wiederum keinen Ansatz bieten, die Energieversorgung lebender Systeme tatsächlich zu messen. Aus den biochemischen und biophysikalischen Untersuchungen der letzten Jahrzehnte geht hervor, daß als eigentliche Kenngröße der tatsächlichen Energieversorgung biologischer Systeme das ATP gilt, da letzten Endes nur diese Substanz endergone Reaktionen ermöglicht.

Wir müssen uns mit der Tatsache abfinden, daß aus den chemischen Energieinhalten wegen der Beziehungen des 2. Hauptsatzes die im Ablauf offener Systeme irreversiblen Reaktionen zusätzlich kompliziert werden und daher eine Quantifizierung des tatsächlichen Energieversorgungsprozesses der Zellen nicht möglich ist. Einen Ansatz bietet neuerdings die Quantifizierung der bei den Oxidationsreaktionen gekoppelten ATP-Synthese, die aber bisher auf einzelne Organsysteme beschränkt ist.

Wenn diese etwas komplizierten Überlegungen auf die Verhältnisse der Ernährungstherapie übertragen werden, stellt sich das Bild vergleichsweise einfach dar. Es ist sehr viel für die Quantifizierung der Ernährungstherapie dadurch gewonnen, wenn die Substratsubstitution zur Erhaltung der Körpermasse als eigentliche Begründung der Ernährungstherapie angesehen wird. Es ist für die Ernährungstherapie unerheblich, das energetische Problem zu erörtern, da es **für die Substratzufuhr unerheblich** ist, in welchem Ausmaß die tatsächlich oxidierten Substratmengen letzten Endes zu einer ATP-Synthese führten oder nicht. Zusammenfassend kann man präzisieren, daß die Ernährungstherapie sich als Substitutionstherapie versteht zur Versorgung des Körpers mit Substratmengen, die aus dem O_2-Verbrauch berechenbar oxidiert und damit aus der Körpermasse verschwunden sind. Unter diesen Gesichtspunkten entpuppt sich die Messung des O_2-Verbrauchs als letzten Endes führende Größe zur Erfüllung der Kondition, daß die Ernährungstherapie als Substitutionsmaßnahme die wichtigste Bedingung erfüllen soll, nämlich die der Oxidation unterworfenen Substratverluste quantitativ zu ersetzen.

Literatur

1. Adolph M, Eckart J (1982) Messung des Energiebedarfs durch die indirekte Kalorimetrie. Klin Ernähr 7: 1–31
2. Atwater WO, Benedict FG (1905) A respiration calorimeter with appliances for the direct determination of oxygen. Carnegie Institution of Washington, Washington
3. Dixon M (1942) Manometric methods as applied to the measurement of cell respiration and other processes, 2nd edn. Macmillan, New York
4. Flatt JP (1985) Energetic of intermediary metabolism. In: Garrow JS, Halliday D (eds) Substrate and energy metabolism in man. Libbey, London Paris, pp 58–69

4 a. Frayn KN (1983) Calculation of substrate oxidation in vitro from gaseous exchange. J Appl Physiol 55: 628–634

5. Grünert A (1987) Die Energiebereitstellung für die Zellfunktion. In: Ehrenberg H, Ungern-Sternberg A von (Hrsg) Krankengymnastik bei peripheren Gefäßerkrankungen. Pflaum, München, S 19–38
6. Grünert A (1989) Enterale und parenterale Ernährungstherapie. In: Rahn KH, Meyer zum Büschenfelde KH (Hrsg) Arzneimitteltherapie in Klinik und Praxis. Thieme, Stuttgart New York, S 271–286
7. Halmágyi M (1988) Bewertung von Auswerteverfahren indirekt kalorischer Messungen. Klin Ernähr 30: 19–24
8. Harris JA, Benedict FG (1919) A biometric study of basal metabolism in man. Carnegie Institution of Washington, Washington
9. Helmholtz H (1847) Über die Erhaltung der Kraft. (Neudruck 1902 in: Ostwalds Klassiker, Nr. 1, Leipzig)
10. Jeejeebhoy KN (1985) Energy metabolism in critically ill. In: Garrow JS, Halliday D (eds) Substrate and energy metabolism in man. Libbey, London Paris, pp 93–101
11. Jéquier E (1981) Long-term measurement of energy expenditure in man: direct or indirect calorimetry? In: Björntorp P et al. (eds) Recent advances in obesity research III. Libbey, London Paris, p 130
12. Jéquier E (1985) Direct and indirect calorimetry in man. In: Garrow JS, Halliday D (eds) Substrate and energy metabolism in man. Libbey, London Paris, pp 82–92
13. Jungermann K, Möhler H (1980) Biochemie. Springer, Berlin Heidelberg New York
14. Kleiber M (1975) The fire of life – an introduction to animal energetics. Krieger, Huntington New York
15. Kleinberger G, Eckart J (1988) Methodische Fragen zur indirekten Kalorimetrie. Klin Ernähr 30
16. Lang K (1974) Biochemie der Ernährung. Steinkopff, Darmstadt
17. Lavoisier AL, Laplace PS (1780) Mémoires sur la chaleur. Mémoires de l'Académie royale (Oeuvres de Lavoisier, vol I, II. Imprimérie Impériale, Paris 1892)
18. Lehninger AL (1987 Biochemie, 2. Aufl. Verlag Chemie, Weinheim
19. Lehninger AL (1970) Bioenergetik. Thieme, Stuttgart
20. Liebig J (1840) Die organische Chemie in ihrer Anwendung auf Agriculture und Physiologie. Vieweg, Braunschweig
21. Lusk G (1906) The elements of the science of nutrition. Saunders, Philadelphia
22. Mayer JP (1842) Bemerkungen über die Kräfte der unbelebten Natur. Liebigs Ann Chem Pharm 42: 233–240
23. Pettenkofer M von, Voit C (1866) Untersuchungen über den Stoffverbrauch des normalen Menschen. Z Biol 2: 459–573
24. Prigogine J (1979) Vom Sein zum Werden. Zeit und Komplexität in den Naturwissenschaften. Piper, München
25. Rubner MV (1902) Die Gesetze des Energieverbrauches bei der Ernährung. Deuticke, Wien
26. Schmitz JE, Lotz P, Grünert A (1981) Untersuchungen über den Substrat- und Energieumsatz an langzeitbeatmeten Intensivpatienten. Infusionstherapie 2: 61
27. Veitl V, Sigmund A, Tschegg E, Irsigler K (1981) Energy measurement in man with the Vienna whole-body calorimeter. In: Björntorp P et al. (eds) Recent advances in obesity research III. Libbey, London, p 141

28. Voit C (1866) Untersuchungen über die Ausscheidungswege der stickstoffhaltigen Zersetzungs-Produkte aus dem thierischen Organismus. Z Biol 2: 189–243
29. Voit C (1866) Untersuchungen über die Ausscheidungswege der stickstoffhaltigen Zersetzungs-Produkte aus dem thierischen Organismus. Z Biol 2: 6–77
30. Voit C (1866) Über die Verschiedenheiten der Eiweißzersetzung beim Hungern. Z Biol 2: 307–365
31. Wieser W (1986) Bioenergetik. Thieme, Stuttgart New York

Energiebedarf – Indirekte Kalorimetrie

M. Adolph und *J. Eckart*

Das Monitoring des kritisch kranken Intensivpatienten wurde im Laufe der letzten Jahre nicht nur um zahlreiche Parameter erweitert, auch die Erfassung bestimmter Meßgrößen konnte im Zuge der raschen Weiterentwicklung der Mikroelektronik bezüglich Handhabung und Zuverlässigkeit vielfach verbessert werden. In diesem Zusammenhang überrascht es, daß der Erfassung des O_2-Verbrauchs und der CO_2-Produktion, zusammengefaßt zu der Methodik der indirekten Kalorimetrie [1], vergleichsweise weniger Aufmerksamkeit in den Entwicklungslabors der Medizingeräteindustrie geschenkt wurde.

Die Erfassung des O_2-Verbrauchs bei beatmeten oder spontanatmenden Patienten ermöglicht es, den in Abhängigkeit von der Erkrankung und der jeweiligen Krankheitsphase unterschiedlich stark veränderten Energieverbrauch *exakt* ermitteln zu können [2, 11, 13, 19, 22]. Kombiniert man die Meßgröße O_2-Verbrauch mit dem Parameter CO_2-Produktion, so erlaubt der daraus gebildete respiratorische Quotient zumindest eine grobe Abschätzung der vorwiegend oxidativ utilisierten Energieträger. Einen Schritt weiter in Richtung einer genauen Berechnung der Substratoxidation geht unter Einbeziehung der Gesamtstickstoffausscheidung im Urin die Kalkulation des Non-Protein-RQ (Abb. 1). Einschränkend soll allerdings gleich an dieser Stelle festgehalten werden, daß die Berechnung all dieser Stoffwechselgrößen nur unter stabilen Steady-state-Bedingungen zuverlässige und somit interpretierbare Ergebnisse liefert, eine Situation, die bei Intensivpatienten meist nicht anzutreffen sein wird [18, 23, 37].

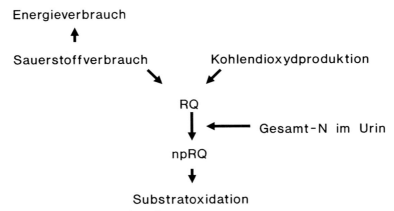

Abb. 1. Parameter der indirekten Kalorimetrie

In vorliegender Arbeit sollen im Rahmen einer Bestandsaufnahme folgende Fragen diskutiert und einer Abklärung nähergebracht werden:
1. Wie hoch ist der Energieverbrauch nach einer Operation bzw. nach einem Trauma oder aber im Rahmen eines septischen Krankheitsprozesses?
2. Gelingt es, diesen Energieverbrauch mit einfachen oder modifizierten Formeln zu berechnen?
3. Erlaubt die indirekte Kalorimetrie eine effizientere Steuerung der enteralen oder parenteralen Ernährung?
4. Welche Systeme für die indirekte Kalorimetrie werden derzeit auf dem Markt kommerziell angeboten, und wie sind diese bezüglich ihrer technischen Ausstattung und Möglichkeiten zu bewerten?

Die Arbeitsgruppe um Mann u. Westenskow [41] ging in ihren Untersuchungen der Frage nach, inwieweit der Energiebedarf postoperativer Patienten mit Hilfe der von Harris u. Benedict [30] angegebenen Formel bzw. unter Einbeziehung des von Rutten et al. [49] angegebenen Korrekturfaktors von 1,75 · BEE („Basal energy expenditure") hinreichend genau eingeschätzt werden kann. Sie führten insgesamt 312 Messungen bei 50 Patienten mit Hilfe der indirekten Kalorimetrie durch, die sich wegen unterschiedlicher Grunderkrankungen, wie beispielsweise entzündlicher Darmerkrankungen, gastrointestinaler Geschwüre, Pankreatitiden etc., abdominalchirurgischen Eingriffen unterziehen mußten, so daß postoperativ die Indikation für eine totale parenterale Ernährung gegeben war. Die Katabolierate dieser Patienten wurde gemäß der Definition von Rutten et al. [49] als gering bis mittel eingestuft.

Die Ernährung wurde ausschließlich mit 25%igen Glukoselösungen durchgeführt, die pro Liter Lösung 5,5 g Stickstoff enthielten. Die Zufuhrrate richtete sich nach der Stickstoffbilanz, den Blutzuckerwerten und den formelmäßig errechneten Energiebedarfszahlen und betrug im Mittel 2499 kcal/Tag.[1]

Die mit Hilfe der Harris-Benedict-Formel errechneten Werte lagen unter Einbeziehung des tatsächlichen, sprich aktuellen Körpergewichts im Mittel bei 1539 kcal/Tag, bezogen auf das sog. Idealgewicht bei 1395 kcal/Tag. Der mittlere, mit Hilfe der indirekten Kalorimetrie gemessene Energieverbrauch betrug demgegenüber 1768 kcal/Tag, d. h. dieser Wert lag 14,9 % bzw. 11 % über den erstgenannten kalkulierten Werten. Zusätzlich verglich die genannte Arbeitsgruppe ihre eigenen gemessenen Werte mit den Angaben von Rutten et al. [49]. Diese Arbeitsgruppe ermittelte aufgrund von Stickstoffbilanzuntersuchungen die Kalorienmenge zur Erzielung einer positiven Stickstoffbilanz bei akut erkrankten Patienten und kam zu dem Ergebnis, daß durch Multiplikation des tabellarisch ermittelten Nüchternumsatzwertes (BEE) eines Patienten mit dem Faktor 1,75 die notwendige Kalorienzufuhr festzusetzen sei. Die mit diesem Faktor ermittelten Energiebedarfszahlen lagen unter Einbeziehung des aktuellen Körpergewichts um 52,3 % und für das sog. Idealgewicht 57,7 % über dem tatsächlich gemessenen Bedarf.

---

[1] 1 kcal = 4,186 kJ.

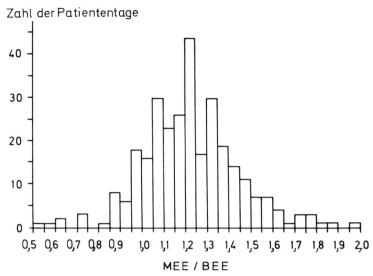

Abb. 2. Das Histogramm gibt die Zahl der Patiententage für definierte Quotienten „gemessener basaler Energieverbrauch" wieder (n = 50). **MEE** „Measured energy expenditure", **BEE** „Basal energy expenditure". (Nach Mann et al. 1985)

Die Arbeitsgruppe zog aus diesen Befunden folgende Schlußfolgerungen:
1. Der mit Hilfe der Harris-Benedict-Formel errechnete basale Energiebedarf (BEE) unterschätzt den tatsächlichen mit Hilfe der indirekten Kalorimetrie ermittelten Energieverbrauch. Ein auf der Grundlage der Messungen angefertigtes Histogramm (Abb. 2), das die Häufigkeitsverteilung des Quotienten zwischen gemessenem und errechnetem Energiebedarf wiedergibt, läßt erkennen, daß der mit dem Faktor 1,16 multiplizierte basale Wert den tatsächlichen Energiebedarf im Mittel am besten wiedergibt.
2. Wurde der mit dem Faktor 1,16 ermittelte Wert als Maß für die parenterale Energiezufuhr gewählt, so konnte in der untersuchten Klientel eine ausgeglichene Stickstoffbilanz erreicht werden. Damit distanzieren sich die Autoren eindeutig von dem von Rutten et al. angegebenen Faktor von 1,75 · BEE, d. h. die notwendige Energiezufuhr kann bei unkomplizierten postoperativen Verläufen niedriger als bisher angenommen gewählt werden.
3. Der klinische Nutzen der Harris-Benedict-Formel wird weiterhin dadurch eingeschränkt, daß das Körpergewicht kritisch kranker Patienten ständigen Veränderungen unterworfen ist. Wie der Vergleich der mit den aktuellen und idealen Körpergewichten errechneten Werte eindeutig vor Augen führt, können nicht unerhebliche Fehleinschätzungen die Folge sein. Darüber hinaus führt der mit einem höheren Lebensalter erfolgende starke Abzug zu einer weiteren Unterschätzung des Energiebedarfs bei kritisch kranken älteren Patienten.

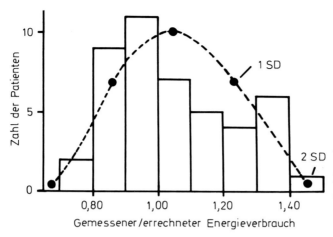

Abb. 3. Verteilung des Quotienten „gemessener: errechneter Energieverbrauch" bei beatmeten Intensivpatienten (n = 45). (Nach Weissmann et al. 1985)

In einer ähnlich angelegten Studie untersuchten Weissmann et al. [56] bei beatmeten Intensivpatienten, die während ihres postoperativen Verlaufs hämodynamisch stabil gehalten werden konnten und nicht komatös waren, den Energiestoffwechsel. Sie versuchten ebenfalls der Frage nachzugehen, inwieweit der Energiebedarf mit der bereits mehrfach erwähnten Harris-Benedict-Formel vorhergesagt werden kann und welche Faktoren maßgeblich den Energiehaushalt beeinflussen.

Die Häufigkeitsverteilung des Quotienten aus gemessenem und errechnetem Energiebedarf läßt eine hohe Schwankungsbreite von −30% bis +40% erkennen (Abb. 3). Gleichzeitig ist aus diesem Histogramm ablesbar, daß etwa die Hälfte der untersuchten Patienten mit ihrem Energiebedarf unterhalb des vorhergesagten Wertes lag. Die Differenz der arithmetischen Mittelwerte zwischen kalorimetrisch gemessenem Energieverbrauch und Formelwert betrug dementsprechend nur +3,8%.

Der Korrelationskoeffizient zwischen gemessenen und Harris-Benedict-Werten war mit $r = 0,57$ sehr schlecht. Ebenfalls nur eine mäßige bzw. keine Korrelation wurde zwischen dem gemessenen Energiebedarf und dem Körpergewicht ($r = 0,35$), dem Alter ($r = 0,11$) und der Körpertemperatur ($r = 0,17$) sowie zwischen dem aktuellen und dem idealen Körpergewicht ($r = 0,11$) ermittelt.

Diese Beobachtungen unterstreichen sowohl unsere eigene Meinung als auch die Ansicht anderer Arbeitsgruppen, daß das Körpergewicht bei Intensivpatienten kaum und wenn, dann allenfalls äußerst kritisch, als Parameter für die rein rechnerische Ermittlung des Energiebedarfs eingesetzt werden kann.

Speziell auf die frühe postoperative Phase nach abdominellen Eingriffen wie Cholezystektomien, Gastrektomien und Rektumresektionen konzentrierten sich Brandi et al. [14]. Der Energieverbrauch der nicht beatmeten, nicht septischen Patienten, den sie indirekt kalorimetrisch unter Anwendung eines Canopysystems ermittelten, stellten sie ebenfalls den nach Harris u. Benedict errechneten Formelwerten gegenüber. Besondere Beachtung verdienen diese Untersuchungen deshalb, weil die Autoren sowohl die gemessenen als auch die errechneten Daten auf die ebenfalls rechnerisch bestimmte „Lean body mass" [31] bezogen. Darüber hinaus verglichen sie die Daten der Patientengruppe mit denen eines Kontrollkollektivs, dessen Probanden keine Zeichen einer Mangelernährung oder eines Gewichtsverlusts innerhalb der letzten 10 Wochen aufwiesen.

In Übereinstimmung mit den bereits vorgestellten Studienergebnissen anderer Arbeitsgruppen stellten auch Brandi et al. fest, daß der gemessene mittlere

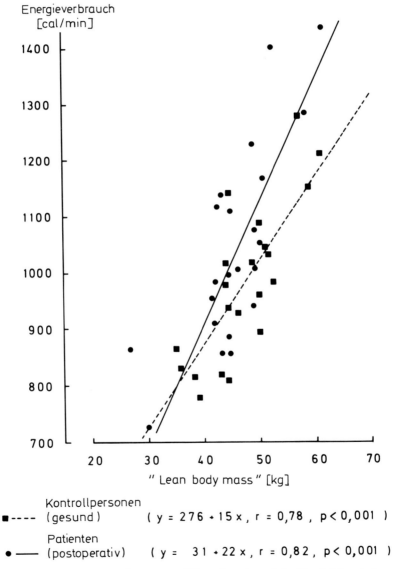

Abb. 4. Verhältnis zwischen „Lean body mass" und Energieverbrauch im Vergleich zwischen postoperativen Patienten und gesunden Kontrollpersonen. (Nach Brandi et al. 1988)

Energiebedarf mit 1516 ± 61 kcal/Tag über dem mittleren Harris-Benedict-Wert mit 1387 ± 49 kcal/Tag lag. Die prozentuale Differenz betrug 9,3 % und war statistisch signifikant. Diese Beobachtung fand auch dann ihre Bestätigung, wenn die Energiewerte entweder auf das aktuelle Körpergewicht (23,5 ± 0,5 vs. 21,7 ± 0,5 kcal/kg KG · Tag) oder auf die „Lean body mass" (LBM; 32,8 ± 0,8 vs. 30,2 ± 0,9 kcal/kg LBM · Tag) bezogen wurden.

Der Vergleich zu der Kontrollgruppe zeigte, daß der Energiebedarf postoperativer Patienten ca. 7,8 % über dem gesunder, nüchterner Probanden lag. Diese Differenz ist nach Ansicht der Autoren ausschließlich durch die Besonderheiten des postoperativen Stoffwechsels bedingt, die durch die Harris-Benedict-Formel nicht wiedergegeben werden können. Diese Befunde werden in Abb. 4 zusammengefaßt, die den Energiebedarf der „Lean body mass" gegenüberstellt. Unter Einbeziehung der „Lean body mass" können geschlechtsspezifische Unterschiede in den Kollektiven bezüglich Körpergewicht und Alter egalisiert werden. Der Vergleich der Regressionsraten läßt klar erkennen, daß der Energieverbrauch im postoperativen Kollektiv über dem des Kontrollkollektivs lag.

Es bleibt nachzutragen, daß sich die „Lean body mass" (LBM) aus der Differenz des Gesamtkörpergewichts abzüglich des Gesamtkörperfettes errechnet. Diese wiederum läßt sich aufgliedern in die „Body cell mass" (BCM), die die stoffwechselaktive Körperzellmasse wiedergibt, und in die „Extracellular mass" (ECM), die stoffwechselinaktiv ist und im wesentlichen Transport- und Unterstützungsaufgaben hat [52].

Nach großen abdominalchirurgischen Eingriffen verglichen van Lanschot et al. [35] den tatsächlichen, bei 20 beatmeten Patienten indirekt kalorimetrisch erfaßten Energieverbrauch [36, 55] mit formelmäßig errechneten Werten. Zu diesem Vergleich wurde ebenfalls die Formel nach Harris u. Benedict [30] herangezogen, die neben der Originalversion (HB: Harris u. Benedict) zusätzlich in einer mit Korrekturfaktoren (HBc: Harris u. Benedict corrected; s. Übersicht) erweiterten Variante zur Anwendung kam. Die Patienten, die ausschließlich total parenteral ernährt wurden, erhielten im Rahmen eines festgelegten Regimes im Mittel 2853 ± 396 kcal/Tag (aCS: „Actual caloric supply"). Sowohl diese Kalorienzufuhr als auch die errechneten Verbrauchswerte wurden zu den kalorimetrisch ermittelten Ergebnissen (CIC: „Continuous indirect calorimetry") in Relation gesetzt. Die folgende Übersicht faßt

Richtlinien für die Bestimmung des Korrekturfaktors (% über Formelwert). (Nach van Lanschot et al. 1987)	
Erhöhte Körpertemperatur (pro °C über 37 °C)	12 %
Schwere Infektion/Sepsis	10–30 %
Ausgedehnte Operationen	10–30 %
Frakturen/Traumata	10–30 %
Verbrennungen	50–150 %
Akute respiratorische Insuffizienz	20 %

> Vergleich zwischen Kaloriensubstitution, nichtkorrigiertem und korrigiertem Harris-Benedict-Wert sowie tatsächlich gemessenem Energieverbrauch (**aCS** „Actual caloric supply"; **HB** Harris u. Benedict; **HBc** Harris u. Benedict corrected; **CIC** „Continuous indirect calorimetry"). (Nach van Lanschot et al. 1987)
>
> 1. aCS 2853 ± 396 (kcal/Tag)
>   HB   1475 ± 184 (kcal/Tag)
>   HBc 2138 ± 383 (kcal/Tag)
>   CIC 2095 ± 378 (kcal/Tag)
>
> 2. ((aCS − CIC)/CIC) · 100 % = 44,4 ± 30 %
>   ((HB − CIC)/CIC) · 100 % = 29,6 ± 10 %
>   ((HBc − CIC)/CIC) · 100 % = 8,9 ± 10 %
>
> 3.
> | | aCS | HB | HBc |
> |----------|-----|----|-----|
> | < 10 % | 3 | 1 | 15 |
> | 10–20 % | 1 | 3 | 3 |
> | 20–30 % | 3 | 5 | 1 |
> | > 30 % | 13 | 11 | 1 |

sowohl die Einzelergebnisse als auch die prozentualen Abweichungen sowie die Häufigkeitsverteilungen zusammen und läßt erkennen, daß sowohl die in dem Ernährungsplan festgelegte Kaloriensubstitution als auch die mit der Harris-Benedict-Formel errechneten Energiebedarfswerte von den kalorimetrisch bestimmten z. T. erheblich differierten. Allein die modifizierte Harris-Benedict-Formel schien unter klinischen Bedingungen zufriedenstellende Resultate zu bieten. Die mittlere Differenz zu den gemessenen Werten lag bei 8,9 %; die Häufigkeitsverteilung zeigte, daß bei 15 von 20 Studienpatienten die fehlerhafte Abweichung von dem tatsächlichen Energieverbrauch weniger als 10 % betrug. Die genannten Autoren faßten ihre Befunde dahingehend zusammen, daß die Anwendung der ursprünglichen, nichtmodifizierten Harris-Benedict-Formel keine besonderen Vorteile gegenüber einem in der Handhabung einfacheren, standardisierten Ernährungsregime erkennen ließ. Sofern die apparative Möglichkeit der indirekten Kalorimetrie zur exakten Erfassung des Energieverbrauchs nicht zur Verfügung steht, empfehlen sie die Anwendung der korrigierten Harris-Benedict-Formel, da diese den tatsächlichen Bedarf am ehesten abschätzen hilft.

Der Energieverbrauch in einer sehr frühen posttraumatischen Phase wurde an 29 polytraumatisierten Patienten im eigenen Arbeitsbereich untersucht. In Übereinstimmung mit den weiter oben diskutierten Arbeitsgruppen interessierte neben der Erfassung des tatsächlichen Verbrauchs insbesondere der Vergleich zu errechneten Werten. Neben der klassischen, bereits mehrfach zitierten Harris-Benedict-Formel [30] kam ein mit verschiedenen Korrekturfaktoren modifizierter Berechnungsansatz zur Anwendung, der von Long et al. [38] beschrieben wurde.

Harris u. Benedict hatten sich bereits um die Jahrhundertwende mit einem für damalige Verhältnisse extrem hohen technischen Aufwand bemüht, den Energieverbrauch gesunder Probanden unter standardisierten Bedingungen mit

Hilfe der direkten Kalorimetrie zu erfassen. Ihr umfangreiches Datenmaterial mündete ein in die Formulierung eines Berechnungsweges, der neben der geschlechtsspezifischen Unterscheidung die Körpergröße, das Körpergewicht und das Alter als anthropometrische Daten nutzte, ohne allerdings die Proportionalität zwischen Körperoberfläche und Grundumsatz zu berücksichtigen (s. hierzu folgende Übersicht).

Berechnung des basalen Energieumsatzes (**BEE**) nach Harris u. Benedict (1919):

BEE (m) = 66 + (13,7 W) + (5 H) − (6,8 A)
BEE (w) = 655 + (9,6 W) + (1,8 H) − (4,7 A)

m Mann
w Frau
W Körpergewicht in kg
H Höhe in cm
A Alter

Long et al. bauten auf dem von Harris u. Benedict angegebenen Berechnungsweg auf und erweiterten deren Formel durch sog. Aktivitäts- und Traumafaktoren mit der Vorstellung, patienten- und krankheitsspezifische Unterschiede und Einflüsse zu erfassen (s. hierzu folgende Übersicht).

Durch die Integration dieser Faktoren soll der Energiemehrbedarf, der sich aus der Frühmobilisation eines Patienten ergibt, ebenso Berücksichtigung finden wie die Schwere eines Traumas oder eines Krankheitsbildes.

Um jeglichen thermogenetischen Einfluß von Energieträgern und Aminosäuren auszuschließen, erhielten die 29 polytraumatisierten Patienten in Anleh-

---

Berechnung des Ruheenergieverbrauchs (**REE**) nach Long et al. (1979):

REE (m) = 66,47 + (13,75 W) + (5   H) − (6,67 A) · AF · TF
REE (w) = 655,1 + (9,56 W) + (1,85 H) − (4,68 A) · AF · TF

m Mann
w Frau
W Körpergewicht in kg
H Höhe in cm
A Alter

AF Aktivitätsfaktor
− bei Bettlägerigkeit: 0,12
− nicht auf Bettlägerigkeit bezogen: 0,13

TF Traumafaktor
− Operation: 1,2
− schwere Verletzung: 1,35
− Sepsis: 1,60
− schwere Verbrennung: 2,10

nung an Empfehlungen der amerikanischen Arbeitsgruppe von Askanazi et al. [8] während der 24stündigen Meßperiode ausschließlich Elektrolyt- und niederprozentige Kohlenhydratlösungen. Die Patienten, die in dieser frühen posttraumatischen Phase ausnahmslos beatmet wurden, waren nicht relaxiert, erhielten allerdings in Abhängigkeit von den individuellen Bedürfnissen Sedativa und Analgetika. Unter den Bedingungen einer modernen intensivtherapeutischen Pflege und Behandlung konnte in diesem Kollektiv ein mittlerer Ruheenergieumsatz von 2,146 ± 280 kcal/Tag gemessen werden. Unter Heranziehung der anthropometrischen Daten, die in der folgenden Übersicht zusammengefaßt sind, ergab sich bei Anwendung der Harris-Benedict-Formel ein Kollektivmittelwert von 1 748 ± 194 kcal/Tag, ein Ergebnis, welches 18,5 % unter dem indirekt kalorimetrisch gemessenen Energieverbrauch lag. Im Gegensatz dazu überschätzte die Long-Formel mit 2 873 ± 306 kcal/Tag den gemessenen Mittelwert um beachtliche 33,9 %. Entsprechend der unmittelbaren posttraumatischen Phase wurde für die Beurteilung der Aktivität der Multiplikator 1,2 verwendet, die Schwere des Traumas fand mit dem Faktor 1,35 Berücksichtigung.

Studie zum Vergleich zwischen errechneten und gemessenen Energieumsätzen:

Anthropometrische Daten:

Patientenzahl:	29 polytraumatisierte Patienten (24 Männer, 5 Frauen)
Alter:	27,4 ± 12,5 Jahre
Körpergröße:	1,74 ± 0,07 m
Körpergewicht:	74,7 ± 9,5 kg
Körperoberfläche:	1,89 ± 0,15 m^2

Mittelwertbildungen verschleiern in der Regel das Verhalten des einzelnen Falles, eine Beobachtung, die auch in vorliegender Vergleichsstudie ihre Bestätigung fand. Aus diesem Grunde wurde bewußt der Versuch unternommen, mit Hilfe verschiedener graphischer Darstellungsverfahren die aus den Daten ableitbaren Schlußfolgerungen und Interpretationen umfassend zu präsentieren.

In Abb. 5 wurde der über den O_2-Verbrauch gemessene Tagesenergiebedarf als 100 %-Referenzmarke gesetzt, wobei die schraffierte Fläche einen Toleranzbereich von 90 – 110 % signalisiert. Die für die Harris-Benedict- und Long-Formel getrennt aufgetragenen Einzelergebnisse lassen rasch erkennen, daß die Vorhersagegenauigkeit dieser Formeln für den Einzelfall sehr schlecht ausfällt. Weichen schon die Mittelwerte der Kalkulationsgruppen nicht unerheblich von dem Referenzwert ab, so kann die fehlerhafte Differenz, d. h. Unter- oder Überschätzung des tatsächlichen Energieverbrauchs, für das Individuum beträchtlich höher ausfallen.

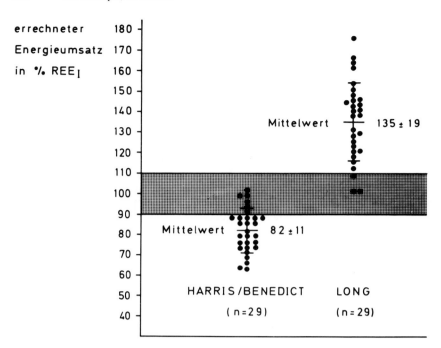

Abb. 5. Prozentuale Abweichung des errechneten von den initial gemessenen Energieumsätzen

In Abb. 6 und 7 werden die genannten Formeln getrennt begutachtet. In dem x-y-Koordinatensystem repräsentiert jeder einzelne Punkt den direkten Vergleich zwischen Formel- und echtem Meßwert. Diesem Graphiktyp liegt die Hypothese zugrunde, daß bei exakter Vorhersagegenauigkeit einer Formel die Punkte auf der Winkelhalbierenden des Quadranten liegen müßten. Die eingetragenen gestrichelten Linien geben definierte Abweichungen von dieser Sollgeraden wieder. In Übereinstimmung mit Abb. 5 ist zu erkennen, daß die Harris-Benedict-Formel den tatsächlichen Energieverbrauch unterschätzt (Abb. 6), die Long-Formel z. T. erheblich überschätzt (Abb. 7). Da in beiden Fällen sowohl die Regressionsgeraden nicht durch den Nullpunkt des Koordinatensystems verlaufen als auch die errechneten Korrelationskoeffizienten statistisch nicht signifikant sind, ist eine denkbare rechnerische Korrektur der diskutierten Formeln völlig ausgeschlossen. Im direkten Vergleich zwischen den beiden Berechnungsvarianten fällt auf, daß die Irrtumswahrscheinlichkeit der moderneren Long-Formel höher ist als die des klassischen Vorschlags von Harris u. Benedict. Das Versagen der beiden diskutierten Formeln ist am ehesten darauf zurückzuführen, daß sie individuelle Besonderheiten des

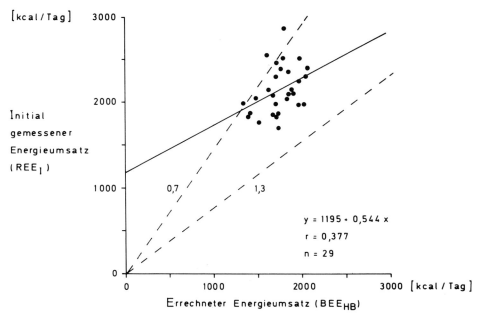

Abb. 6. Vergleich zwischen initial gemessenem (**REE₁**) und nach Harris u. Benedict errechnetem (**BEE_HB**) Energieumsatz (--BEE_HB/REE₁; n = 29 polytraumatisierte Patienten)

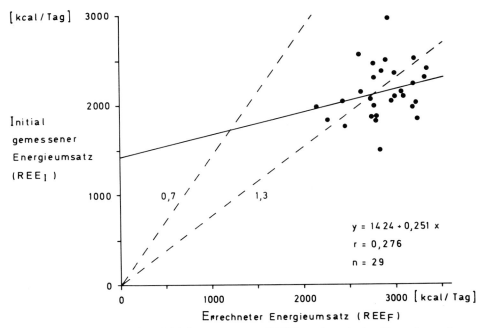

Abb. 7. Vergleich zwischen initial gemessenem (**REE₁**) und nach der Formel von Long errechnetem (**REE_F**) Energieumsatz (-- REE_F/REE₁; n = 29 polytraumatisierte Patienten)

Patienten bzw. Einflüsse der Grunderkrankung, der Krankheitsphase, des Allgemein- und Ernährungszustands, des daraus resultierenden Energiebedarfs sowie des aktuell gewählten Ernährungsregimes völlig unberücksichtigt lassen.

Den Kalorienbedarf schwerkranker septischer Patienten versuchten Shizgal et al. [52] mit einem besonders hohen technischen Aufwand zu bestimmen. Unter Einsatz der Mehrfachisotopenverdünnungstechnik wurde die Körperzusammensetzung („Body composition") vor und in 2wöchigen Abständen während einer totalen parenteralen Ernährung bei 86 septischen und 67 nichtseptischen mangelernährten Patienten mehrfach bestimmt. Im Rahmen der parenteralen Ernährung erhielten die Patienten Infusionslösungen, die 25 % Glukose und 2,75 % Aminosäuren pro Liter enthielten. 10%ige Fettemulsionen wurden 3mal pro Woche lediglich zur Vermeidung eines Mangels an essentiellen Fettsäuren parenteral verabfolgt.

Während sich die Körperzusammensetzung bei den nichtseptischen Patienten, die 51,9 ± 1,5 kcal/kg KG · Tag erhielten, signifikant verbesserte, konnte sie bei den septischen Patienten, die 46,8 ± 1,1 kcal/kg KG · Tag verabreicht bekamen, nur in dem ursprünglichen Maße aufrechterhalten werden.

Die Mehrfachisotopenverdünnungstechnik erlaubt natürlich eine sehr viel detailliertere Betrachtung der Körperzusammensetzung. Dabei richtet sich das Hauptaugenmerk auf die am Stoffwechsel aktiv beteiligte „Body cell mass", deren Erhaltung bzw. Wiederaufbau das erklärte Ziel jeglicher Ernährungstherapie insbesondere während kritischer Krankheitsphasen sein muß.

Den Einfluß der Kalorienzufuhr auf die Wiederherstellung der durch Mangelernährung unterversorgten „Body cell mass" bestimmten die Autoren durch Korrelationen, indem sie sich der mehrfach linearen Regression bedienten. Die für die einzelnen Gruppen erhobenen Befunde sind in Abb. 8 zusammengefaßt und lassen erkennen, daß bei zunächst mangelernährten Patienten allein für die Aufrechterhaltung der „Body cell mass" bei nichtseptischen Patienten mindestens eine Kalorienzufuhr von 35,1 kcal/kg KG · Tag notwendig war. Dieser Wert ist in der septischen Klientel um etwas mehr als 40 % auf 50,7 kcal/kg KG · Tag gesteigert [27, 28]. Die Korrelationsgeraden demonstrieren gleichzeitig, daß im Falle eines gewünschten Wiederauffüllens der „Body cell mass" teilweise ein Vielfaches der ebengenannten Energiezufuhrraten notwendig ist.

In die gezeigte Graphik ist zugleich eine Regressionsgerade, ermittelt aus den Literaturangaben der Arbeitsgruppe von Elwyn et al. [24], aufgenommen, die ebenfalls mangelernährte Patienten untersucht haben. Obwohl die Geraden im optischen Vergleich zunächst nicht zusammenfallen, lassen die ihnen zugrundeliegenden Gleichungen eine identische Zunahme der „Body cell mass" bei annähernd gleichen Energiezufuhrraten erwarten.

Während in der Literatur zahlreiche Angaben zu der Höhe des Energieverbrauchs in Abhängigkeit von der Grunderkrankung sowie kritische Vergleiche zwischen gemessenem und rechnerisch abgeschätztem Energieverbrauch mitgeteilt wurden, sind verhältnismäßig wenig Studien bekannt, die sich intensiv mit der Frage auseinandersetzen, inwieweit die Parameter der indirekten

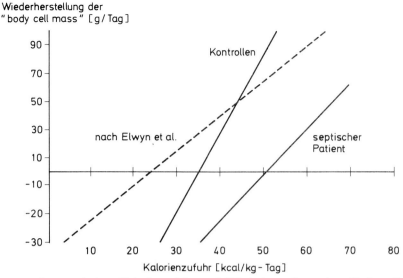

Abb. 8. Zusammenhang zwischen Kalorienzufuhr und Wiederherstellung der „Body cell mass" bei mäßig mangelernährten, nichtseptischen sowie septischen Patienten. Zum Vergleich wurden die Ergebnisse von Elwyn et al. (1979) in die Graphik eingetragen. (Nach Shizgal et al. 1988)

Kalorimetrie geeignete Steuergrößen für eine parenterale oder enterale Ernährung darstellen.

Dieser Fragestellung gingen u.a. Rhodes et al. [48] nach, die in einer prospektiv randomisierten Studie versuchten, die notwendige parenterale Energiesubstitution mit Hilfe der indirekten Kalorimetrie zu steuern.

Nach mittelgroßen bis großen abdominalchirurgischen Eingriffen wurden 20 Patienten über einen unterschiedlich langen Zeitraum entweder mit einem standardisierten gleichbleibenden Energie- und Stickstoffangebot parenteral versorgt oder aber die Energiezufuhr orientierte sich an dem jeweils am Vortag gemessenen Energieverbrauch unter Beibehaltung eines konstanten Kalorien-Stickstoff-Verhältnisses von 167:1. Bei diesem Vergleich zwischen einheitlich vorgegebenem und individuell gesteuertem Ernährungsprogramm interessierte die Autoren, inwieweit es zu einer unterschiedlichen Beeinflussung des Gesamt-O_2-Verbrauchs, des respiratorischen Quotienten, der Stickstoffbilanz sowie des „Total body fat" und der „Lean body mass" kommen kann.

Die Ergebnisse sind in Tabelle 1 zusammengetragen und lassen erkennen, daß in dem standardisierten Programm einer konstanten Energiezufuhr von 2600 kcal/Tag ein mittlerer Verbrauch von 2308 kcal/Tag gegenüberstand. Diese Differenz fiel in dem gesteuerten Regime mit 2131 kcal/Tag mittlerer Zufuhr und 2234 kcal/Tag mittlerem Verbrauch etwas geringer aus. Der Anstieg der respiratorischen Quotienten vor und während der Ernährung war mit 0,07 in dem festgelegten Regime etwas größer als in dem variablen mit 0,04. Die Veränderungen bezüglich „Total body fat" und „Lean body mass" verliefen gleichsinnig und zeigten keine nennenswerten Unterschiede zwischen den

Tabelle 1. Verhalten des Energieverbrauchs, des respiratorischen Quotienten (**RQ**), der Stickstoffbilanz und einiger Körperkompartimente unter parenteraler Ernährung bei Patienten nach abdominalchirurgischen Eingriffen ($\overline{X} \pm SD$). (Nach Rhodes et al. 1985)

	Standardregime (n = 10)	Gesteuertes Regime (n = 10)
Kalorienzufuhr	2600 kcal/Tag	2131 ± 230 kcal/Tag
Gesamter Energieverbrauch	2308 ± 555 kcal/Tag	2234 ± 252 kcal/Tag
RQ vor Ernährung	0,83 ± 0,15	0,86 ± 0,11
RQ während Ernährung	0,90 ± 0,10	0,90 ± 0,09
Stickstoffzufuhr	15,55 g/Tag	12,70 ± 1,39 g/Tag
Stickstoffbilanz	+ 3,50 ± 2,23 g/Tag	+ 1,71 ± 1,97 g/Tag
Veränderung des „Total body fat"	− 0,02 ± 0,20 kg/Tag	− 0,02 ± 0,14 kg/Tag
Veränderung der „Lean body mass"	− 0,05 ± 0,32 kg/Tag	− 0,04 ± 0,35 kg/Tag

beiden Ernährungskollektiven. Obwohl die Stickstoffbilanzen in dem einheitlichen Programm bei insgesamt höherer Stickstoffzufuhr (15,55 g N/Tag) positiver ausfielen (3,50 g N/Tag) als in dem variablen Programm (Zufuhr: 12,70 g N/Tag; Bilanz: + 1,71 g N/Tag), fiel auf, daß bei ersterem zwischen Energie- und Stickstoffzufuhr überhaupt keine Korrelation bestand, während in dem geregelten Regime N-Zufuhr und N-Bilanz schwach positiv miteinander korrelierten (r = 0,59), d. h. Patienten mit höherer N-Zufuhr eine bessere N-Bilanz aufwiesen.

Die genannte Autorengruppe zog aus ihren Daten die Schlußfolgerung, daß die mit Hilfe der indirekten Kalorimetrie gesteuerte Energiezufuhr keine besonderen Vorteile gegenüber einem standardisierten Ernährungsregime bietet. Vielmehr stellten sie fest, daß im postoperativen Verlauf nach abdominalchirurgischen Eingriffen eine mittlere Energiezufuhr von 2600 kcal/Tag adäquat ist, um einerseits die metabolischen Bedürfnisse zu decken und andererseits Nebenwirkungen einer einseitigen und überhöhten Kohlenhydratzufuhr zu vermeiden. Darüber hinaus warnt die Arbeitsgruppe trotz einer fehlenden Korrelation zwischen Energie- und Stickstoffzufuhr vor einer übermäßigen Steigerung des Kalorienangebots, da aufgrund der eigenen Ergebnisse und in Übereinstimmung mit den Befunden anderer Untersucher [39] kaum eine wesentliche Verbesserung der Stickstoffbilanzen zu erwarten ist.

Singer et al. [53] demonstrieren in einer klinischen Studie an 52 Intensivpatienten besonders eindrücklich Probleme und Schwierigkeiten bei der Vorausberechnung bzw. Steuerung des vermeintlichen Energiebedarfs. Bei 3 Patienten war der Hirntod bereits eingetreten. 17 Patienten erhielten im Verlauf der O_2-Verbrauchsmessung lediglich 5%ige Kohlenhydratlösungen, während weitere 32 Patienten adäquat enteral oder parenteral ernährt wurden. Der indirekt kalorimetrisch gemessene Energieverbrauch lag bei den Patienten mit festgestelltem Hirntod etwa 50% unter dem nach Harris u. Benedict errechneten Formelwert. Demgegenüber lag das mit 5%iger Kohlenhydratlösung versorgte Patientenkollektiv im Mittel 14% und die künstlich ernährten Patienten 23% über den basalen Harris-Benedict-Angaben (Tabelle 2). Nach Ansicht der

Tabelle 2. Vergleich zwischen gemessenen und mit Hilfe der Harris-Benedict-Formel errechneten Energieverbrauchswerten bei 52 kritisch kranken Patienten ($\overline{X} \pm$ SEM); **REE** „Resting energy expenditure". (Nach Singer et al. 1989)

	Hirntod (n = 3) [kcal/Tag]	5% Glukose (n = 17) [kcal/Tag]	Adäquate Ernährung (n = 32) [kcal/Tag]
Energiezufuhr	750 ± 650	429 ± 131	1945 ± 568
REE gemessen	955 ± 92	1647 ± 421	1844 ± 468
REE berechnet	1650 ± 247	1462 ± 247	1504 ± 242
Differenz zwischen gemessenen und berechneten Werten	–695 ± 154	185 ± 393	340 ± 423

Autoren ist der zwischen niederprozentiger Kohlenhydratlösung und vollständiger Ernährung zu ermittelnde Energiemehrverbrauch, bedingt durch die im Rahmen der Verstoffwechselung der zugeführten Energieträger und Baustoffe ausgelöste Thermogenese, ein Betrag, der bei Berechnung der Kalorienzufuhr Berücksichtigung finden sollte. Obwohl der durchschnittliche APACHE-Score von 15,5 das ausgewählte Patientenkollektiv als besonders kritisch krank charakterisierte, lag der gemessene Energieverbrauch nur ca. 340 kcal/Tag oder 4,8 kcal/kg · Tag über dem jeweiligen Harris-Benedict-Wert. Die genannten Autoren verwendeten im Rahmen ihrer Vergleichsstudie die eben genannten beiden Zahlen mit der Zielvorstellung, die Harris-Benedict-Formel damit derart zu korrigieren, daß sie dem tatsächlichen Energiebedarf möglichst nahekommt. In einem zweiten Schritt versuchten sie, ähnlich wie andere bereits genannte Arbeitsgruppen, die Harris-Benedict-Formel mit Hilfe von Streßfaktoren zu modifizieren, in einem dritten Schritt wendeten sie in einem festgeschriebenen Ernährungsregime Kalorienzufuhrraten an, die sich klinisch als sinnvoll herauskristallisiert hatten. Die Abweichungen der mit mehr oder weniger hohem Aufwand gerechneten Formelwerte sowie der standardisierten

Tabelle 3. Prozentuale Abweichung unterschiedlicher Harris-Benedict-Korrekturverfahren sowie standardisierter Kalorienzufuhrraten vom tatsächlichen Energieverbrauch (die Daten wurden bei 32 kritisch kranken Patienten während parenteraler Ernährung erhoben. (Nach Singer et al. 1989)

Verfahren	Mittlerer Fehler, bezogen auf den gemessenen Wert [%]
1 Addition eines individuell geschätzten Streßfaktors zu dem jeweils berechneten Wert	18
2 Addition von 340 kcal/Tag zu dem individuell berechneten Wert	19
3 Addition von 4,8 kcal/kg KG · Tag zu dem individuell berechneten Wert	16
4 Annahme eines Wertes von 1839 kcal/Tag für alle Patienten	18
5 Annahme eines Wertes von 25,5 kcal/kg KG · Tag für alle Patienten	19

Ernährungsregime vom tatsächlich gemessenen Energieverbrauch sind in Tabelle 3 zusammengefaßt und lassen mit einem Blick erkennen, daß ohne Ausnahme die prozentualen Fehler zwischen 16 und 19 % betrugen.

Die Autoren folgern aus diesen Ergebnissen, daß der Energieverbrauch kritisch kranker Patienten auch unter Inkaufnahme sehr komplexer Korrekturen kaum exakt vorausberechnet werden kann. Vielmehr empfehlen sie eine aus Erfahrungswerten resultierende, an die klinischen Bedürfnisse adaptierte Kaloriensubstitution, die, integriert in ein Standardregime, keine schlechteren Resultate erzielt als eine mit komplexen Formelwerken nur scheinbar optimierte Energiezufuhr. Als ideal unterstreichen sie die Vorstellung, den Energieverbrauch kritisch kranker Patienten mit der indirekten Kalorimetrie zu erfassen, insbesondere dann, wenn aufgrund des Krankheitsverlaufs hypermetabole Phasen zu erwarten sind.

Da nicht nur der Höhe der Gesamtkalorienzufuhr, sondern auch der Zusammensetzung der parenteral oder enteral verabreichten Energieträger eine besondere Bedeutung zukommt, gilt es die Frage zu beantworten, inwieweit O_2-Verbrauch, CO_2-Produktion und respiratorischer Quotient geeignet sind, das zu verabreichende Verhältnis der Kohlenhydrat- und Fettmengen zu optimieren [22]. Gelingt es mit Hilfe der indirekten Kalorimetrie ein künstliches Ernährungsregime derart zu verbessern, daß sowohl die Energiezufuhr bedarfsgerecht erfolgt als auch das Verhältnis von Kohlenhydraten und Fetten so gesteuert wird, daß mögliche Nebenwirkungen einer einseitigen und zu hohen Substitution vermieden und die Vorteile der einzelnen Energieträger sinnvoll genutzt werden können?

Unter diesem besonderen Aspekt gingen Aprili et al. [7] der Frage nach, ob in einem Kollektiv chirurgischer Intensivpatienten durch Applikation eines indirekt kalorimetrisch gesteuerten Ernährungsregimes die Entwicklung einer Fettleber verhindert werden kann. Sie bezogen 21 Patienten in diese Studie mit ein, die 2 Wochen unmittelbar posttraumatisch oder bei Wahleingriffen prä- und postoperativ vollständig parenteral ernährt wurden. Bei der Steuerung der Ernährung wurde angestrebt, die täglich zugeführte Gesamtkalorienzahl, d. h. die Summe der zugeführten Glukose- und Lipidmengen, möglichst optimal an den tatsächlichen, indirekt kalorimetrisch bestimmten Verbrauch anzupassen. Dabei durfte die tägliche Glukosezufuhr – trotz kalorimetrisch evtl. niedriger liegendem Verbrauch – nie kleiner als mindestens 150 g/Tag eingestellt werden.

Zweite und dominierende Steuergröße war der respiratorische Quotient, der stets unter 1,0 – wenn möglich bei 0,9 – gehalten werden sollte, um eine Liponeogenese auszuschließen. Unter Beachtung der beiden genannten Steuerkriterien betrug die durchschnittliche Glukosezufuhr 200–250 g/Tag und die mittlere Fettapplikation 100–120 g/Tag. Die Aminosäurensubstitution richtete sich nach der Glukosedosierung (70 g Aminosäuren pro 240 g Glukose in 1 l Lösung).

Die Meßergebnisse der indirekten Kalorimetrie sind in Abb. 9–11 zusammengefaßt und lassen folgende, für einen postoperativen bzw. posttraumatischen Verlauf charakteristische Veränderungen erkennen: Der Energieverbrauch (Abb. 9) steigt ab dem 2. Tag kontinuierlich an, um ab dem 4. Tag bis

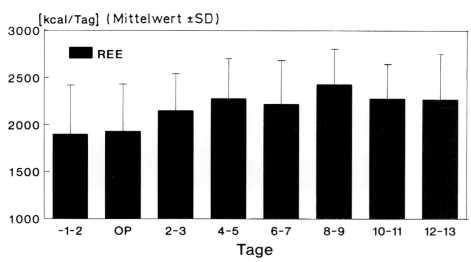

Abb. 9. Verhalten des Energieverbrauchs während indirekt kalorimetrisch gesteuerter totaler parenteraler Ernährung. (Nach Aprili et al. 1987)

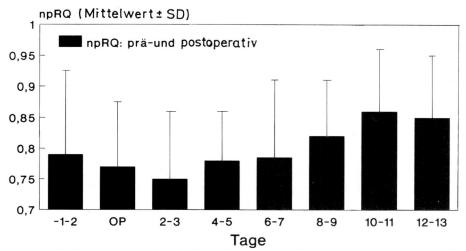

Abb. 10. Verhalten des Non-Protein-RQ während indirekt kalorimetrisch gesteuerter totaler parenteraler Ernährung. (Nach Aprili et al. 1987)

zum Ende der 2wöchigen Beobachtungsperiode einen nahezu gleichbleibenden Wert von durchschnittlich 2 350 kcal/Tag einzunehmen. Der Non-Protein-RQ (Abb. 10) fällt unmittelbar nach dem Trauma zunächst ab, liegt zwischen dem 4. und 8. Tag unter 0,8, um anschließend anzusteigen, bleibt dabei aber im Mittel stets unter Werten von 0,9. Aus den Non-Protein-RQ-Werten lassen sich die prozentual verbrannten Kohlenhydrat- und Fettmengen berechnen, deren

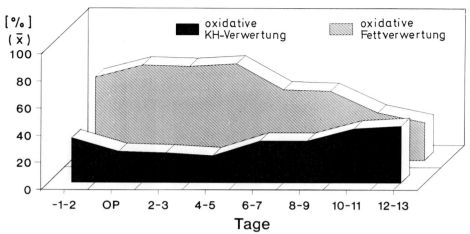

Abb. 11. Oxidative Fett- und Kohlenhydratverwertung während indirekt kalorimetrisch gesteuerter totaler parenteraler Ernährung. (Nach Aprili et al. 1987)

Ergebnisse in Abb. 11 graphisch dargestellt sind. Typisch für den Postaggressionsstoffwechsel ist unmittelbar nach dem Trauma der oxidative Glukoseumsatz erniedrigt und die Fettverbrennung signifikant gesteigert. Diese Situation beginnt sich ab dem 5. posttraumatischen bzw. postoperativen Tag zu normalisieren, d. h. bei fallender Gesamtfettverbrennung steigt der oxidative Glukoseumsatz, um am Ende der Beobachtungsperiode höher zu liegen als die oxidative Fettverwertung.

Zur Beurteilung des Gewebefettgehalts wurden computertomographische Schnittbilder von Leber und Milz bei allen nicht notfallmäßig operierten Patienten vor Beginn, bei allen anderen Patienten erst am Ende jeder Meßperiode aufgenommen. Aus homogenen Leber- und Milzbereichen wurden sog. „Regions of interest" herausgegriffen, innerhalb derer die Densitometrie durchgeführt wurde [46, 50]. Die dabei ermittelten „Hounsfield-Units" lagen am Ende der Beobachtungsperiode in der Leber im Mittel bei 57,0 ± 5 und in der Milz bei 46,6 ± 5. Nach Ansicht der Autoren belegen sowohl die Absolutwerte als auch der Organvergleich eindeutig, daß am Ende der 2wöchigen Ernährungsphase eine Zunahme des Fettgehalts in der Leber nicht nachweisbar war.

Das gleichzeitig mitgeführte Laborscreening zeigte für die Lebertransaminasen sowie für die γGT und die alkalische Phosphatase keine Erhöhungen, die signifikant oberhalb der oberen Normgrenze lagen.

Zusammenfassend kann festgehalten werden, daß anhand von Computertomographie und laborchemischen Untersuchungen nach 2wöchiger totaler parenteraler Ernährung kein Hinweis auf eine Fettleberbildung gefunden wurde.

Die Arbeitsgruppe um Aprili zog daraus die Schlußfolgerung, daß die kalorimetrisch gesteuerte individuelle substratorientierte Ernährungsführung für den leberschonenden Effekt verantwortlich sein könnte.

Tabelle 4. Gerätesysteme für die indirekte Kalorimetrie

	O_2	CO_2	Respiratorischer Quotient	Flow
Deltatrac[a]	Paramagnetisch	Infrarot	Berechnet	Dilution
MMC Horizon[b]	Polarographisch	Infrarot	Berechnet	Turbine
Metabolic Computer[c]	Galvanisch	(Infrarot)[e]	(Berechnet)	Venturi
Kaloximet[d]	Geschlossenes System	–	–	–

a Fa. Datex/Helsinki
b Fa. Sensormedics/Anaheim
c Fa. Engström/Stockholm
d Fa. Icor/Kopenhagen
e Zusatzgerät: Eliza (Fa. Engström)

Wie eingangs bereits erwähnt wurde, ist die Zahl der auf dem Markt befindlichen Kalorimetriesysteme verhältnismäßig gering. Tabelle 4 faßt die 4 kommerziell verfügbaren Geräte zusammen, die im folgenden bezüglich ihrer technischen Ausstattung, Funktions- und Arbeitsweise kurz skizziert werden sollen, um abschließend kritisch verglichen und bewertet werden zu können.

Die in Tabelle 4 erstgenannten Geräte, die „Deltatrac" (Fa. Datex, Helsinki, Finnland), das „MMC Horizon" (Fa. Sensormedics, Anaheim, Kalifornien) und der „Metabolic Computer" (Fa. Engström, Stockholm, Schweden), zeigen insofern Ähnlichkeiten, als sie gemeinsam die Mischkammertechnologie nutzen. Das Prinzip des geschlossenen Systems mit CO_2-Absorber ist die zugrundeliegende Konstruktionsidee des „Kaloximet" (Fa. Icor, Kopenhagen, Dänemark). Da dieses Gerät von den 3 erstgenannten deutliche Unterscheidungsmerkmale aufweist, soll es an dieser Stelle zunächst besprochen werden.

Das „Kaloximet", eine moderne Weiterentwicklung der Spirometerglocke, ist sowohl bei spontanatmenden als auch bei beatmeten Patienten einsetzbar [3, 40, 47]. Im Zyklus der Patientenatmung bewegt sich der Faltenbalg in einem dichten Druckgehäuse kontinuierlich auf und ab. Da das gesamte von dem Patienten produzierte CO_2 durch einen Absorber entfernt wird, reduziert sich, bedingt durch die O_2-Aufnahme des Patienten, allmählich das Gasvolumen in dem geschlossenen Kreislauf, d. h. der Umkehrpunkt des Balgbodens bewegt sich langsam nach oben. Ein in den Boden des Druckgehäuses integrierter Ultraschallsensor beobachtet die Veränderungen der Balgposition und liefert somit Signale für kalibrierte O_2-Pulse, die dem Kreissystem solange zugeführt werden, bis die Ausgangsposition des Balges wieder erreicht ist. Die Zahl der definierten O_2-Pulse ist ein unmittelbares Maß für die Meßgröße O_2-Verbrauch. Im Betriebsmodus „Beatmung" bleibt das Kreissystem in seiner Funktionsweise erhalten, d. h. der angeschlossene Ventilator bewegt den Faltenbalg passiv im Sinne eines „Bag-in-bottle-Systems" (Abb. 12). Im klinischen Einsatz zeigt dieses „Stand-alone-Gerät" bei kontrollierter oder assistierter Beatmung zufrie-

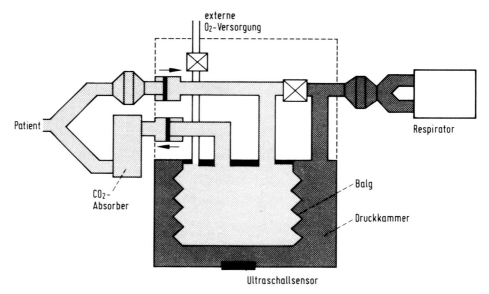

Abb. 12. Funktionsprinzip des „Kaloximet" (Fa. Icor, Kopenhagen, Dänemark)

denstellende Resultate; aufgrund der Eigenträgheit des Systems ergeben sich allerdings erhebliche Probleme bei allen Spontanatmungsformen wie „IMV", „CPAP" oder „Pressure support". Dies kann dadurch erklärt werden, daß die Atemexkursionen des Patienten nicht sensibel genug in Richtung Ventilator fortgeleitet werden. Weitere Einschränkungen erfährt das System durch die begrenzte Zeit des maximal möglichen Meßintervalls, das durch die Kapazität des CO_2-Absorbers festgelegt wird, sowie die fehlende Möglichkeit zur Erfassung der CO_2-Abgabe.

Der Engström Metabolic Computer (EMC) wurde als integrierter Baustein des Ventilators „Erica" (Fa. Engström, Stockholm, Schweden) konzipiert (Abb. 13), d. h. eine „Stand-alone-Anwendung" in Kombination mit anderen Beatmungs- oder Canopysystemen ist ausgeschlossen. Die inspiratorischen und gemischtexspiratorischen O_2-Konzentrationen mißt eine nach dem galvanischen Prinzip arbeitende Brennstoffzelle. Eine Erfassung der CO_2-Konzentration ist im EMC nicht vorgesehen, vielmehr wird hierfür ein weiteres Zusatzgerät benötigt, dessen Arbeitsweise auf der Infrarotabsorptionsmessung beruht (Eliza, Fa. Engström, Stockholm). Die Gasproben werden den inspiratorischen und exspiratorischen Mischkammern entnommen und über sog. „Aridus-Schläuche" den Gasmeßkammern zugeführt. Das speziell entwickelte Schlauchmaterial ermöglicht eine automatische Äquilibrierung von Temperatur und Feuchtigkeit mit der umgebenden Raumluft. Das für die Weiterverrechnung notwendige Flowsignal wird in dem Ventilator „Erica" inspirationsseitig mit einem Venturi-Flowmeter erfaßt, wobei im Sinne einer Doppelfunktion neben der reinen Volumenmessung gleichzeitig die Volumenabgabe des Ventilators

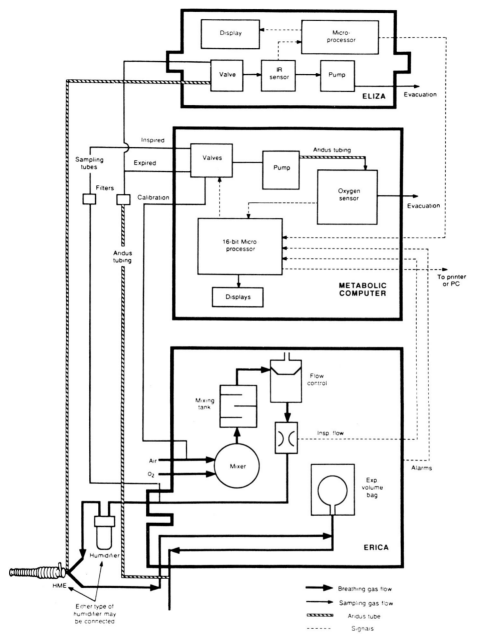

Abb. 13. „Metabolic Computer" (EMC) und „Eliza" als Monitoringbausteine des Ventilators „Erica" (Fa. Engström, Stockholm, Schweden)

über dieses Flowmeter gesteuert wird. Die Signale der Gas- und Flowsensoren werden in einem 16-bit-Mikroprozessor zusammengeführt und nach verschiedenen Kalkulationsprozessen sowohl über ein Display zur Anzeige gebracht als auch über einen Datenausgang zur Übergabe an einen Personal Computer zur Verfügung gestellt. Nach der Erstbeschreibung durch Bredbacka et al. [17] wurde das EMC insbesondere von Behrendt et al. [10, 11, 12] eingehend untersucht und in wesentlichen Bereichen schrittweise technisch verbessert [20].

Der „MMC Horizon" (Fa. Sensormedics, Anaheim, Kalifornien) stellt eine technische Weiterentwicklung des „Metabolic Measurement Cart" (Fa. Beckman, Anaheim, Kalifornien) dar [15, 16, 44]. Beide Gerätesysteme wurden ursprünglich für Untersuchungen in der Leistungs- und Sportphysiologie entwickelt und erst nachträglich für Anwendungen in der Intensivmedizin modifiziert. Die Adaptierung an unterschiedliche Beatmungsgeräte war für das erstgenannte ältere System außerordentlich schwierig und mit zahlreichen Fehlerquellen behaftet, ein Mangel, der mit dem neuen System weitgehend behoben werden konnte. Darüber hinaus bietet der „MMC Horizon" die Möglichkeit, O_2-Verbrauch und CO_2-Produktion bei nichtintubierten, spontanatmenden Patienten mit Hilfe eines Canopysystems, nachempfunden den Vorschlägen von Kinney et al. [33], zu messen. Verbesserte Versionen der polarographischen O_2-Elektrode (Beckman OM 11) und des Infrarot-CO_2-Analysators (Beckman LB 2) erfassen die in- und exspiratorischen Gaskonzentrationen, nachdem die Feuchtigkeit eliminiert und der unterschiedliche Druck in den Probenschläuchen kompensiert wurde (Abb. 14) [9]. Die der Mischkammer entnommenen Gasproben werden nach der Analytik wieder in diese zurückgeführt, um bei der nachgeschalteten Volumenbestimmung Fehler möglichst zu vermeiden. Die den Flow messende Turbine arbeitet ohne Nullgasfluß, d. h. sie beginnt ihre Rotation mit jedem Atemzug. Ein in den fahrbaren Meßplatz integrierter, mit 2 Floppydisk-Laufwerken ausgestatteter Personal Computer nimmt die von den Sensoren gemessenen Signale auf und verrechnet sie im Rahmen unterschiedlicher Anwenderprogramme zu frei wählbaren Parametern weiter, die abschließend sowohl auf einem Display als auch auf einem Thermodrucker präsentiert werden. Komplettiert wird dieser als „Stand-alone-System" arbeitende Meßaufbau durch Eichgasflaschen und eine Eichpumpe zur Kalibration der einzelnen Meßstrecken. Eine gewisse Einschränkung in der Akzeptanz erfährt das System insofern, als die derzeit verfügbare Software eine maximale Meßperiode von nur 8 h zuläßt. Nach diesem Intervall muß neu kalibriert und gestartet werden, was bei der etwas komplexen Bedienung nur von speziell eingewiesenem Personal durchgeführt werden kann. Zahlreiche Literaturstellen, die sich sowohl mit der Genauigkeit des Systems als auch mit dessen Einsatz bei wissenschaftlichen und klinischen Fragestellungen auseinandersetzen, lassen erkennen, daß der „MMC Horizon" im amerikanischen und europäischen Arbeitsraum Verbreitung gefunden hat [16, 25, 26, 32, 51].

Mit dem „Deltatrac" Metabolic Monitor hat die Firma Datex (Helsinki, Finnland) ein beachtenswertes Gerät auf den Markt gebracht [43]. Zahlreiche neue in das System integrierte Ideen und Entwicklungen lassen es sinnvoll erscheinen, das Gerät etwas ausführlicher zu beschreiben. Der „Deltatrac"

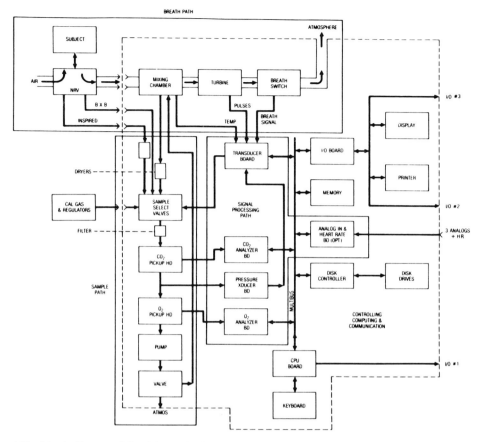

Abb. 14. Aufbau- und Funktionsprinzip des „MMC Horizon" (Fa. Sensormedics, Anaheim, Kalifornien)

kann kontinuierlich, d. h. über die Dauer von mehreren Tagen, in Betrieb bleiben und erlaubt die Messung von O_2-Verbrauch und CO_2-Produktion bei maschinell beatmeten wie auch spontan atmenden Patienten. Konzipiert als „Stand-alone-System" kann er unter Beachtung bestimmter Kriterien und Einschränkungen mit den meisten handelsüblichen Respiratoren kombiniert werden und erlaubt zusätzlich über eine spezielle Kunststoffhaube (Canopy) die Messung bei nichtintubierten, spontan atmenden Patienten.

Der neu entwickelte paramagnetische Differenzsensor, der Infrarotanalysator sowie die Gasmischkammer mit dem Konstantflowgenerator stellen zusammen die 3 Hauptkomponenten dieses Gerätesystems dar (Abb. 15).

Die paramagnetischen Eigenschaften von O_2 nutzt der schnell arbeitende O_2-Differenzsensor „OM-101" in Verbindung mit einer pneumatischen Brücke [42]. Das vom Differenzdrucktransducer erhaltene Signal wird in einer Meßzelle mit einem starken magnetischen Feld, welches mit einer Frequenz von 110 Hz

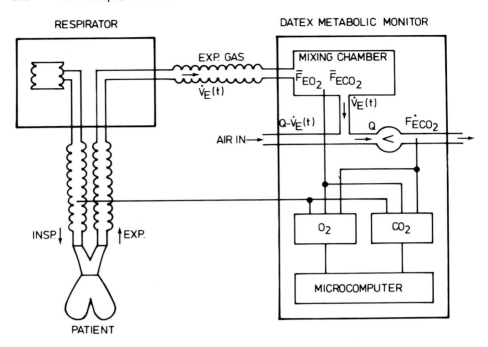

Abb. 15. Gasflußdiagramm des „Deltatrac™ Metabolic Monitor" (Fa. Datex, Helsinki, Finnland)

ein- und ausgeschaltet wird, erzeugt. Das Gleichspannungssignal ist proportional zur O_2-Konzentrationsdifferenz zwischen Probengas und Referenzgas (Raumluft). Die T_{10-90}-Zeit des Sensors beträgt 150 ms.

Die CO_2-Konzentrationen werden nach dem bewährten Infrarotabsorptionsmeßprinzip mit dem CO_2-Sensor „CX-104" gemessen.

Um O_2-Verbrauch und CO_2-Produktion berechnen zu können, ist neben den Gaskonzentrationen das Flow-Volumen-Signal notwendig. Da die bekannten Flowmeßverfahren mit unterschiedlich ausgeprägten Vor- und Nachteilen verbunden sind [4], wurde in dem „Deltatrac" bewußt ein neuer Lösungsansatz verfolgt, der am ehesten mit dem Begriff „Dilutionsverfahren" zu charakterisieren ist. Ein Konstantflowgenerator, kalibriert auf einen Flow von 40 l/min, verdünnt die aus der exspiratorischen Mischkammer vollständig abgesaugte Patientenluft mit Raumluft. Durch Messung der CO_2- und O_2-Konzentrationen in der Inspirations- und Exspirationsluft des Patienten sowie in dem Gemisch aus exspirierter Patientenluft und Raumluft kann unter Einbeziehung des bekannten Flows von 40 l/min die CO_2-Produktion und unter Anwendung der Haldane-Transformation der respiratorische Quotient sowie anschließend aus diesen beiden Größen der O_2-Verbrauch berechnet werden.

Neben den technischen Besonderheiten überzeugt dieses Gerät im klinischen Routinebetrieb durch seine kompakte Größe und ausgesprochene Bedienungsfreundlichkeit. Auf dem gut ablesbaren Bildschirm werden neben graphischen Trends für die CO_2-Produktion und den O_2-Verbrauch die genannten Parameter auch digital angezeigt. Ergänzend werden der aktuelle respiratorische Quotient, der extrapolierte Wert für den voraussichtlichen Tagesenergieumsatz, die inspiratorische O_2-Konzentration sowie das Atemzug- und Atemminutenvolumen kontinuierlich wiedergegeben. Die rechts von dem Bildschirm liegende Folientastatur ermöglicht über den Monitor die Kommunikation mit dem Mikroprozessor, so z. B. die Programmierung spezieller Anzeige- und Druckkerkonfigurationen, die Kalibration, die Eingaben von Patienten- und Labordaten sowie das Einstellen der Alarmgrenzen und der Trenddarstellung. Neben der Bildschirmdarstellung erfolgt gleichzeitig eine Dokumentation sämtlicher Daten über einen angenehm leise arbeitenden Tintenstrahldrucker.

In Tabelle 5, die die eben vorgestellten Gerätesysteme „indirekte Kalorimetrie" nochmals zusammenfaßt, soll unter verschiedenen Beurteilungskriterien eine Bewertung vorgenommen werden. Neben der Variabilität des einzelnen Geräts, der zur Verfügung stehenden Meßdauer und der angebotenen Eichmethodik wird besonderes Augenmerk gerichtet auf die realisierte Bedienerführung sowie auf Qualität und Aussagekraft der integrierten Anzeigen und Dokumentationsverfahren.

Tabelle 5. Gerätesystem für die indirekte Kalorimetrie

	Stand-alone	Kontinu-ierlich	Bediener-führung	Anzeige	Dokumen-tation	Eichung
Deltatrac[a]	+	+	+++	+++	++	manuell
MMC Horizon[b]	+	−	++	++	++	automatisch
Metabolic Computer[c]	−	+	−	−	(+)	manuell
Kaloximet[d]	+	−	−	+	(+)	manuell

a Fa. Datex/Helsinki
b Fa. Sensormedics/Anaheim
c Fa. Engström/Stockholm
d Fa. Icor/Kopenhagen

Sowohl das „Kaloximet" als auch der „Engström Metabolic Computer" zeigen nur den Parameter O_2-Verbrauch an und sind bezüglich Bedienerführung sowie Anzeige- und Dokumentationsqualität eher als mangelhaft einzustufen. Im Gegensatz dazu bieten der „MMC Horizon" und der „Deltatrac" die vollständige Parameterpalette für die indirekte Kalorimetrie. Der „MMC Horizon" bietet als einziges System im Vergleichsfeld die Möglichkeit einer automatisch gesteuerten Kalibration, läßt allerdings im Routinebetrieb nach wie vor Schwierigkeiten mit der Feuchtigkeit in den Probenschläuchen erkennen. Die Bedienung dieses Systems ist nur durch eingewiesenes Personal möglich, ein Kriterium, das bei der limitierten Meßdauer von maximal 8 h unbedingt beachtet werden muß.

Literaturangaben [34, 54] sowie Erfahrungen im eigenen Arbeitsbereich [5, 6] lassen den „Deltatrac" für den klinischen Routinebetrieb als besonders geeignet erscheinen. Sowohl Genauigkeit, Stabilität und Zuverlässigkeit als auch das Handling, sprich Bedienerführung, sowie die optische Präsentation der Meßdaten und deren Dokumentation über einen Printer können als sehr gut realisiert bezeichnet werden. Besonders hervorzuheben ist, daß der „Deltatrac" nicht nur bei beatmeten Patienten, sondern auch unter den die Eigenatmung unterstützenden Beatmungsmodi wie „Pressure support" oder „CPAP" nahezu problemlos arbeitet.

Nach Abschluß der Geräteübersicht soll nochmals auf 2 wesentliche Punkte hingewiesen werden, die bei den meisten Kalorimetriesystemen unbedingt berücksichtigt werden müssen. Der erste Punkt betrifft die Stabilität der inspiratorischen O_2-Konzentration (F_IO_2), die immer dann, wenn die Differenz zwischen in- und exspiratorischer O_2-Konzentration Berechnungsgrundlage für den O_2-Verbrauch ist, konstant gehalten werden muß. Dies läßt sich durch technische Modifikationen an den Beatmungsgeräten realisieren, indem optimierte Gasmischer zur Anwendung kommen bzw. zusätzlich Druckminderer vor die Mischer geschaltet werden oder aber kleine Mischkammern in den inspiratorischen Meßkanal der Kalorimetriesysteme integriert werden. Der zweite Punkt betrifft die Haldane-Transformation [29], deren theoretische Grundlage darauf basiert, daß die ein- und ausgeatmeten N_2-Mengen unter metabolischen Steady-state-Bedingungen gleichzusetzen sind [45]. Bei Anwendung der genannten Transformation ist ab einer inspiratorischen O_2-Konzentration von etwa 60 % und mehr mit einer fehlerhaften Berechnung von O_2-Verbrauch und respiratorischem Quotienten zu rechnen.

Versucht man, die Angaben aus der Literatur sowie die eigenen Befunde zusammenzufassen, so lassen sich die eingangs gestellten Fragen folgendermaßen beantworten:
1. Wird in Übereinstimmung mit der internationalen Literatur die von Harris u. Benedict angegebene Formel als Referenzgleichung gewählt, so lassen sich in bezug auf den Energieverbrauch folgende prozentuale Steigerungen in Abhängigkeit von dem jeweiligen Krankheitsbild angeben:
   – unkomplizierter postoperativer Verlauf nach Wahleingriffen: + 10 %;
   – isoliertes Schädel-Hirn-Trauma: + 26 %;
   – nichtseptischer Verlauf nach einem Polytrauma: + 29 %;
   – Krankheitsverlauf mit septischen Komplikationen nach größeren operativen Eingriffen oder Traumen: + 43 %;
   – Verbrennungen mit einem betroffenen Hautareal von beispielsweise ca. 50 %: + 53 %.
2. Die von Harris u. Benedict für die Berechnung des Energieverbrauchs angegebene Formel ist ohne jede weitere Modifikation für die Anwendung bei operierten, verletzten und septischen Patienten schon deshalb nicht geeignet, da diese Patienten einem ständigen, z. T. nicht unerheblichen Wechsel ihres Körpergewichts unterworfen sind. Dieser Wechsel, der

überwiegend auf Veränderungen im Wasserhaushalt zurückzuführen ist, kann allerdings in der vorgegebenen Formel nicht adäquat berücksichtigt werden.

Auch moderne, mit Korrekturfaktoren versehene Formeln lassen bei exakter statistischer Bewertung keinen Vorteil erkennen. Sie überschätzen z. T. bei weitem den tatsächlichen Energiebedarf, wie er unter heutigen intensivmedizinischen Therapieverfahren zu ermitteln ist. Dies kann bei daraufhin falsch eingestellter Energiezufuhr zu erheblichen, den Patienten zusätzlich belastenden Nebenwirkungen führen.

Allen Formelwerken haftet gemeinsam die Problematik an, daß sie spezielle Eigenheiten der Grunderkrankung, des Allgemein- und Ernährungszustands sowie die ständig wechselnden Einflüsse der jeweiligen Krankheitsphase, des aktuellen Energiebedarfs und des gewählten Ernährungsregimes völlig unberücksichtigt lassen.

3. Die Messung des O_2-Verbrauchs erlaubt als einziges Verfahren eine exakte Ermittlung des Energieverbrauchs kritisch kranker Patienten. Insofern ermöglicht die indirekte Kalorimetrie eine gezielte Steuerung der Kaloriensubstitution, die in Abhängigkeit von der Grunderkrankung bzw. der Krankheitsphase unterschiedlich hoch gewünscht sein kann. Inwiefern die CO_2-Produktion und der respiratorische Quotient sinnvolle ergänzende Steuergrößen für eine parenterale oder enterale Ernährungstherapie darstellen, bedarf sicherlich einer weiteren Abklärung. Bislang vorliegende Befunde lassen erkennen, daß sowohl die Gesamtkalorienzufuhr als auch das prozentuale Verhältnis der verabreichten Energieträger zur Vermeidung unerwünschter Nebenwirkungen so gewählt werden sollte, daß der respiratorische Quotient sich bei einem Wert von etwa 0,9 bewegt, keinesfalls aber Werte höher als 1,0 annehmen sollte.

4. Bei unkomplizierten postoperativen bzw. leichteren posttraumatischen Verläufen ist eine im Rahmen einer parenteralen oder enteralen Ernährung erfolgende Energiezufuhr sicherlich aufgrund des jetzt vorliegenden Datenmaterials ohne besonders große, für den klinischen Verlauf relevante Fehlerbreite abzuschätzen.

Bei schweren Polytraumen oder septischen Komplikationen erscheint allerdings der Einsatz der indirekten Kalorimetrie zur Erfassung des Energieverbrauchs nicht nur als wünschenswertes, sondern auch als notwendiges klinisches Monitoring, um die Energiezufuhr den speziellen, sehr unterschiedlichen Stoffwechselsituationen optimal anpassen zu können.

Für diesen Zweck bietet die Industrie einige wenige Kalorimetriesysteme an, die eingehend diskutiert und bewertet wurden. Einschränkend muß allerdings festgehalten werden, daß einerseits trotz fortschrittlicher Mikroelektronik eine engmaschige personelle Betreuung dieser Geräte notwendig ist und andererseits die Anschaffungskosten der für einen normalen Routinebetrieb geeigneten Systeme nach wie vor als zu hoch bewertet werden muß.

Literatur

1. Adolph M (1985) Umsatzmessungen bei beatmeten Patienten. Klin Ernähr 19
2. Adolph M, Eckart J (1982) Messung des Energiebedarfs durch die indirekte Kalorimetrie. Klin Ernähr 7: 1–30
3. Adolph M, Eckart J (1987) Klinische Anwendung der Kalorimetrie beim Erwachsenen. Klin Ernähr 29: 181–201
4. Adolph M, Eckart J (1988) Flow Sensoren/Flow Messung. Klin Ernähr 30: 75–92
5. Adolph M, Eckart J (1990) Importance of indirect calorimetry for the nutrition of intensive care patients. In: Müller MJ, Danforth E, Burger AG, Siedentopp U (eds) Hormones and nutrition in obesity and cachexia. Springer, Berlin Heidelberg New York Tokyo, pp 139–162
6. Adolph M, Eckart J (1990) Der Energiebedarf operierter, verletzter und septischer Patienten. Infusionstherapie 17: 5–16
7. Aprili Z, Hauser R, Norlindh T, Kahnemouyi H (1987) Fettleber unter indirektkalorimetrisch gesteuerter parenteraler Ernährung. Infusionstherapie 14: 239–244
8. Askanazi J, Carpentier YA, Jeevanandam M, Michelsen C, Elwyn DH, Kinney JM (1981) Energy expenditure, nitrogen balance and norepinephrine excretion after injury. Surgery 89: 478–484
9. Bachmann TE (1988) MicroCal: Horizon indirect calorimeter software enhancement of accuracy and stability. Klin Ernähr 30: 151–157
10. Behrendt W (1987) Zur Zuverlässigkeit von Schätzungen des Energieverbrauchs polytraumatisierter und langzeitbeatmeter Patienten. Aktuel Chir 22: 187–191
11. Behrendt W (1988) Kontinuierliche Messung des posttraumatischen Energieverbrauchs. Zuckschwerdt, München
12. Behrendt W, Weiland C, Kalff J, Giani (1987) Continuous measurement of oxygen uptake: Evaluation of the Engström metabolic computer and clinical experiences. Acta Anaesthesiol Scand 31: 10–14.
13. Berger R, Adams L (1989) Nutritional support in the critical care setting, part 1. Chest 96: 139–150
14. Brandi LS, Oleggini M, Lachi S, Frediani M, Bevilacqua S, Mosca F, Ferrannini E (1988) Energy metabolism of surgical patients in the early postoperative period: A reappraisal. Crit Care Med 16: 18–22
15. Braun U, Turner E, Freiboth K (1982) Ein Verfahren zur Bestimmung von O_2-Aufnahme und CO_2-Abgabe aus den Atemgasen beim beatmeten Patienten. Anaesthesist 31: 307–310
16. Braun U, Zundel J, Freiboth K, Weyland W, Turner E, Heidelmeyer CF, Hellige G (1989) Evaluation of methods for indirect calorimetry with a ventilated lung model. Intensive Care Med 15: 196–202
17. Bredbacka S, Kawachi S, Norlander O, Kirk B (1984) Gas exchange during ventilator treatment: a validation of a computerized technique and its comparison with the Douglas bag method. Acta Anaesthesiol Scand 28: 462–468
18. Bursztein S, Saphar P, Singer P, Elwyn DH (1989) A mathematical analysis of indirect calorimetry measurements in acutely ill patients. Am J Clin Nutr 50: 227–230
19. Carlsson M, Nordenström J, Hedenstierna G (1984) Clinical implications of continuous measurement of energy expenditure in mechanically ventilated patients. Clin Nutr 3: 103–110
20. Carlsson M, Burgerman R (1985) Overestimation of caloric demand in a long term critically ill patient. Clin Nutr 4: 91–93
21. Eckart J, Adolph M (1980) Messung des Energiebedarfs und der Verwertung zugeführter Energieträger. Klin Ernähr 3: 31–67
22. Eckart J, Neeser G, Adolph M (1986) Optimierung von Energie- und Substratzufuhr unter dem Einfluß neuer Meßverfahren. In: Melichar G, Kalff G, Müller FG (Hrsg) Invasives und nichtinvasives Monitoring von Atmung, Beatmung, Kreislauf und Stoffwechsel. Karger, Basel (Beiträge zur Intensiv- und Notfallmedizin, Bd 4, S 93–119
23. Elia M, Livesey G (1988) Theory and validity of indirect calorimetry during net lipid synthesis. Am J Clin Nutr 47: 591–607

24. Elwyn DH, Gump FE, Munro HM (1979) Changes in nitrogen balance of depleted patients with increasing infusions of glucose. Am J Clin Nutr 32: 1597–1611
25. Feurer JD, Crosby LO, Mullen JL (1984) Measured and predicted resting energy expenditure in clinically stable patients. Clin Nutr 3: 27–32
26. Feurer JD, Mullen JL (1986) Measurement of energy expenditure. In: Rombeau JL, Caldwell MD (eds) Parenteral nutrition. Saunders, Philadelphia, pp 224–236
27. Giovannini I, Boldrini G, Castagneto M, Sganga G, Namu G, Pittiruti M, Castiglioni G (1983) Respiratory quotient and patterns of substrate utilization in human sepsis and trauma. JPEN 7: 226–230
28. Giovannini I, Chiarla C, Boldrini G, Castagneto M (1989) Impact of fat and glucose administration on metabolic and respiratory interactions in sepsis. JPEN 13: 141–146
29. Haldane JS, Graham JI (1935) Methods of air analysis. Griffin, London
30. Harris JA, Benedict FG (1919) Standard basal metabolism constants for physiologists and clinicians. In: A biometric study of basal metabolism in man: Lippincott, Philadelphia (Carnegie Institute of Washington Publication, no 279, pp 223–250)
31. Hume R (1966) Prediction of lean body mass from height and weight. J Clin Pathol 19: 389–392
32. Keller HW, Müller JM, Oyen T, Thul P, Brenner U (1988) Einfluß von Canopy- oder Maskenatmung bei der Messung des Energieverbrauchs mit Hilfe des MMC Horizon. Klin Ernähr 30: 124–131
33. Kinney JM (1980) The application of indirect calorimetry to clinical studies. In: Kinney JM, Buskirk ER, Munro HN (eds) Assessment of energy metabolism in health and disease. Report of the First Ross Conference on Medical Research. Ross Laboratories, Columbus/OH, pp 42–48
34. Kreymann G (1990) Energieumsatz als klinischer Parameter zur Differentialdiagnose von Infektion oder Sepsis. In: Wolfram G, Eckart J, Adolph M (Hrsg) Künstliche Ernährung. Karger, Basel (Beiträge zur Infusionstherapie, S. 337–349)
35. Lanschot JJB van, Feenstra BWA, Looijen R, Vermeij CG, Bruining HA (1987) Total parenteral nutrition in critically ill surgical patients: fixed vs tailored caloric replacement. Intensive Care Med 13: 46–51
36. Lanschot JJB van, Feenstra BWA, Vermeij CG, Bruining HA (1988) Outcome prediction in critically ill patients by means of oxygen consumption index and simplified acute physiology score. Intensive Care Med 14: 44–49
37. Livesey G, Elia M (1988) Estimation of energy expenditure, net carbohydrate utilization and net fat oxidation and synthesis by indirect calorimetry: evaluation of errors with special reference to the detailed composition of fuels. Am J Clin Nutr 47: 608–628
38. Long CL, Schaffel H, Geiger JW, Schuller WR, Blakemore WS (1979) Metabolic response to injury and illness: Estimation of energy and protein needs from indirect calorimetry and nitrogen balance. JPEN 3: 452–456
39. Long JM, Wilmore DW, Mason AD (1977) Effect of carbohydrate and fat intake on nitrogen excretion during total intravenous feeding. Ann Surg 185: 417–422
40. Lübbe N, Seitz W, Bornscheuer A, Verner L (1989) Erste klinische Erfahrungen mit dem S & W Kaloximet, einem Gerät zur O_2-Verbrauchsmessung in Anästhesie und Intensivmedizin. Anaesthesist 38: 147–151
41. Mann S, Westenskow DR, Houtchens BA (1985) Measured and predicted caloric expenditure in the acutely ill. Crit Care Med 13: 173–177.
42. Meriläinen PT (1988) A fast differential paramagnetic O_2 sensor. Int J Clin Monit Comput 5: 187
43. Meriläinen PT (1987) Metabolic monitor. Int J Clin Monit Comput 4: 167
44. Norton AC (1980) Portable equipment for gas exchange. In Kinney JM, Buskirk ER, Munro HN (eds) Assessment of energy metabolism in health and disease. Report of the First Ross Conference on Medical Research. Ross Laboratories, Columbus/OH, pp 36–41
45. Otis AB (1965) Quantitative relationships in steady state gas exchange. In: Fenn WO, Rahn H (eds) Respiration. Am Physiol Soc, Washington/DC (Handbook of physiology, vol 1, sect B, pp 681–684)

46. Piekarsky MDH, Goldberg MD, Royal SA (1988) Difference between liver and spleen CT-numbers in the normal adult. Radiology 137: 727–731
47. Raurich IM, Ibanez J, Marse P (1989) Validation of a new closed circuit indirect calorimetry method compared with the open Douglas bag method. Intensive Care Med 15: 274–278
48. Rhodes JM, Carrol A, Dawson J (1985) A controlled trial of fixed versus tailored caloric intake in patients receiving intravenous feeding after abdominal surgery. Clin Nutr 4: 169–174
49. Rutten P, Blackburn GL, Flatt JP, Hallowell E, Cochran D (1975) Determination of optimal hyperalimentation infusion rate. J Surg Res 18: 477
50. Schmitt WGH, Hubener KH (1978) Dichtebestimmung normaler und pathologisch veränderter Lebergewebe als Basisuntersuchung zur computertomographischen Densitometrie von Fettleber. ROEFO 129: 555–559
51. Schneeweiß B, Druml W, Graninger W, Kleinberger G, Lenz K, Laggner A (1988) Measurement of oxygen consumption by use of reverse fick-principle and indirect calorimetry in critically ill patients: Klin Ernähr 30: 161–168
52. Shizgal HM, Martin MF (1988) Caloric requirement of the critically ill septic patient. Crit Care Med 16: 312–317
53. Singer P, Irving CS, Elwyn DH (1989) The reliability of estimated energy expenditure in critically ill patients. In: Bursztein S, Elwyn DH, Askanazi J, Kinney JM (eds) Energy metabolism, indirect calorimetry and nutrition. Williams & Wilkins, Baltimore Hongkong London Sydney, pp 238–242
54. Takala J, Keinänen O, Väisanen P, Kari A (1989) Measurement of gas exchange in intensive care: Laboratory and clinical validation of a new device. Crit Care Med 17: 1041–1047
55. Vermeij CG, Feenstra BWA, Lanschot JJB van, Bruining HA (1986) Day-to-day variability of energy expenditure in critically ill surgical patients. Crit Care Med 17: 623–626
56. Weissmann C, Kemper M, Damask MC, Askanazi J, Hyman AI, Kinney JM (1985) Metabolic rate in the postoperative critical care patient (abstr). Crit Care Med 13: 280

Effizienz der prä- und postoperativen parenteralen Ernährungstherapie*

W. Behrendt

Eine Unterbrechung der Nährstoffzufuhr führt auf Dauer zu Mangelzuständen, Beeinträchtigungen vitaler Funktionen und letztlich zum Tod; daher ist in allen Fällen, in denen Nährstoffe nicht in ausreichender Menge aufgenommen und/oder resorbiert werden können, eine enterale oder parenterale Ernährungstherapie indiziert. Die Effizienz der parenteralen Ernährung konnte zunächst an einzelnen Patienten, später auch an Gruppen von Patienten zweifelsfrei belegt werden. So berichteten vor ca. 25 Jahren Dudrick et al. (1969) aus Philadelphia über eine langandauernde komplette parenterale Ernährung bei Erwachsenen und Neugeborenen, die an schweren Beeinträchtigungen der Darmfunktion litten. Neugeborene nahmen unter dieser Therapie adäquat an Gewicht und Größe zu – schlecht ernährte schwerkranke Erwachsene zeigten positive Stickstoffbilanzen und ebenfalls deutliche Gewichtszunahmen (Abb. 1). Einige Jahre später gelang es McFadyen et al. (1973) durch eine vergleichbare Therapie, die Mortalität von Patienten mit gastrointestinalen Fisteln von 40–60 % auf ca. 6 % zu senken. Schließlich rettete eine englisch-schwedische Arbeitsgruppe um Davies et al. aus Birmingham bzw. Linköping im Jahre 1977 erstmals Patienten, die ausgedehnte Verbrennungen von bis zu 85 % der Körperoberfläche erlitten hatten. Die Autoren führten ihren Erfolg auch auf eine längerfristige hochdosierte parenterale Ernährung unter großzügiger Gabe von Fettemulsionen zurück. Diese und andere Untersuchungen sowie die Erfahrungen an einzelnen Patienten, die über Monate und Jahre ausschließlich parenteral ernährt wurden, haben dazu beigetragen, daß sich die parenterale Ernährung zu einer unverzichtbaren Therapieform entwickelt hat, die den Heilungsverlauf bessern und Leben retten kann.

Eine grundsätzlich andere Situation ergibt sich, wenn Patienten wegen eines Traumas oder einer Operation nur für einen kurzen Zeitraum keine Nahrung zu sich nehmen können und deshalb künstlich ernährt werden. In diesem Fall ist die

---

* Die vorliegende Arbeit wäre ohne vielfältige Hilfe nicht vorstellbar gewesen: So gilt mein besonderer Dank Herrn Prof. Dr. rer. nat. Dr. med. Adolf Grünert für die kritische Durchsicht und engagierte Diskussion des Manuskriptes; seine Anregungen haben entscheidend zum Gelingen der Arbeit beigetragen. Danken möchte ich auch Herrn Priv.-Doz. Dr. med. Michael Heberer, der mich auf einige wichtige Arbeiten aufmerksam gemacht und mir diese zur Verfügung gestellt hat. Besonders hervorheben möchte ich auch die wertvollen Anregungen, die mir meine Frau, Dr. med. Marion Behrendt-Höhne, und Frau Rita Lade bei der mehrmaligen Durchsicht der Arbeit gegeben haben. Darüber hinaus hat Frau Lade mit großer Umsicht und Geduld bei der umfangreichen Literaturrecherche geholfen, und Herr Gerd Wilms hat die Abbildungen nach Vorlage aus der Literatur neu gestaltet

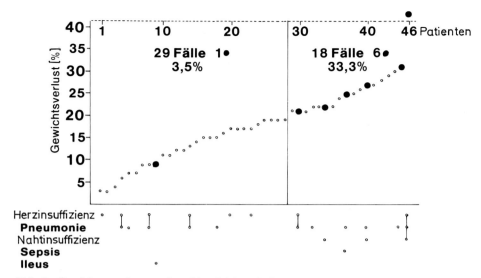

Abb. 1. Gewichtszunahme und positive Stickstoffbilanz eines Patienten mit M. Crohn unter einer langdauernden, hochdosierten, kompletten parenteralen Ernährung (Mod. nach Dudrick et al. 1968)

Effizienz einer Ernährungstherapie wesentlich schwerer zu beurteilen, da sie nur als eine additive Therapie anzusehen ist, deren Wert nicht unbedingt als gegeben angesehen werden kann. So stellt sich die Frage, welcher Patient während der prä- oder postoperativen Behandlung eine partielle oder komplette parenterale Ernährung benötigt. Wann stehen ökonomischer, personeller und apparativer Aufwand in einer vernünftigen Relation zum wahrscheinlichen bzw. zum zu erwartenden Nutzen?

In der vorliegenden Arbeit haben wir uns bemüht, die internationale Literatur der vergangenen 20 Jahre zu sichten und nach Belegen für die Wirksamkeit einer prä- und postoperativen Ernährungstherapie zu suchen. Wir berücksichtigten ausschließlich **Originalarbeiten**, die genaue Angaben zur Art der Studie (retrospektiv, kontrolliert, prospektiv, randomisiert), zum Patientengut, zur Art des operativen Eingriffs und zur Höhe und Dauer der Nährstoffzufuhr enthielten. Ferner mußten die klinischen Zielgrößen, anhand derer die Effizienz der Ernährungstherapie beurteilt wurde, z. B. Wundheilung, Heilung der Anastomosen, Auftreten von Allgemeininfektionen, Dauer des Krankenhausaufenthalts und Höhe der Mortalität, klar definiert sein. Erwünscht waren auch Angaben zum postoperativen Gewichtsverlust oder zum Grad des Wohlbefindens der Patienten unter einer Ernährungstherapie oder bei Verzicht auf eine Ernährungstherapie.

Präoperative parenterale Ernährung

In einer eindrucksvollen retrospektiven Studie fand Studley aus Cleveland bereits im Jahre 1936 einen Zusammenhang zwischen der postoperativen Komplikationsrate und dem präoperativen Ernährungszustand, denn er beobachtete, daß chronisch ulkuskranke Patienten nach elektiven Magenresektionen eine höhere Mortalität aufwiesen, wenn sie präoperativ stark an Gewicht verloren hatten (Abb. 2). Betrug der Gewichtsverlust in den Wochen vor der Operation weniger als 20%, bezogen auf das höchste Gewicht zur Zeit des Wohlbefindens („Level of weight in health"), lag die postoperative Mortalität nur bei 3,5% – einer von 29 Patienten starb; war jedoch der präoperative Gewichtsverlust größer als 20%, stieg die Mortalität dramatisch bis auf 33% an, 6 von 18 Patienten starben – diese Patienten litten vermehrt unter Pneumonien und Wundheilungsstörungen.

Erste kontrollierte, prospektiv randomisierte Studien zum Nachweis der Effizienz einer präoperativen parenteralen Ernährung wurden ab der Mitte der 70er Jahre durchgeführt. So untersuchten Moghissi et al. (1977) aus Cottingham, North Humberside, England, Patienten vor und nach Ösophagusresektionen. Durch die erhebliche Dysphagie hatten die Patienten präoperativ durchschnittlich 8,8 kg an Gewicht verloren. Während 10 Patienten über 5–7 Tage vor und 6–7 Tage nach der Operation mit ca. 35 kcal (Glukose, Fruktose, Äthanol, Fett) und ca. 1,25 g Aminosäuren (AS), jeweils pro kg KG und Tag, ernährt wurden, erhielten 5 Patienten während des gleichen Zeitraums

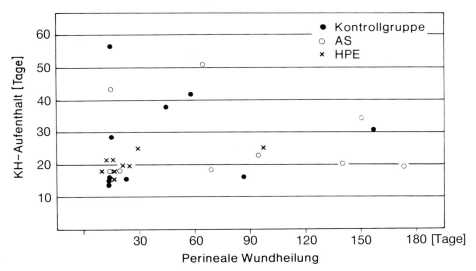

Abb. 2. Zusammenhang zwischen der Höhe des präoperativen Gewichtsverlusts und der postoperativen Mortalität nach elektiver Magenresektion bei chronisch ulkuskranken Patienten. Auf der **x-Achse** ist der postoperative Verlauf von 46 Patienten angegeben, die **y-Achse** zeigt den Gewichtsverlust in %, bezogen auf das beste Gewicht während der Zeit des Wohlbefindens. Die ausgefüllten **großen schwarzen Kreise** symbolisieren den Tod eines Patienten. Man erkennt, daß oberhalb eines Gewichtsverlusts von 20% die Mortalität der Patienten von 3,5 auf 33% ansteigt. (Mod. nach Studley 1936)

nur 6 kcal/kg KG · Tag als Glukoselösung. Die Autoren fanden bei den präoperativ ernährten Patienten eine Gewichtszunahme von durchschnittlich 3 kg, eine positive Stickstoffbilanz und einen insgesamt günstigeren Heilverlauf („A smoother and more satisfactory postoperative course") gegenüber Gewichtsverlusten von 4,8 kg und einer stark negativen Stickstoffbilanz in der Kontrollgruppe.

Etwa zur gleichen Zeit gaben Heatley et al. (1979) aus Cardiff, Wales, 38 Patienten mit Verdacht auf Magen- oder Ösophaguskarzinom präoperativ über 7–10 Tage 40 kcal (Äthanol, Sorbit) sowie ca. 1,25 g AS, jeweils pro kg KG und Tag. Zusätzlich durften die Patienten nach Belieben essen. 36 Patienten dienten als Kontrollgruppe und bekamen die übliche Krankenhauskost mit 3000 kcal und 94 g Eiweiß pro Tag. Postoperativ wurden nur diejenigen Patienten parenteral ernährt, bei denen eine Ösophagusanastomose angelegt worden war. Die Autoren sahen bei den parenteral ernährten Patienten signifikant weniger Wundheilungsstörungen (3 vs.11 Patienten) und eine – allerdings nicht signifikant – reduzierte Anzahl nicht näher beschriebener Infektionen (9 vs. 16 Patienten), die Mortalität (6 vs. 8 Patienten) und die Hospitalisationsdauer (Zahlenangaben fehlen) waren für beide Gruppen vergleichbar. Heatley et al. beobachteten aber bei 12 von 38 Patienten (31 %) Komplikationen, die durch zentrale Venenkatheter hervorgerufen wurden, wie Thrombophlebitiden, Thrombosen der V. subclavia, Schüttelfrost und Kathetersepsis, und kamen daher zu einer zurückhaltenden Bewertung ihrer Ernährungstherapie. Eine derart hohe Rate von Katheterkomplikationen ist jedoch sehr ungewöhnlich und wird in keiner der folgenden Studien auch nur annähernd erreicht. Jüngste Untersuchungen von Lee u. Chang (1989) sowie Body et al. (1989), die sich speziell mit dieser Problematik befassen, berichten über Komplikationsraten von lediglich 2,7–11 %.

Eine vielbeachtete retrospektive Studie legten Mullen et al. aus Philadelphia 1980 vor. Untersucht wurden Patienten, die sich sehr unterschiedlichen Operationen bei benignen und malignen Grunderkrankungen unterziehen mußten. 50 Patienten wurden über mindestens 7 präoperative Tage mit mehr als 35 kcal (Glukose) und 1,5 g AS, jeweils pro kg KG und Tag, ernährt – die Patienten durften jedoch zusätzlich essen. 95 Patienten, die sich vor der Operation normal ernährten, bildeten die Vergleichsgruppe. Die präoperativ parenteral ernährten Patienten wurden auch postoperativ parenteral ernährt; bei den Patienten der Kontrollgruppe war dies nicht der Fall (genaue Angaben fehlen).

Die Autoren fanden bei den präoperativ parenteral ernährten Patienten eine Reduktion an Septikämien, Pneumonien, respiratorischen Insuffizienzen sowie an Schockzuständen; außerdem starben nur 2 der präoperativ ernährten Patienten, jedoch 27 der Vergleichsgruppe. Bei einer Aufschlüsselung der Ergebnisse zeigte sich, daß nur **mangelernährte** Patienten von der Ernährungstherapie profitierten. Bei einer Bewertung dieser Arbeit ist aber große Zurückhaltung geboten, denn es handelt sich um eine retrospektive Studie an einem sehr heterogenen Patientengut: Untersucht wurden nämlich Patienten mit diversen Karzinomen des Gastrointestinal- und Urogenitaltrakts sowie der Kopf-Hals-Region, ferner Patienten, die an Darmverschlüssen, Kolitiden,

Ulcera duodeni und ventriculi, enterokutanen Fisteln, Obesitas und Gefäßerkrankungen litten. Die Auswahl der präoperativ ernährten Patienten war nicht zufällig, sondern der behandelnde Arzt entschied aufgrund seines Eindrucks, ob bei einem Patienten eine präoperative parenterale Ernährung sinnvoll sein könnte.

Ähnliche Einwände können auch gegen eine andere, von der gleichen Arbeitsgruppe publizierte Studie vorgebracht werden, die den Effekt einer präoperativen parenteralen Ernährung auf die Komplikations- und Mortalitätsrate nach diversen Tumoroperationen beschreibt (Smale et al. 1981). Die Autoren sahen bei einer retrospektiven Auswertung ihres Krankenguts, daß bei **mangelernährten** Patienten, die über mindestens 5 Tage hochkalorisch präoperativ ernährt worden waren, die Komplikations- und Mortalitätsraten signifikant vermindert waren.

Nahezu gleichzeitig führten Müller et al. (1982) aus Köln eine prospektiv randomisierte Studie an Patienten durch, die sich großen abdominalchirurgischen Tumoroperationen unterziehen mußten (Ösophagektomien, Gastrektomien, Kolektomien, abdominoperineale Resektionen und palliative Eingriffe). Unabhängig vom Ernährungsstatus erhielten die Patienten über 10 präoperative Tage entweder 45 kcal als Glukose und 1,5 g AS, jeweils pro kg KG und Tag, oder eine normale Krankenhauskost mit 2400 kcal/Tag. Das postoperative Ernährungsregime war in beiden Gruppen gleich; nähere Angaben fehlen. Die Tumorlokalisation und das Tumorstadium waren in beiden Gruppen vergleichbar, jedoch wurden in der parenteral ernährten Gruppe mehr palliative Operationen durchgeführt.

Als Ergebnis fanden Müller et al. (1982) bei den parenteral ernährten Patienten eine vergleichbare Rate an Wundinfektionen (15 % vs. 14 %) und Pneumonien (20 % vs. 23 %), jedoch signifikant weniger schwere Komplikationen (11 % vs. 19 %) und eine geringere Mortalität (3 % vs. 11 %). So überzeugend dieses Ergebnis auf den ersten Blick ist, seine Aussage wird jedoch erheblich dadurch gemindert, daß in dieser international vielzitierten Arbeit eine weitere Patientengruppe, die ebenfalls präoperativ ernährt wurde, nicht erwähnt worden ist. Patienten dieser dritten Gruppe erhielten präoperativ anstelle von Glukose isokalorisch Glukose und Fett. Überraschenderweise wiesen diese Patienten jedoch eine signifikant **höhere** Mortalität auf als die Patienten der Glukosegruppe; daher wurde nach einer Zwischenauswertung dieser Teil der Untersuchung vorzeitig abgebrochen. Eine plausible Erklärung für das schlechte Abschneiden der dritten Patientengruppe konnte nicht gefunden werden (Müller et al. 1985).

Einige Jahre später publizierten Müller et al. (1986) eine weitere Studie, in der 58 Patienten mit Ösophagus- und Magenkarzinomen präoperativ über 10 Tage hochkalorisch parenteral ernährt wurden – 55 Patienten dienten als Kontrollgruppe. Zwar fanden die Autoren auch in dieser Studie bei den ernährten Patienten weniger Wundinfektionen, Pneumonien, Komplikationen und eine geringere Mortalität, allerdings konnten sie den Unterschied nur für die Rate größerer Komplikationen statistisch sichern. Einschränkend geben die Autoren außerdem an, daß sie die Operationstechnik während der Studie entscheidend änderten, nämlich durch die Naht der ösophagojejunalen Anastomosen mit einem Stapler, durch die stumpfe Präparation des Ösophagus und durch Anlegen einer zweireihigen kollaren Anastomose anstelle einer transthorakalen Resektion und einer einreihigen Naht. Wurden nur diejenigen Patienten berücksichtigt, die nach der neuen Technik operiert worden waren, ergaben sich zwischen beiden Gruppen für die Rate an Wundinfektionen, Pneumonien, großen Komplikationen und für die Mortalität lediglich Unterschiede zwischen 4 und 6%. Die Autoren berechneten, daß sie mehr als 500 Patienten pro Gruppe hätten untersuchen müssen, um den Vorteil einer präoperativen parenteralen Ernährung statistisch sichern zu können.

Smith et al. aus Sydney schilderten im Jahre 1988 ihre Erfahrungen mit einer durchschnittlich 12tägigen präoperativen Ernährung bei Patienten mit reduziertem Ernährungszustand. 17 Patienten erhielten 50–60 kcal/kg KG · Tag als Glukose und Aminosäuren (150 kcal/g N), weitere 17 Patienten wurden präoperativ nicht ernährt. Angaben zur postoperativen Ernährungstherapie fehlen. Die Autoren fanden nach abdominalchirurgischen Eingriffen keine signifikante Reduktion der Komplikations- und Mortalitätsrate. Es muß aber darauf hingewiesen werden, daß die Autoren eine extreme Kohlenhydratdosierung wählten – bei einem mittleren Körpergewicht der Patienten von 57 kg waren es ca. 700–850 g Glukose/Tag! Diese Dosierung führt nach heutiger Kenntnis auch bei mangelernährten Patienten zu einer Stoffwechselbelastung, denn auch bei diesen Patienten sind die Glukosetoleranz und die Fähigkeit Glukose zu oxidieren ähnlich wie bei traumatisierten Patienten deutlich vermindert (Church u. Hill 1988; Burke et al. 1979; Wolfe et al. 1980) – positive Auswirkungen auf den Ernährungszustand können von einer solchen überhöhten und einseitigen Nährstoffzufuhr nicht erwartet werden. Bellantone et al. aus Rom berichteten 1988 über eine parenterale Ernährung vor großen abdominalchirurgischen Operationen bei benignen und malignen Erkrankungen. In einer prospektiv randomisierten Studie wurden, unabhängig vom Ernährungsstatus, 40 Patienten über mindestens 7 präoperative Tage mit 30 kcal (Glukose, Fett) und 1,25 g AS, jeweils pro kg KG und Tag, ernährt. Die Patienten durften zusätzlich essen. 51 Patienten dienten als Kontrollgruppe und erhielten die normale Krankenhauskost. Angaben zur postoperativen Ernährungstherapie fehlen. Die Autoren fanden bei den präoperativ parenteral ernährten Patienten weder eine signifikant verminderte Mortalität (2,5% vs. 3,9%), noch eine verminderte Komplikationsrate (30% vs. 35%). Bei einer Unterteilung in normal- und mangelernährte Patienten fanden Bellantone et al. eine signifikante Verminderung septischer, jedoch nicht **schwerer** septischer Komplikationen bei mangelernährten, präoperativ parenteral ernährten Patienten. Um bei der insgesamt geringen perioperativen Mortalität – 3 von 91 Patienten starben – einen Einfluß der präoperativen Ernährungstherapie auf die Mortalität statistisch sichern zu können, hätten die Autoren nach ihren Berechnungen 882 Patienten pro Gruppe benötigt!

In einer im Jahre 1989 erschienenen Arbeit beschrieben Fan et al. aus Hongkong ihre Erfahrungen mit einer 2wöchigen präoperativen parenteralenteralen und einer ausschließlich enteralen Ernährung. Unabhängig vom Ernährungszustand erhielten 20 Patienten, die sich einer abdominalen oder abdominothorakalen Operation bei Ösophaguskarzinom unterziehen mußten, parenteral 38 kcal/kg KG (Glukose, Fett) und 1,4 g AS/kg KG sowie zusätzlich enteral 17 kcal und 0,95 g AS jeweils pro kg/KG. 20 weiteren Patienten wurde nur eine Diät mit 27 kcal und 1,5 g AS pro kg KG gegeben. Die Patienten beider Gruppen wurden postoperativ komplett parenteral ernährt (nähere Angaben fehlen). Günstige Effekte der kombinierten hochkalorischen parenteral-enteralen Ernährung im Vergleich zur alleinigen enteralen Ernährung fanden die Autoren nicht, denn die Mortalitätsrate (3 vs. 3 Patienten), die Anzahl pulmonaler Infekte (10 vs. 11 Patienten), die Häufigkeit des Lungenversagens (7 vs. 6 Patienten), die der Anastomoseninsuffizienzen (4 vs. 6 Patienten) und der septischen Komplikationen (5 bs. 6 Patienten) sowie die Dauer des Krankenhausaufenthalts (15 bzw. 16 Tage) waren vergleichbar. Eine Gewichtszunahme von 2,3 kg unter der 2wöchigen präoperativen parenteral-enteralen Ernährung führten die Autoren auf eine Wassereinlagerung zurück (hohe Flüssigkeitszufuhr durch die Ernährungstherapie), denn die Albuminkonzentration im Plasma war während dieser Zeit abgefallen.

Ein ähnliches Ergebnis erreichten auch Lim et al., ebenfalls aus Hongkong, im Jahr 1981, als sie einen günstigen Effekt einer 4wöchigen hochkalorischen parenteralen bzw. enteralen Ernährung vermißten; denn sie sahen bei Patienten mit Ösophaguskarzinom trotz einer sehr hohen Nährstoffzufuhr von ca. 60 kcal und 1,5–2,1 g AS pro kg KG und Tag zwar leicht positive Stickstoffbilanzen, jedoch stieg das Serumalbumin nur geringfügig an, und eine nennenswerte Gewichtszunahme blieb bei den enteral ernährten Patienten aus; den Anstieg des Körpergewichts bei den parenteral ernährten Patienten meinten die Autoren am ehesten auf eine vermehrte Flüssigkeitseinlagerung zurückführen zu können.

Abschließend soll auf eine weitere Studie hingewiesen werden, in der ebenfalls versucht wurde, den Effekt einer längerfristigen präoperativen Ernährung zu belegen. Starker et al. aus New York untersuchten im Jahr 1986 mangelernährte Patienten, bei denen eine einwöchige Ernährungstherapie vor geplanten abdominalchirurgischen Operationen nach Ansicht der Autoren keinen positiven Effekt gezeigt hatte: fehlende Diurese mit Abnahme der Extrazellulärflüssigkeit, kein Gewichtsabfall und kein Anstieg des Serumalbumins. Während 20 dieser Patienten dennoch operiert wurden, erhielten 16 andere Patienten über durchschnittlich 4–6 Wochen eine hochdosierte Nährstoffzufuhr mit ca. 35 kcal und 1,5–2,0 g AS, jeweils pro kg KG und Tag. Postoperativ wurden die Patienten beider Gruppen parenteral ernährt. Im Vergleich zu den Patienten, die nur über eine Woche ernährt worden waren, fanden die Autoren bei den langzeiternährten Patienten signifikant weniger Komplikationen (2 vs. 9 Patienten), jedoch keine signifikant reduzierte Mortalität (0 vs. 2 Patienten). Bei dieser Untersuchung handelt es sich um eine prospektive Studie, deren Ergebnisse allerdings mit Resultaten einer bereits (3 Jahre zuvor publizierten Studie verglichen worden waren (Starker et al. 1983).

Faßt man die vorliegenden Ergebnisse zur präoperativen Ernährung wertend zusammen (Tabelle 1), läßt sich feststellen, daß in 7 von 9 Studien eine verminderte postoperative Komplikationsrate beobachtet wurde, dieser Befund aber nur in 5 Arbeiten statistisch gesichert werden konnte (Heatley et al. 1979;

Tabelle 1. Effizienz einer 7- bis 14tägigen präoperativen parenteralen Ernährung hinsichtlich der Senkung der postoperativen Komplikations- und Mortalitätsrate

Autor	Jahr	n	Studie	Dauer (Tage)	Operation	Komplikationen	Mortalität
Moghissi	1977	15	kp	5–7	a	↓ ?	–
Heatley	1979	74	kpr	7–10	a, b	↓	–
Mullen	1980	145	ret	7	d	↓ *	↓ *
Smale	1981	159	ret	7	d	↓ *	↓ *
Müller	1982	125	kpr	10	a, b, c	↓	↓
Müller	1986	113	kpr	10	a, b	↓ ?	–
Bellantone	1988	91	kpr	7	d	↓ *	–
Smith	1988	92	kpr	12	a, b, c	–	–
Fan	1989	40	kpr	14	a	–	–

*Signifikanz bei mangelernährten Patienten

a Ösophagusresektionen   b Magenresektionen
c Darmresektionen   d diverse Eingriffe
k kontrolliert   p prospektiv
r randomisiert   ret retrospektiv

Mullen et al. 1980; Smale et al. 1981; Müller et al. 1982; Bellantone et al. 1988); in 3 Studien führte die Ernährungstherapie auch zu einer signifikanten Reduktion der postoperativen Mortalität (Mullen et al. 1980; Smale et al. 1981; Müller et al. 1982). Leider können gegen einige Studien gravierende methodische Einwände vorgebracht werden: So ist die Zuordnung der Patienten zu den einzelnen Gruppen nicht nachvollziehbar (Moghissi et al. 1977; Mullen et al. 1980; Smale et al. 1981), die Art der Komplikationen wird nicht präzise aufgeführt (Moghissi et al. 1977), Höhe und Dauer der postoperativen Nährstoffzufuhr werden nicht genannt oder bleiben unklar (Müller et al. 1982, 1986; Bellantone et al. 1988; Smith et al. 1988; Fan et al. 1989), die negativen Ergebnisse einer präoperativen Ernährungstherapie werden zunächst nicht erwähnt, sondern nur die positiven publiziert (Müller et al. 1982); in anderen Fällen werden prospektive Studien mit eigenen schon publizierten Studien verglichen (Starker et al. 1986). Ferner werden z. T. stark überhöhte und einseitige Nährstoffdosierungen gewählt, die den heutigen Vorstellungen über den prä- und postoperativen Kalorienverbrauch und die optimale Zusammensetzung einer Nährstoffzufuhr nicht mehr entsprechen (Müller et al. 1982; Smith et al. 1988). Außerdem wurden normalernährte Patienten zusätzlich präoperativ ernährt, offensichtlich unter der zumindest anzweifelbaren Annahme, ein normaler Ernährungsstatus lasse sich weiter verbessern. Angesichts dieser verwirrenden Lage ist es verständlich, daß in jüngster Zeit erneut der Versuch unternommen wurde, in einer großangelegten prospektiv randomisierten Studie zu einem genaueren Urteil über die Effizienz der präoperativen parenteralen Ernährung zu gelangen – die Publikation der Ergebnisse dieser Studie steht jedoch noch aus (Buzby et al. 1988 a und 1988 b; Dempsey et al. 1988). Nach derzeitigem Wissenstand muß die Effizienz einer präoperativen parenteralen Ernährung daher zurückhaltend beurteilt werden. Während es kaum zu erwarten ist, daß normalernährte Patienten von dieser Therapie profitieren werden, scheint es möglich, daß eine 7- bis 14tägige hochkalorische präoperative Ernährungstherapie bei mangelernährten Patienten zu einer Senkung der postoperativen Komplikationsrate führen kann. Derzeit können aber noch keine Empfehlungen zur Anwendung einer präoperativen Ernährungstherapie gegeben werden. Falls man sich jedoch aufgrund eigener Erfahrung und des klinischen Befunds eines Patienten für eine solche Therapie entscheidet, um z. B. die Tage der präoperativen Diagnostik und Vorbereitung für eine Ernährungstherapie zu nutzen – ohne dadurch den Operationstermin hinauszuzögern –, sollten die Auswahl der Nährstoffe und ihre Relation zueinander annähernd denen entsprechen, die z. Z. für die postoperative parenterale Ernährung empfohlen werden (Elwyn 1980; Schmitz et al. 1985 b; Behrendt 1989).

Postoperative parenterale Ernährung

In den vergangenen 15 Jahren wurde in mehreren Studien der Versuch unternommen, klinisch erkennbare Effekte einer hochkalorischen postoperativen parenteralen Ernährung zu finden, wobei v. a. an eine verminderte Komplikations- und Sterblichkeitsrate sowie an eine Verkürzung des Krankenhausaufenthalts gedacht war. Die erste kontrollierte, prospektiv randomisierte Studie führten Abel et al. aus Boston im Jahre 1976 an mangelernährten Patienten nach Operationen am offenen Herzen durch. Sie infundierten 20 Patienten über ca. 6 postoperative Tage annähernd 1 000 kcal (Glukose) und 31 g AS pro Tag; eine höhere Nährstoffzufuhr schien wegen der notwendigen Flüssigkeitsrestriktion nicht möglich. 24 Patienten einer Kontrollgruppe wurden postoperativ nicht parenteral ernährt. Zwar konnten die Patienten beider Gruppen ab dem 3. postoperativen Tag wieder essen; sie litten aber unter erheblicher Inappetenz, so daß sie nur etwa 400–800 kcal/Tag zu sich nahmen. Positive Ergebnisse der parenteralen Zusatzernährung sahen die Autoren nicht: So war die Komplikationsrate im Trend eher höher (16 vs. 7 Patienten), und die Mortalitätsrate (4 vs. 3 Patienten) sowie die Dauer der stationären Behandlung (18,7 vs. 17,5 Tage) waren in beiden Gruppen vergleichbar.

Ein Jahr später berichteten Holter u. Fischer (1977) aus Boston über eine kontrollierte, prospektiv randomisierte Studie, in der sie 30 Patienten 3 Tage vor und 10 Tage nach großen abdominalchirurgischen Tumoroperationen parenteral ernährten (30 kcal als Glukose und 1 g AS pro kg KG und Tag); 26 Patienten dienten als Kontrollgruppe und wurden nicht ernährt. Die Patienten beider Gruppen hatten in den 2–3 Monaten vor der Operation im Durchschnitt mehr als 5 kg an Gewicht verloren. Die Autoren sahen bei den parenteral ernährten Patienten weder eine signifikante Verringerung kleinerer oder größerer Komplikationen noch eine verminderte Mortalität. Allerdings nahmen die meisten der parenteral ernährten Patienten im postoperativen

Verlauf an Gewicht zu, während die Patienten der Kontrollgruppe üblicherweise an Gewicht verloren.

Preshaw et al. aus Calgary stellten 1979 eine Untersuchung vor, die sie an Patienten nach einer elektiven Kolonresektion durchgeführt hatten: 24 Patienten wurden über einen präoperativen Tag und 5 postoperative Tage hochkalorisch parenteral ernährt (ca. 45 kcal als Glukose und Fett und 1 g AS pro kg KG und Tag). 23 Patienten der Kontrollgruppe wurden nicht ernährt. 10–14 Tage nach der Operation wurden die Anastomosen radiologisch überprüft. Es zeigte sich, daß bei 8 Patienten der Ernährungsgruppe, aber nur bei 4 Patienten der Kontrollgruppe eine Leckage bestand, an deren Folge jedoch kein Patient starb. Wurden nur diejenigen Patienten berücksichtigt, die präoperativ einen größeren Gewichtsverlust erlitten hatten, zeigte sich ebenfalls kein günstiger Effekt der Ernährungstherapie.

Collins et al. (1978) sowie Young u. Hill (1980) aus Leeds publizierten die Ergebnisse einer prospektiv randomisierten Studie, die sie an Patienten nach abdominoperinealen Rektumexstirpationen oder totalen Proktokolektomien vorgenommen hatten (Abb. 3). Die Autoren bildeten 3 Gruppen zu je

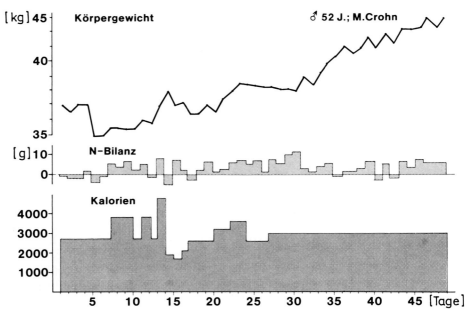

Abb. 3. Einfluß einer hochkalorischen postoperativen parenteralen Ernährung auf die Dauer der perinealen Wundheilung und des Krankenhausaufenthalts bei Patienten mit abdominoperinealer Rektumexstirpation bzw. Proktokolektomie. Die **Kreuze** repräsentieren Patienten mit hochdosierter parenteraler Ernährung, die **offenen Kreise** Patienten mit ausschließlicher AS-Zufuhr und die **gefüllten Kreise** Patienten, die postoperativ ausschließlich Elektrolytlösungen erhalten hatten. Es ist erkennbar, daß bei den Patienten mit hochdosierter parenteraler Ernährung die Wundheilung und der Krankenhausaufenthalt deutlich kürzer waren. (Mod. nach Collins 1978)

11 Patienten; diese erhielten über 13 Tage entweder eine hochkalorische parenterale Ernährung (36 kcal aus Glukose und 1,25 g AS pro kg KG und Tag) oder nur Aminosäuren (1,25 g/kg KG und Tag) oder ausschließlich Elektrolytlösungen. Ab dem 4.–6. postoperativen Tag durften die Patienten sämtlicher Gruppen wieder essen. Während kein Patient an den Folgen der Operation starb, war jedoch bei den hochkalorisch ernährten Patienten die Wundheilung signifikant schneller (21 vs. 75 vs. 43 Tage), die Anzahl der Wundinfektionen reduziert (3 vs. 7 vs. 8 Patienten) und die Zeit des Krankenhausaufenthalts kürzer (22 vs. 27 vs. 28 Tage).

Eine Verkürzung des Krankenhausaufenthalts beobachteten auch Askanazi et al. (1986) aus New York, als sie 22 Patienten nach einer radikalen Zystektomie über 7 Tage mit ca. 35 kcal (Glukose oder Glukose und Fett) und 1,75–2,5 g AS, jeweils pro kg KG und Tag, ernährten. 13 Patienten erhielten nur 400 kcal/Tag als Glukose. Bei dieser Studie handelt es sich um eine retrospektive Auswertung einer ursprünglich zu einem anderen Zweck prospektiv randomisiert durchgeführten Untersuchung. Die Hospitalisationsdauer der ernährten Patienten war mit 17 gegenüber 24 Tagen signifikant kürzer. Die Rate an Wundheilungsstörungen oder Sepsis war in beiden Gruppen gering bzw. null.

Thompson et al. aus Pittsburgh stellten 1981 eine Studie vor, in der Patienten vor und nach abdominalchirurgischen Tumoroperationen untersucht worden waren. 20 Patienten, die weniger und 9 Patienten, die mehr als ca. 5 kg an Gewicht in den letzten 3–6 Monaten vor der Operation verloren hatten, erhielten postoperativ keine Ernährungstherapie. 12 Patienten mit einer Gewichtsabnahme von mehr als ca. 5 kg wurden über ca. 8 prä- und 10 postoperative Tage parenteral ernährt (40–50 kcal als Glukose und 1,2 g AS, jeweils pro kg KG und Tag). Man fand, daß die parenteral ernährten Patienten keinen weiteren Gewichtsverlust aufwiesen, während v. a. die Patienten, die bereits präoperativ stark an Gewicht verloren hatten und auch postoperativ nicht ernährt worden waren, weitere ca. 4 kg an Gewicht verloren; zwischen den Gruppen bestanden aber keine signifikanten Unterschiede hinsichtlich der postoperativen Komplikations- oder Mortalitätsrate.

Über ihre Erfahrungen mit einer hochkalorischen parenteralen Ernährung bei Patienten mit Ösophaguskarzinom berichteten Brister et al. aus Montreal im Jahre 1984. In einer retrospektiven Analyse ihres Krankengutes der Jahre 1973–1982 fanden die Autoren, daß 37 Patienten mit ca. 30 kcal (Glukose) und ca. 2 g AS pro kg KG und Tag über durchschnittlich 25 Tage ernährt worden waren. 27 andere Patienten erhielten prä- und postoperativ lediglich die übliche Krankenhauskost. 50 % sämtlicher Patienten wurden operiert. Die parenteral ernährten Patienten wiesen im Trend eine höhere Mortalität, eine längere Hospitalisation und eine signifikant höhere Pneumonierate auf. Interessanterweise zeigte sich bei einer gesonderten Analyse des Krankheitverlaufs der operierten und der nicht operierten Patienten, daß die Sterblichkeit und die Hospitalisationsdauer in diesen beiden Gruppen vergleichbar war – demnach hatte auch die Operation keinen Einfluß auf den Krankheitsverlauf genommen!

Fasth et al. (1987 a und b) aus Göteborg berichteten über eine prospektiv randomisierte Studie, in der 48 Patienten nach Darmresektionen bei benignen und malignen Erkrankungen über mindestens 7 Tage hochkalorisch parenteral ernährt wurden (45 kcal als Glukose und Fett und ca. 1,3 g AS pro kg KG und Tag). 44 Patienten einer Kontrollgruppe erhielten lediglich 16 kcal/kg KG · Tag in Form von Glukose. Es zeigte sich, daß zwischen den Gruppen weder hinsichtlich der Mortalität (je 1 Patient) noch in der Komplikationsrate (26 vs. 22 Patienten) signifikante Unterschiede bestanden. Die hochkalorische Ernährungstherapie hatte jedoch zu einem geringeren Gewichtsverlust und zu einer ausgeglichenen Stickstoffbilanz geführt.

In einer im Jahre 1989 erschienenen, sehr bemerkenswerten Arbeit berichteten Woolfson u. Smith aus Nottingham bzw. Sheffield über eine hochkalorische parenterale Ernährung nach abdominothorakalen Operationen wie Ösophagektomien, Gastrektomien, Pharyngolaryngo-Ösophagektomien sowie nach Zystektomien mit Anlage eines Ileum-Conduit. 60 Patienten erhielten ab dem 1. postoperativen Tag 35 kcal als Glukose und 1,25 g AS pro kg KG und Tag und am 2. und 5. postoperativen Tag zusätzlich 50 g Fett. 62 Patienten der Kontrollgruppe wurden lediglich 100 g Glukose pro Tag infundiert. Nach Ablauf der ersten 7 postoperativen Tage konnten die behandelnden Ärzte die Ernährungstherapie für beide Gruppen frei wählen. Überraschenderweise ergab sich für die Gruppe der hochkalorisch ernährten Patienten kein klinisch erkennbarer Vorteil: So lag die Hospitalisationsdauer bei 14 vs. 13 Tagen, jeweils 8 Patienten starben, 6 bzw. 4 Patienten wiesen eine Anastomoseninsuffizienz auf, und 7 bzw. 4 Patienten litten an Wundheilungsstörungen. Nur die Stickstoffbilanz war bei den ernährten Patienten mit −4,7 gegenüber −12,3 g/Tag günstiger. Die Autoren berechneten, daß sie ca. 1000 Patienten pro Gruppe benötigt hätten, um eine 20%ige Abweichung in einem ihrer Outcomeparameter mit einer Irrtumswahrscheinlichkeit von 5% statistisch zu sichern. Sie stellen daher die Frage, wer in der Lage sei, eine solche Untersuchung durchzuführen, denn sie benötigten für ihre Studie an 2 Zentren bereits 3 Jahre!

Abschließend soll mit 3 Beispielen auf die Effizienz der hypokalorischen parenteralen Ernährung eingegangen werden. Figueras-Felip et al. aus Barcelona veröffentlichten in den Jahren 1986 und 1988 die Ergebnisse zweier prospektiv randomisierter Studien an insgesamt 119 Patienten, die sich abdominalchirurgischen Eingriffen bei benignen und malignen Erkrankungen (1. Studie) bzw. bei ausschließlich benignen Erkrankungen (2. Studie) unterziehen mußten. Die Patienten erhielten über 5 postoperative Tage entweder 1 g Sorbit und 1 g Xylit zusammen mit 1 g AS pro kg KG und Tag oder lediglich 75 g Glukose pro Tag. In beiden Studien konnte bei den hypokalorisch ernährten Patienten nur eine verbesserte Stickstoffbilanz gefunden werden; dagegen waren die Komplikationsrate, der Gewichtsverlust und der Krankenhausaufenthalt vergleichbar.

Dagegen sahen Dickersen et al. (1986) aus Philadelphia positive Ergebnisse der hypokalorischen parenteralen Ernährung, allerdings bei einem völlig anderen Patientengut, denn sie ernährten stark übergewichtige Patienten, die an schweren Komplikationen nach abdominalchirurgischen Eingriffen litten

(Sepsis, Anastomoseninsuffizienzen, intraabdominelle Abszesse, Wundheilungsstörungen). Die Patienten wogen durchschnittlich 127 ± 60 kg – dies waren 208% des idealen Körpergewichts. Dickersen et al. infudierten in einer prospektiven Studie über durchschnittlich 48 Tage ca. 2 g Glukose und ca. 1,0 g AS pro kg KG und Tag. Wegen der Schwere der Erkrankungen und der Dauer der Behandlung war die Untersuchung einer Kontrollgruppe nicht möglich. Bei allen Patienten heilten die Wunden vollständig. Zwar verloren die Patienten pro Woche ca. 2,3 kg an Gewicht, doch waren die Stickstoffbilanzen nach 24 Tagen ausgeglichen und, bezogen auf die gesamte Behandlungszeit, mit ca. 2 g sogar leicht positiv. Angesichts dieses Ergebnisses kamen die Autoren zu der Empfehlung, eine hypokalorische Ernährung bei stark Übergewichtigen durchaus auch über längere Zeit anzuwenden.

Betrachtet man die vorliegenden Studien zur postoperativen parenteralen Ernährungstherapie im Zusammenhang (Tabelle 2), fällt auf, daß nur die Arbeit von Collins et al. aus dem Jahr 1978 über eine signifikante Verminderung der postoperativen Komplikationsrate und über einen kürzeren Heilungsverlauf parenteral ernährter Patienten berichtet. Eine verkürzte Hospitalisationsdauer, sicher auch als Zeichen eines besseren Heilungsverlaufs zu werten, fanden Askanazi et al. (1986). In keiner Arbeit wird jedoch über eine signifikant verminderte postoperative Mortalitätsrate berichtet. Angesichts dieses auf den ersten Blick enttäuschenden Ergebnisses unternahmen Detsky et al. im Jahre 1987 den Versuch, die in der Literatur vorliegenden Daten zur prä- und

Tabelle 2. Effizienz einer postoperativen parenteralen Ernährung nach abdominalen, abdominothorakalen oder thorakalen Eingriffen

Autor	Jahr	n	Studie	Dauer (Tage)	Operation	Komplikationen	Mortalität
Abel	1976	44	kpr	5–7	f	–	–
Holter	1977	56	kpr	10	d	–	–
Preshaw	1979	47	kpr	5	c	–	–
Collins	1979	33	kpr	13	c	↓	–
Thompson	1981	41	kpr	10	d	–	–
Brister	1984	64	ret	?	a	↑	–
Askanazi	1986	35	ret	7	e	↓*	–
Figueras	1986	70	kpr	5	d	–	–
Fasth	1987	92	kpr	7	c	–	–
Figueras	1988	49	kpr	5	d	–	–
Woolfson	1989	122	kpr	7	a, b	–	–

*Verkürzung des Krankenhausaufenthalts

a Ösophagusresektionen b Gastrektomien
c Darmresektionen d abdominalchirurgische Eingriffe
e Zystektomien f Herzoperationen
k kontrolliert p prospektiv
r randomisiert ret retrospektiv

postoperativen parenteralen Ernährung in Form einer „Metaanalyse" zusammenfassend statistisch aufzuarbeiten. Sie verwendeten zunächst nur Daten, die in randomisierten Studien gewonnen und in Originalarbeiten dokumentiert worden waren. Die Autoren errechneten in ihrer Analyse keine signifikanten Unterschiede hinsichtlich der postoperativen Komplikations- und Mortalitätsrate zwischen ernährten und nicht ernährten Patienten. Nur wenn zusätzlich auch Ergebnise berücksichtigt wurden, die lediglich in Abstractform, aber (noch) nicht in ausführlichen Arbeiten publiziert worden waren, konnten sie einen schwach signifikanten Vorteil für die postoperative Ernährungstherapie berechnen. Es erscheint aber mehr als fraglich, ob eine derartige „Metaanalyse" angesichts der Vielzahl der angewendeten Ernährungsregimes, der unterschiedlichen Anwendungszeiträume und der z. T. völlig verschiedenen Patientenkollektive tatsächlich sinnvoll ist und zu einem verläßlicheren Urteil über die Effizienz der postoperativen parenteralen Ernährung führt.

Dagegen ist es sicherlich erlaubt und erforderlich, an den Konzeptionen einiger Studien aus heutiger Sicht Kritik zu üben, da von praktisch allen Autoren bereits unmittelbar postoperativ eine sehr hohe und z. T. einseitige Nährstoffzufuhr gewählt wurde: Infundiert wurden im Mittel 30–35 kcal/kg KG · Tag, im wesentlichen in Form von Glukose; dies sind bei einem Körpergewicht von 75 kg täglich 2250–2625 kcal und ca. 560–650 g Glukose. In den letzten 10 Jahren haben sich unsere Vorstellungen sowohl über die Höhe des posttraumatischen Energieverbrauchs als auch über das Konzept der posttraumatischen Ernährungstherapie grundlegend gewandelt. So ist offenkundig geworden, daß auch nach größeren Operationen der Energieverbrauch nur ca. 10–20 % und selbst nach schweren Traumen nur 30–40 % über dem Ruheumsatz liegt; dies sind etwa 23–30 kcal/kg KG · Tag (Kinney 1980; Schmitz et al. 1984; Behrendt 1987; Brandi et al. 1988; Adolph u. Eckart 1990). Außerdem hat sich, u. a. beeinflußt durch Blackburns Arbeiten über die gute stickstoffsparende Wirkung einer hypokalorischen Ernährung, ein deutlicher Wandel in der Höhe der Nährstoffzufuhr an den ersten posttraumatischen Tagen vollzogen. Das heutige Konzept sieht vor, posttraumatisch ablaufende Stoffwechselumstellungen verstärkt zu beachten, mit der Kohlenhydratzufuhr vorsichtig zu beginnen, sie nur unter strikter Beachtung metabolischer Parameter stufenweise zu erhöhen und auf die Gabe von Insulin möglichst zu verzichten. Dies bedeutet die weitgehende Abkehr von festgefügten Dosierungsschemata und die Hinwendung zu einer an die Stoffwechselsituation des Einzelpatienten angepaßten Nährstoffzufuhr (Grünert 1982; Ahnefeld 1983; Eckart et al. 1989; Behrendt 1990).

Es ist bisher nicht gelungen, die Effektivität der postoperativen Ernährung anhand einfacher klinischer Beobachtungen zu belegen; man muß jedoch bedenken, daß die Fortschritte in der Operations- und Anästhesietechnik, der prä- und postoperativen Vorbereitung und Überwachung bei Standardeingriffen inzwischen zu einer außerordentlich hohen Sicherheit für die Patienten geführt haben. Hinzu kommt, daß die postoperative Ernährung nur einen eher bescheidenen Platz in der Gesamttherapie einnimmt und daher kaum in der Lage sein wird, nach elektiven, unkompliziert verlaufenden Eingriffen den postoperativen Verlauf entscheidend zu verbessern. An leicht zu messenden positiven Effekten der postoperativen Ernährungstherapie bleiben daher im

Empfehlungen zur parenteralen Ernährungstherapie

I. Parenterale Ernährung als Routinetherapie

1. Bei Unfähigkeit, Nährsubstrate aus dem Gastrointestinaltrakt zu resorbieren (ausgedehnte Dünndarmresektionen, Dünndarmerkrankungen, schwere Diarrhöen, Strahlenenteritis, unbeeinflußbares Erbrechen);
2. bei hochdosierter Chemotherapie, Bestrahlung und Knochenmarkstransplantation;
3. bei mittelschwerer bis schwerer aktuer Pankreatitis;
4. bei schwerer Mangelernährung und mangelhafter Darmfunktion;
5. bei schwerer Katabolie mit oder ohne Mangelernährung, wenn nicht mit einer ausreichenden Darmfunktion innerhalb von 5–7 Tagen zu rechnen ist.

II. Parenterale Ernährung als hilfreiche Therapie

1. Nach ausgedehnten chirurgischen Eingriffen, wenn eine ausreichende enterale Ernährung nicht innerhalb von 7–10 Tagen erreicht werden kann;
2. nach mittelschwerem Streß, wenn eine enterale Ernährung nicht innerhalb von 7–10 Tagen erreicht werden kann;
3. bei enterokutanen Fisteln;
4. bei entzündlichen Darmerkrankungen;
5. bei Schwangerschaftserbrechen;
6. bei mäßig mangelernährten Patienten über 7–10 Tage vor einem invasiven internistischen (z. B. Chemotherapie) oder chirurgischen Eingriff;
7. bei Patienten, bei denen eine enterale Ernährung nicht innerhalb von 7–10 Tagen erreicht werden kann;
8. bei Patienten mit entzündlichen Darmadhäsionen oder Darmobstruktionen;
9. bei Patienten mit Chemotherapie.

III. Parenterale Ernährung von begrenztem Wert

1. Geringfügiger Streß, leichtes Trauma bei normal ernährten Patienten, wenn eine ausreichende Darmfunktion innerhalb von 10 Tagen zu erwarten ist;
2. postoperativ beim normal ernährten Patienten, wenn eine ausreichende Darmfunktion innerhalb von 7–10 Tagen zu erwarten ist;
3. bei sicher oder wahrscheinlich unheilbarem Leiden.

IV. Wann eine parenterale Ernährung nicht eingesetzt werden sollte

1. Bei Patienten mit normaler Darmfunktion;
2. wenn eine parenterale Ernährung für weniger als 5 Tage erforderlich ist;
3. vor Notfalloperationen;
4. bei Patienten, die eine parenterale Ernährungstherapie nicht wünschen;
5. bei Patienten mit extrem schlechter Prognose;
6. wenn die Risiken der parenteralen Ernährung ihren wahrscheinlichen Nutzen übersteigen.

wesentlichen abgeschwächte postoperative Gewichtsverluste und günstigere Stickstoffbilanzen.

Angesichts dieser Situation darf es nicht verwundern, daß die routinemäßige Anwendung der parenteralen Ernährung immer wieder kritisch kommentiert wurde. So schrieb Lawson bereits vor 25 Jahren: „There does not seem to be any justification for its use in straightforward surgical problems, and it should be reserved for the preoperative correction of established deficiencies secondary to obstructing lesions of the oesophagus and the postoperative management of complicated surgery" (Lawson 1965). In den letzten Jahren kamen sowohl einzelne Autoren wie Koretz (1984, 1986), Allison (1989) und Eckart (1990) als auch namhafte amerikanische Gremien wie der ASPEN Board of Directors (1986; s. Tabelle 3) und das Health and Public Policy Committee of the American College of Physicians (1987) zu einer zurückhaltenden Bewertung einer routinemäßigen postoperativen parenteralen Ernährung; die in der Übersicht (s. S. 167) gegebenen, gut nachvollziehbaren Empfehlungen der American Society of Parenteral and Enteral Nutrition (1986) rufen den behandelnden Arzt auf, sich verstärkt den Belangen des einzelnen Patienten zuzuwenden und sich entsprechend dessen Ernährungszustand und Erkrankung für eine differenzierte Ernährungstherapie zu entscheiden.

Literatur

Abel RM, Fischer JE, Buckley MJ, Barnett GO, Austen WG (1976) Malnutrition in cardiac surgical patients. Results of a prospective, randomized evaluation of early postoperative parenteral nutrition. Arch Surg 111: 45–50

Adolph M, Eckart J (1990) Der Energiebedarf operierter, verletzter und septischer Patienten. Infusionstherapie 17: 5–16

Ahnefeld FW (1983) Der Postaggressionsstoffwechsel. Infusionstherapie 10: 232–242

Allison SP (1989) Editorial – Audit of parenteral nutrition. Clin Nutr 8: 1

American Society of Parenteral and Enteral Nutrition – Board of Directors (1986) Guidelines for use of total parenteral nutrition in the hospitalized adult patient. JPEN 10: 441–445

Askanazi J, Hensle TW, Starker PM, Lockhart SH, Lasala PA, Olsson C, Kinney JM (1986) Effect of immediate postoperative nutritional support on length of hospitalisation. Ann Surg 203: 236–239

Behrendt W (1987) Zur Zuverlässigkeit von Schätzungen des Energieverbrauchs polytraumatisierter und langzeitbeatmeter Patienten. Aktuel Chir 22: 187–191

Behrendt W (1989) Posttraumatische parenterale Ernährung. Anaesth Intensivmed 30: 68–74

Behrendt W (1990) Influence of stress on the endocrine system and nutritional support in surgical patients. In: Müller MJ, Danforth E, Burger AG, Siedentopp U (eds) Hormones and nutrition in obesity and cachexia. Springer, Berlin Heidelberg New York Tokyo, pp 123–138

Bellantone R, Doglietto GB, Bossola M, Pacelli F, Negro F, Sofo L, Crucitti F (1988) Preoperative parenteral nutrition in the high risk surgical patient. JPEN 12: 195–197

Blackburn GL, Flatt JP, Clowes GHA, O'Donnell TE (1973) Peripheral intravenous feeding with isotonic amino acid solutions. Am J Surg 125: 447–454

Body JJ, Richard V, Pector JC, Lemaire A, Deshparsk S, Verhaye E, Borkowski A, Mounier F (1989) Septicemias in cancer patients during parenteral nutrition: Contributing factors and detection by weekly blood cultures. Clin Nutr 8: 191–195

Brandi LS, Oleggini M, Lachi S, Fredianii M, Bevilacqua F, Mosca F, Ferrannini E (1988) Energy metabolism of surgical patients in the early postoperative period: A reappraisal. Crit Care Med 16: 18–22

Brister SJ, Chiu RCJ, Brown RA, Mulder DS (1984) Clinical impact of intravenous hyperalimentation on esophageal carcinoma: is it worthwhile? Ann Thorac Surg 6: 617–621

Burke JF, Wolfe RR, Mullany CJ, Mathews DE, Bier DM (1979) Glucose requirements following burn injury. Parameters of optimal glucose infusions and possible hepatic and respiratory abnormalities following excessive glucose intake. Ann Surg 190: 274–285

Buzby GP (1988) Introduction. Am J Clin Nutr 47: 351

Buzby GP, Williford WO, Peterson OL, Crosby LO, Page CP, Reinhardt GF, Mullen JL (1988 a) A randomized clinical trial of total parenteral nutrition in malnourished surgical patients: the rationale and impact of previous clinical trials and pilot study on protocol design. Am J Clin Nutr 47: 357–365

Buzby GP, Knox LS, Crosby LO et al. (1988 b) Study protocol: a randomized clinical trial of total parenteral nutrition in malnourished surgical patients. Am J Clin Nutr 47: 366–381

Church JM, Hill GL (1988) Impaired glucose metabolism in surgical patients improved by intravenous nutrition: assessment by the euglycemic-hyperinsulinemic clamp. Metabolism 37: 505–509

Collins JP, Oxby CB, Hill GL (1978) Intravenous amino acids and intravenous hyperalimentation as protein-sparing therapy after major surgery. Lancet I: 788–791

Davies JWL, Lambke L-O, Liljedahl S-O (1977) Metabolic studies during the successful treatment of three adult patients with burns covering 80–85 % of the body surface. Acta Chir Scand [Suppl] 468: 25–60

Dempsey DT, Mullen JL, Buzby GP (1988) The link between nutritional status and clinical outcome: can nutritional intervention modify it? Am J Clin Nutr 47: 352–356

Detsky AS, Baker JP, O'Rourke K, Goel V (1987) Perioperative parenteral nutrition: A meta-analysis. Ann Int Med 107: 195–203

Dickerson RN, Rosato EF, Mullen JL (1986) Net protein anabolism with hypocaloric parenteral nutrition in obese stressed patients. Am J Clin Nutr 44: 747–755

Dudrick SJ, Wilmore DW, Vars HM, Rhoads JE (1968) Long-term parenteral nutrition with growth development, and positive nitrogen balance. Surgery 64: 134–142

Dudrick SJ, Wilmore DW, Vars HM, Rhoads JE (1969) Can intravenous feeding as the sole means of nutrition support growth in the child and restore weight loss in an adult? An affirmative answer. Ann Surg 169: 974–984

Eckart J, Neeser G (1990) Kosten und Effizienz der künstlichen Ernährung. In: Wolfram G, Eckart J, Adolph M (Hrsg) Künstliche Ernährung. Indikationen, Monitoring, Komplikationen, indirekte Kalorimetrie, stabile Isotope. Karger, Basel München Paris London New York (Beiträge zur Infusionstherapie, Bd 25, S. 80–99)

Eckart J, Neeser G, Adolph M (1989) Metabolische Nebenwirkungen der parenteralen Ernährung. Infusionstherapie [Suppl 1] 16: 55–64

Elwyn DH (1980) Nutritional requirements of adult surgical patients. Crit Care Med 8: 9–20

Fan ST, Lau WY, Wong KK, Chan YPM (1989) Preoperative parenteral nutrition in patients with oesophageal cancer: a prospektive, randomized clinical trial. Clin Nutr 8: 23–27

Fasth S, Holten L, Magnusson O, Nordgren S, Warnold L (1987 a) Postoperative complications in colorectal surgery in relation to preoperative clinical and nutritional stage and postoperative nutritional treatment. Int J Colorect Dis 2: 87–92

Fasth S, Holten L, Magnusson O, Nordgren S, Warnold I (1987 b) The immediate and longterm effects of postoperative total parenteral nutrition on body composition. Int J Colorect Dis 2: 139–145

Figueras-Felip J, Rafecas-Renau A, Sitges-Serra A, Puig-Gris P, Pi-Siques F, Colomer J, Bianchi-Cardona A (1986) Does peripheral hypocaloric parenteral nutrition benefit the postoperative patient? Results of a multicentric randomized trial. Clin Nutr 5: 117–121

Figueras J, Puig P, Rafecas A, Bianchi A, Hernadez F, Pi F, Colomer J (1988) Postoperative hypocaloric parenteral nutrition. A study in patients without neoplasm. Acta Chir Scand 154: 435–438

Grünert A (1982) Voraussetzungen zur effizienten Energiebereitstellung und Verwertung. Klin Ernähr 7: 47–59

Health and Public Policy Committee, American College of Physicians (1987) Perioperative parenteral nutrition. Ann Int Med 107: 252–253

Heatley RV, Williams RHP, Lewis MH (1979) Pre-operative intravenous feeding – a controlled trial. Postgrad Med J 55: 541–545

Holter AR, Fischer JE (1977) The effects of perioperative hyperalimentation on complications in patients with carcinoma and weight loss. J Surg Res 23: 31–34

Kinney JM (1980) The application of indirect calorimetrie to clinical studies: In: Kinney JM (ed) Assessment of energy metabolism in health and disease. Report on the First Ross Conference on Medical Research. Ross Laboratories, Columbus/OH, pp 42–48

Koretz RL (1984) What supports nutritional support? Dig Dis Sci 29: 577–588

Koretz RL (1986) Nutritional support: how much for how much? Gut 27: 85–95

Lawson LJ (1965) Parenteral nutrition in surgery. Br J Surg 52: 795–799

Lee B, Chang RWS (1989) Low catheter sepsis rate in a hospital-wide nutrition support service. Clin Nutr 8: 187–190

Liljedahl S-O (1977) Die intravenöse Ernährung bei Verbrennungen. In: Wretlind A, Frey R, Eyrich K, Makowski H (Hrsg) Fettemulsionen in der parenteralen Ernährung. Springer, Berlin Heidelberg New York (Anaesthesiologie und Wiederbelebung, Bd 103, S 121–132)

Lim STK, Choa RG, Lam KH, Wong J, Ong GB (1981) Total parenteral nutrition versus gastrostomy in the preoperative preparation of patients with carcinoma of the oesophagus. Br J Surg 68: 69–72

MacFadyen BV, Dudrick SJ, Ruberg RL (1973) Management of gastrointestinal fistulas with parenteral hyperalimentation. Sugery 74: 100–105

Moghissi K, Hornshaw J, Teasdale PR, Dawes EA (1977) Parenteral nutrition in the carcinoma of the oesophagus treated by surgery: nitrogen balance and clinical studies. Br J Surg 64: 15–128

Mullen JL, Buzby GP, Waltman MT, Gertner MH, Hobbs ChL, Rosato EF (1979) Prediction of preoperative morbidity and mortality by preoperative nutritional assessment. Surg Forum 30: 80–82

Mullen JL, Buzby GP, Matthews DC, Smale BF, Rosato EF (1980) Reduction of operative morbidity and mortality by combined preoperative and postoperative nutritional support. Ann Surg 192: 604–613

Müller JM, Brenner U, Dienst C, Pichlmaier (1982) Preoperative parenteral feeding in patients with gastrointestinal carcinoma. Lancet I: 68–71

Müller JM, Lynch J, Keller HW, Walter M (1985) Advances in sepsis and trauma research. Clinical developments. In: Bozzetti F, Dionigi R (eds) Nutrition in cancer and trauma sepsis. Karger, Basel München Paris London New York, pp 158–176

Müller JM, Keller HW, Brenner U, Walter M, Holzmüller W (1986) Indications and effect of preoperative parenteral nutrition. World J Surg 10: 53–63

Preshaw RM, Attisha RP, Hollingsworth WJ, Todd JD (1979) Randomized sequential trial of parenteral nutrition in healing of colonic anastomoses in man. Can J Surg 22: 437–439

Schmitz JE, Lotz P, Kilian J, Grünert A, Ahnefeld FW (1984) Untersuchungen zum Energieverbrauch und zur Energieversorgung beatmeter Intensivpatienten. Infusionstherapie 11: 100–108

Schmitz JE, Dölp R, Altemeyer KH, Grünert A, Ahnefeld FW (1985 a) Parenterale Ernährung: Stoffwechsel und Substrate. Arzneimitteltherapie 3: 162–172 (1985)

Schmitz JE, Dölp R, Grünert A, Ahnefeld FW (1985 b) Parenterale Ernährung: Konzepte und Überwachung. Arzneimitteltherapie 3: 210–214

Smale BF, Mullen JL, Buzby GP, Rosato EF (1981) The efficacy of nutritional assessment and support in cancer surgery. Cancer 47: 2375–2381

Smith RC, Hartemink R (1988) Improvement of nutritional measures during preoperative parenteral nutrition in patients selected by the Prognostic Nutritional Index: a randomized controlled trial. JPEN 12: 587–591

Starker PM, LaSala PA, Askanazi J, Gump FE, Forse RA, Kinney JM (1983) The response to TPN. A form of nutritional assessment. Ann Surg 198: 720–724

Starker PM, LaSala, Askanazi J, Todd G, Hensle TW, Kinney JM (1986) The influence of preoperative total parenteral nutrition upon morbidity and mortality. Surg Gynecol Obstet 162: 569–574

Studley H (1936) Percentage of weight loss. A basic indicator of surgical risk in patients with chronic peptic ulcer. JAMA 106: 458–460

Thompson BR, Julian TB, Stremple JF (1981) Perioperative total parenteral nutrition in patients with gastrointestinal cancer. J Surg Res 30: 497–500

Wolfe RR, O'Donnell TF, Stone MD, Richmand DA, Burke JF (1980) Investigation of factors determining the optimal glucose infusion rate in total parenteral nutrition. Metabolism 29: 892–900

Woolfson AMJ, Smith JAR (1989) Elective nutritional support after major surgery: a prospective randomised trial. Clin Nutr 8: 15–21

Young GA, Hill GL (1980) A controlled study of protein-sparing therapy after excision of the rectum. Effects of intravenous amino acid and hyperalimentation on body composition and plasma amino acids. Ann Surg 192: 183–191

Die Indikation zur künstlichen Ernährung

M. Heberer

Die künstliche Ernährung – parenteral wie auch über enterale Sonden – ist mit Risiken, unerwünschten Wirkungen und Kosten verbunden. Die Indikation bedarf deshalb einer rationalen Grundlage: Die Wirksamkeit der Behandlung in bezug auf ein konkret definiertes Behandlungsziel, ein günstiges Verhältnis von Nutzen zu Risiko sowie eine akzeptable Kosten-Nutzen-Relation sollten bewiesen sein. Diese Grundsätze sind zwar allgemein anerkannt, finden aber nicht immer ausreichende Berücksichtigung.

Gerade bei Untersuchungen zur Wirksamkeit der prä- und postoperativen parenteralen Ernährung wurden unterschiedliche Behandlungsziele oft derart vermischt, daß Aussagen zur Effektivität dieser Behandlung bis heute nicht zweifelsfrei gemacht werden können. Zu Recht wird dieses Problem in einem separaten Beitrag dieses Buches kritisch herausgestellt (s. Beitrag Behrendt).

Diese Problematik der perioperativen parenteralen Ernährung sollte nicht übersehen lassen, daß die Wirksamkeit der künstlichen Ernährung bei anderen Indikationen, einschließlich der langdauernden Nahrungskarenz in der postoperativen Phase, zweifelsfrei gesichert ist. Diese Auffassung soll im folgenden begründet werden. Dazu erscheint es sinnvoll, auf eine Systematik der Indikationen zur künstlichen Ernährung zurückzugreifen [8], welche spezielle Indikationen je nach therapeutischer Zielsetzung einer von 3 übergeordneten Indikationsgruppen zuordnet.

Substitutive oder supplementierende Indikation

Besteht das Ziel der Ernährungstherapie darin, eine für längere Zeit unterbrochene natürliche Nahrungsaufnahme zu ersetzen, so ist die Wirksamkeit der vollständigen parenteralen Ernährung seit den klassischen Untersuchungen von Dudrick eindeutig belegt [4]. Neuere Berichte zur ambulanten Langzeiternährung bei Malresorption [1, 3] sowie zur parenteralen und enteralen Ernährung beim Kurzdarmsyndrom [11] haben diese klassischen Befunde bestätigt. Auch der Einsatz der parenteralen und enteralen Ernährung bei neurochirurgischen [18] und schwerverbrannten Patienten [14], die ihren Nährstoffbedarf nicht auf natürlichem Wege decken können, entspricht einer substitutiven oder supplementierenden Indikation, deren Wirksamkeit außer Frage steht.

Bei substitutiver Indikation muß der Wirksamkeitsnachweis somit nicht mehr für die künstliche Ernährung als Therapieprinzip, wohl aber für das jeweils gewählte Ernährungsregime gefordert werden: Kontrollgruppen im Sinne einer Nulldiät sind ethisch nicht akzeptabel, vielmehr muß anhand der Kriterien des Ernährungszustands nachgewiesen werden, daß ein spezielles Regime in einer bestimmten Stoffwechselsituation adäquat ist.

Therapeutische Indikation

Grundsätzlich anderes gilt für die therapeutische Indikation, bei der die künstliche Ernährung einem Pharmakon entsprechend zur primären oder adjuvanten Behandlung mit konkreter therapeutischer Zielsetzung eingesetzt wird. Auf dieser Ebene muß anhand klinischer Kriterien aufgezeigt werden, daß beispielsweise eine präoperative Ernährungstherapie im Vergleich zu einer unbehandelten Kontrollgruppe die Häufigkeit postoperativer Komplikationen mindert, daß eine parenterale oder enterale Ernährung der medikamentösen Therapie des M. Crohn zumindest ebenbürtig ist oder daß Verschlußrate, Morbidität und Letalität bei gastrointestinalen Fisteln unter einer geeigneten Ernährungstherapie günstiger als ohne diese Behandlungsmaßnahme sind. Zur Begründung eines therapeutischen Einsatzes der Ernährungstherapie dürfen im Gegensatz zur substitutiven Indikation nur klinische Kriterien akzeptiert werden.

Ziel der präoperativen parenteralen Ernährung ist die durch eine Verbesserung des Ernährungszustands vermittelte Senkung von postoperativer Morbidität und Letalität. Der Wirksamkeitsnachweis wurde in letzter Konsequenz bislang nicht erbracht (s. Beitrag Behrendt). Allerdings wurde die präoperative Ernährungstherapie in zahlreichen Studien bei gut- und schlechternährten Patienten gleichermaßen eingesetzt (keine geeignete Patientenselektion); die präoperative Ernährungsdauer war mit weniger als 7 Tagen oftmals zu knapp gewählt, und auch die Ernährungsregime waren in vielen Untersuchungen nicht optimal (z. B. Belastung durch übermäßig hohe Kalorienzufuhr entsprechend dem alten „Hyperalimentationskonzept"). Berücksichtigt man diese Probleme der Studien zur präoperativen Ernährung, so erstaunt es eher, daß einige Untersuchungen doch zur Auffassung gelangten, präoperative parenterale Ernährung könne zumindest in Untergruppen mangelernährter Patienten vor größeren Eingriffen nützlich sein [6, 16]: Schließlich wäre ohnehin nur bei solchen Patienten eine durch die Verbesserung des Ernährungszustands vermittelte Risikoverminderung zu erwarten! In der Tat wird diese Hypothese auch durch eine kritische Analyse statistisch und planungsmäßig geeigneter Studien der Weltliteratur gestützt [2].

Bei M. Crohn wird die künstliche Ernährung zur Aktivitätsreduktion [10, 12] und zur (Vor-)Behandlung von Fisteln [17] eingesetzt. Kontrollierte Studien zum Wirksamkeitsnachweis sowie zum Vergleich zwischen Sonden- und parenteraler Ernährung [12] fehlen. Eine Studie konnte allerdings eine Einjahresremissionsrate von 60 % in der Gruppe ohne Fisteln und von 36 % bei Patienten mit Fisteln nachweisen [13]. Wenngleich es somit Hinweise auf die

Wirksamkeit der parenteralen Ernährung beim M. Crohn im Sinne der therapeutischen Indikation gibt, so sind doch kontrollierte klinische Untersuchungen zur definitiven Klärung erforderlich.

Ähnlich problematisch ist es bis heute um den Wirksamkeitsnachweis der parenteralen Ernährung bei anderen therapeutischen Indikationen, etwa in der Onkologie, bei Organinsuffizienz von Leber, Niere und Lunge sowie bei intensivpflichtigen Patienten bestellt: beweiskräftige kontrollierte klinische Studien fehlen. Die erforderlichen Anstrengungen werden heute unternommen: Beim Wilms-Tumor konnte in einer prospektiven randomisierten Studie der Wert einer adjuvanten parenteralen Ernährung bei Chemotherapie nachgewiesen werden [15]. Weitere Therapiestudien werden derzeit international durchgeführt.

Karitative oder soziale Indikation

Bei fortgeschrittenem Tumorleiden, das chirurgischer, radiologischer oder chemotherapeutischer Therapie nicht mehr zugänglich ist, wird die Verschlechterung des Ernährungszustands infolge reduzierter Nahrungsaufnahme und tumorinduzierten Stoffwechselveränderungen zum Stigma der malignen Grunderkrankung. Unabhängig von der Erfolgsaussicht bei der Behandlung der Grundkrankheit entspricht die Indikation zur Ernährungstherapie in dieser Situation der karitativen Intention ärztlichen Handelns. Oftmals kann eine Verbesserung des subjektiven Befindens durch die künstliche Ernährung erreicht werden, auch wenn die Überlebenszeit nicht zu verlängern ist [7, 9]. Zu welchen Teilen diese subjektive Wirkung somatischen Effekten oder der Erfahrung des Patienten, daß eine Behandlung stattfindet (Placeboeffekt), zuzuschreiben ist, bleibt offen.

Zusammenfassung

Die Wirksamkeit der künstlichen Ernährung bei substitutiver Indikation ist heute unbestritten. Praktisch alle primären und adjuvanten therapeutischen Indikationen sind hingegen noch nicht durch kontrollierte klinische Studien ausreichend abgesichert, wenngleich für einige Indikationen (präoperative parenterale Ernährung, M. Crohn, gastrointestinale Fisteln, Tumorerkrankungen) das Bild an Übersicht gewinnt. Bislang wenige Untersuchungen haben allerdings die Probleme des Nutzen-Risiko- [2] und des Kosten-Nutzen-Verhältnisses [5] angesprochen.

Eine Hauptursache für den fehlenden Effizienznachweis liegt in einer unzulässigen Verknüpfung der Funktion einer Ernährungstherapie mit den kausalen Krankheitstherapien. Für Krankheiten, deren Ursache nicht ernährungsbedingt ist, kann auch die Wirkung der Ernährungstherapie nicht in Korrelation zum Heilungserfolg stehen. Daß ein Mensch ohne Nahrungszufuhr verhungert, bedarf keines weiteren Belegs; dies gilt auch für den Patienten.

Literatur

1. Bennett WG, Watson RA, Heard JK, Vesely DL (1987) Home hyperalimentation for common variable hypogammaglobulinemia with malabsorption secondary to intestinal nodular lymphoid hyperplasia. Am J Gastroenterol 82: 1091–1095
2. Detsky AS, Baker JP, O'Rourke K, Goel V (1987) Perioperative parenteral nutrition: A meta-analysis. Ann Intern Med 107: 195–203
3. DiCecco S, Nelson J, Burnes J, Fleming CR (1987) Nutritional intake of gut failure patients on home parenteral nutrition. JPEN 11: 529–532
4. Dudrick SJ, Wilmore DW, Vars HM, Rhoads JE (1968) Long term parenteral nutrition with growth, development and positive nitrogen balance. Surgery 64: 134–142
5. Eisenberg JM, Glick H, Hillman AL et al. (1988) Measuring the economic impact of perioperative total parenteral nutrition: principles and design. Am J Clin Nutr 47: 382–391
6. Fan ST, Lau WY, Wong KK, Chan YPM (1989) Pre-operative parenteral nutrition in patients with oesophageal cancer: a prospective, randomised clinical trial. Clin Nutr 8/1: 23–27
7. Fischer JE (1984) Adjuvant parenteral nutrition in the patient with cancer. Surgery 96: 578–580
8. Heberer M, Günther B (1988) Praxis der parenteralen und enteralen Ernährung in der Chirurgie, Kap 10: Effektivität und Ergebnisse. Springer, Berlin Heidelberg New York Tokyo, S. 385–394
9. Klein S, Simes J, Blackburn GL (1986) Total parenteral nutrition and cancer. Clinical trials. Cancer 58: 1378–1386
10. Lerebours E, Messing B, Chevalier B, Bories C, Colin R, Bernier JJ (1986) An evaluation of total parenteral nutrition in the management of steroid-dependent and steroid-resistant patients with Crohn's disease. JPEN 10: 274–278
11. Levy E, Frileux P, Sandrucci S et al. (1988) Continuous enteral nutrition during the early adaptive stage of the short bowel syndrome. Br. J Surg 75/6: 549–553
12. Meryn S (1986) Die Rolle der Ernährung in der Akut- und Langzeittherapie chronisch entzündlicher Darmerkrankungen. Wien Klin Wochenschr 98: 774–779
13. Ostro MJ, Greenberg GR, Jeejeebhoy KN (1985) Total parenteral nutrition and complete bowel rest in management of Crohn's disease. JPEN 9: 280–287
14. Pasulka PS, Wachtel TL (1987) Nutritional considerations for the burned patients. Surg Clin North Am 67: 109–131
15. Rickard KA, Jaeger-Godshall B, Loghmani ES et al. (1989) Integration of nutrition support into oncologic treatment protocols for high and low nutritional risk children with Wilms' tumor. A prospective randomized study. Cancer 64/2: 491–509
16. Smith RC, Hartemink R (1988) Improvement of nutritional measures during preoperative parenteral nutrition in patients selected by the prognostic nutritional index: a randomized controlled trial. JPEN 12: 587–591
17. Soeters PB (1985) Gastro-intestinal fistulas: the role of nutritional support. Acta Chir Belg 85: 155–162
18. Turner WW (1985) Nutritional considerations in the patient with disabling brain disease. Neurosurgery 16: 707–713

Zusammenfassung der Diskussion

Vorbemerkung

Im Anhang sind Übersichten und Zusammenstellungen zu den Kohlenhydraten, Fettemulsionen und zur Überwachung zusammengefaßt. Vor allem für die Kohlenhydrate sind die Probleme und Nebenwirkungen, die sich aus Kohlenhydratintoleranzen ergeben, und die sich daraus ergebenden Schlußfolgerungen ausführlich dargestellt.

Fruktoseintoleranz

Frage:

Für die vollständige parenterale Ernährungstherapie mit Einzelkomponenten wird weiterhin eine Kombinationslösung mit Fruktose, Glukose und Xylit als vorteilhafte Alternative zu reinen Glukoselösungen empfohlen. Welche Überlegungen liegen der Empfehlung der Anwendung der Kombinationslösungen zugrunde, und kann man das Risiko abschätzen, welches sich aus der möglicherweise vorhandenen Fruktoseintoleranz ergeben könnte? Gibt es einen Test, die Unverträglichkeit gegenüber Fruktose vor der Anwendung dieser Lösung auszuschließen?

Antwort:

Es hat sich bewährt, bei bewußten Patienten vor der Infusion von fruktosehaltigen Lösungen anamnestisch nach der Verträglichkeit von Obst und gesüßten Speisen (z. B. Kaffee mit Zucker?) zu fragen. Einen gewissen Hinweis kann auch ein völlig kariesfreies Gebiß geben. Bei bewußtlosen Patienten, bei denen anamnestische Daten fehlen, kann ein Fruktoseintoleranztest durchgeführt werden. Unter Zufuhr einer definierten Menge an Fruktose erfolgt eine engmaschige Kontrolle der Glukosekonzentration im Plasma (FIT-Test). Bei Fruktoseintoleranz ist ein deutlicher Blutglukoseabfall, verbunden mit einer Laktatazidose, zu erwarten. Eine zusätzliche Information ergibt sich aus der gleichzeitigen Bestimmung der Fruktosekonzentration, die wegen des fehlenden Fruktosemetabolismus erhöht ist.

In der Infusionstherapie sind der Begriff der Kohlenhydratintoleranz jedoch allgemeiner zu fassen und die Störungen des Glukosestoffwechsels mit einzubeziehen. Das Ergebnis einer kürzlich durchgeführten Untersuchung [3], bei der perioperativ neben Elektrolyten eine 5%ige Glukoselösung infundiert worden war, zeigte, daß bei nicht selektierten postoperativen Patienten in etwa 10% der Fälle eine deutliche Hyperglykämie aufgetreten war. Auch bei der Infusion von Glukose in niedriger Dosierung muß also mit Intoleranzen und den Zeichen einer Hyperglykämie gerechnet werden. In der Literatur sind Todesfälle aufgrund eines hyperglykämisch-hyperosmolaren Komas nach Glukoseinfusion dokumentiert worden [13].

Fette

Frage:

Bei den LCT-Fettemulsionen werden 10- und 20%ige Emulsionen angeboten. Warum empfiehlt es sich, die 20%ige Emulsion zu bevorzugen?

Antwort:

Bei den 10%igen Emulsionen liegt aus Gründen der galenischen Stabilität ein erhöhter Anteil an Emulgator (Eiphospholipiden) in Relation zum Triglyzeridgehalt vor. Auffallende Konzentrationserhöhungen der Phospholipide und des Cholesterins im Plasma veranlaßten systematische Untersuchungen der Erythrozytenmembranen unter der Applikation von 10- bzw. 30%igen Fettemulsionen. Während die Membranen unter den 10%igen Fettemulsionen an Cholesterin verarmten, blieb der Cholesteringehalt bei den 30%igen Fettemulsionen, die gegenüber den 20%igen Emulsionen eine noch geringere Phospholipid-Triglyzerid-Relation aufweisen, unverändert [12, 17].

Frage:

In der Diskussion um die neuen MCT-LCT-Mischemulsionen wird als Vorteil angegeben, daß der MCT-Anteil unabhängig von Karnitin in die Mitochondrien eingeschleust wird. Bedeutet das wirklich einen Vorteil für die Energiebereitstellung?

Antwort:

Nach den heute vorliegenden Daten werden die mittelkettigen Triglyzeride tatsächlich etwas schneller oxidativ umgesetzt als die langkettigen. Injiziert man radioaktiv markierte Triglyzeride einmalig als Bolus, so werden von den MCT 50%, von den LCT knapp unter 40% innerhalb von 24 h oxidiert [1]. Unter Steady-state-Bedingungen bei Langzeitinfusion sind die entsprechenden Oxidationsraten geringer: 30% bei MCT und 18% bei LCT. Die höhere Verbrennungsrate der MCT macht sich aber bei der praktischen Anwendung der Mischemulsionen nicht bemerkbar, da es gleichzeitig zu einer reduzierten

Oxidation der LCT kommt. Damit ist die reale Energiebereitstellung bei den Mischemulsionen etwa gleich derjenigen mit LCT [9].

Frage:

Was passiert mit den mittelkettigen Triglyzeriden, die nicht gleich oxidiert werden? Angeblich können MCT im menschlichen Organismus nicht gespeichert werden.

Antwort:

Mittelkettige Fettsäuren werden tatsächlich nicht als solche in das Depotfett eingebaut. Durch radioaktive Markierung ist aber inzwischen erwiesen, daß auch aus MCT eine Speicherung im Fettgewebe erfolgt, insbesondere in Palmitinsäure, aber auch in anderen Fettsäuren [5]. Ob sich neben der quantitativen Zunahme daraus langfristig eine Änderung in der Zusammensetzung des Depotfetts ergeben kann, ist nicht bekannt, aber auch eher unwahrscheinlich. Die über die oxidierte Menge hinausgehende Zufuhr von MCT kann aber den relativen Gehalt an Linolsäure durch diese endogene „Verdünnung" erniedrigen.

Frage:

Neugeborene und wohl auch Frühgeborene decken einen wesentlich höheren Anteil ihres Energieumsatzes aus der Fettsäurenverbrennung als Erwachsene. Könnte sich daraus eine besondere Indikation für MCT-haltige Emulsionen in der Pädiatrie ergeben?

Antwort:

Der Anteil der Fettverbrennung an der Energiebereitstellung hängt in hohem Maße von der Glukosezufuhr ab: Wird keine Glukose zugeführt, verbrennt das Neugeborene zu 90% Fett, führt man 15 g/kg · Tag Glukose zu, geht die Fettverbrennung auf einen nicht weiter senkbaren Anteil von 25% zurück. Unter gleicher Glukosezufuhr hat Paust in einer vergleichenden Untersuchung einer LCT- und einer MCT-LCT-Emulsion bei Neugeborenen gefunden, daß sich die Oxidationsraten der beiden Fettemulsionstypen nicht unterschieden [7]. Das ist ein bemerkenswerter Befund, wenn man ihn mit den Ergebnissen aus Untersuchungen an Erwachsenen vergleicht. Ob es sich möglicherweise um einen altersspezifischen Unterschied in der Fettoxidation handelt, ist gegenwärtig noch nicht zu beantworten. Ein ungeklärtes Problem ist die Hauptsache für die Zurückhaltung der meisten Pädiater gegenüber MCT: Fettsäuren mit der Kettenlänge C8 und C10 haben nachgewiesenermaßen neurotrope und neurotoxische Wirkungen, was für die Altersgruppe der Früh- und Neugeborenen von besonderer Bedeutung sein könnte.

Frage:

Wenn MCT gegenüber LCT leichter in die Zellen eingeschleust und dort oxidiert werden, bieten sich MCT-haltige Fettemulsionen dann nicht für die parenterale Ernährung längerfristig schwerkranker Intensivpatienten mit grenzwertiger O_2-Versorgung der Zellen an?

Antwort:

Hier muß man klar unterscheiden: Wenn wirklich ein hypoxischer Zustand vorliegt, muß die Ernährung unterbrochen werden. Eine Ernährungstherapie ist erst indiziert, wenn man voraussetzen kann, daß die zelluläre O_2-Versorgung wiederhergestellt ist. Als Meßgrößen dafür stehen auf der Intensivstation neben klinischen Befunden insbesondere der arterielle und gemischtvenöse O_2-Status und die Laktatkonzentration im Plasma zur Verfügung. Ist die O_2-Versorgung des Organismus gewährleistet, sollte eine ausgewogene bedarfsangepaßte Ernährung unter Kontrolle biochemischer Kenngrößen im Blut angestrebt werden. Der Versuch, die oxidative Energiegewinnung durch MCT-Gaben über die Substratverfügbarkeit zu steigern, kann nicht erfolgreich sein. Der Organismus oxidiert nur soviel Substrat, wie er zur ATP-Gewinnung braucht. Ein Überangebot an Nährstoffen steigert die ATP-Synthese nur insofern, als sich der ATP-Bedarf für zusätzliche Stoffwechselleistungen, wie der Lipogenese, zur Bewältigung des Überangebots erhöht. Der O_2-Verbrauch ist bei MCT-Mischemulsionen gegenüber LCT-Emulsionen allerdings deutlich erhöht [2].

Frage:

Bei der Gabe von MCT wird das Karnitinsystem als Carrier umgangen. Kann man ein bewährtes Regulationssystem ungestraft außer Kraft setzen?

Antwort:

Soweit wir wissen, hat Karnitin als Carrier für langkettige Fettsäuren nur im Zusammenhang mit der Hydrophobie eine Bedeutung, weitergehende Funktionen bei der Steuerung von Stoffwechselwegen sind nicht bekannt. Vermutlich greift man also nicht ungünstig in die Stoffwechselsituation ein, wenn man sich durch die Gabe von MCT von Karnitin unabhängig macht – jedenfalls solange nicht, wie der Bedarf an essentiellen Fettsäuren gedeckt ist. Es gibt darüber hinaus keine spezifischen Meßgrößen, mit denen negative Folgen durch unkontrollierte Überflutung der Mitochondrien mit mittelkettigen freien Fettsäuren ausgeschlossen werden können.

Frage:

Durch MCT soll die Leber weniger belastet werden als durch LCT. Was versteht man in diesem Zusammenhang unter „Leberbelastung"?

Antwort:

Die vorliegenden Daten lassen sich im wesentlichen 3 Bereichen zuordnen, für die jeweils ein Beispiel gegeben wird. Da sind zunächst die leberspezifischen Kenngrößen im Plasma, die „Leberwerte", zu nennen. In einer Langzeituntersuchung mit Cross-over-Design bei zu Hause parenteral ernährten Patienten verglich die Arbeitsgruppe von Carpentier eine MCT-LCT-Mischemulsion mit einer reinen LCT-Emulsion für jeweils 3 Monate [8]. Unter der LCT-Gabe wurden Anstiege von Bilirubin, Transaminasen und alkalischer Phosphatase beobachtet, die unter der MCT-LCT-Mischemulsion nicht oder nur in geringerem Maße auftraten. Des weiteren wurde die „Klärfunktion" des RES, an dem die Leber mit ihren Kupffer-Sternzellen beteiligt ist, mit verschiedenen Substanzen getestet, die über das RES eliminiert werden. Unter einer MCT-LCT-Infusion war sie weniger beeinträchtigt als unter einer LCT-Infusion. Von großer Bedeutung ist hierbei allerdings die Infusionsgeschwindigkeit, denn wenn LCT langsam infundiert wird, entspricht die Klärrate des RES derjenigen unter einer MCT-LCT-Infusion. Drittens zeigte die Lebermorphologie in Langzeitversuchen bei Tieren und sonographisch auch bei Menschen unter MCT-LCT weniger Veränderungen als unter LCT. Beobachtet wurde eine periportale Verfettung im Tierexperiment bzw. sonographische Veränderungen der Organgröße und -dichte bei Patienten. Schon Wretlind, der Fettemulsionen in die Therapie eingeführt hatte, berichtete über periportale Verfettungen, die sich allerdings 7 Monate nach Absetzen der Fettemulsion wieder zurückgebildet haben. Da auch nach intravenöser Zufuhr von Glukose periportale Verfettungen auftreten können, gibt diese Verfettung möglicherweise lediglich einen Hinweis auf eine Überdosierung [18].

Frage:

Aus welcher Quelle stammt MCT? Ist das Fettsäurenmuster homogen?

Antwort:

MCT stammt aus Kokosfett. Nach der Reveresterung der Fettsäuren liegen in den MCT-Emulsionen Fettsäuren mit Kettenlängen von vorwiegend C8 (50–60 %) und C10 (30–40 %) sowie geringe Mengen mit C6 (maximal 5 %) und C12 (maximal 3 %) vor.

Frage:

Die C6-, C8- und C10-Fettsäuren (Capron-, Capryl- und Caprinsäure), die als Hauptanteile bei der hydrolytischen Spaltung von MCT freigesetzt werden, haben nachgewiesenermaßen erhebliche pharmakologische Wirkungen, u. a. am ZNS. Bei intravenöser Gabe von MCT ist damit zu rechnen, daß durch intravasale Lipolyse an den Endothelien Fettsäuren freigesetzt werden. Hier liegt ein wesentlicher, ungeklärter Punkt bei der Anwendung von MCT vor, da über die pharmakologischen Auswirkungen der freigesetzten Säuren nur wenige Erkenntnisse vorliegen.

Antwort:

In einer Untersuchung zu dieser Problematik wurde das Spontan-EEG von Patienten beurteilt, die entweder kein MCT oder 0,7 oder 1,5 g/kg · Tag einer MCT-LCT-Mischemulsion erhielten. Es fanden sich keine Unterschiede zwischen den Gruppen. Zugegebenermaßen stellt das EEG ein grobes Raster für diese Fragestellung dar, und es sind sicherlich weitere Untersuchungen nötig, ehe die Bedenken, die insbesondere von pädiatrischer Seite vorgetragen werden, ausgeräumt werden können.

Frage:

Kann man zum gegenwärtigen Zeitpunkt die Anwendung von MCT-LCT-Mischlösungen empfehlen? Zeichnen sich spezifische Indikationen oder Kontraindikationen ab?

Antwort:

MCT-LCT und LCT unterscheiden sich nicht in ihrer stickstoffsparenden Wirkung und praktisch nicht in ihrer Eignung als Energiesubstrate. Bei der MCT-LCT-Mischlösung wird von einer geringeren Leberbelastung gesprochen, was aber wesentlich auch eine Frage der Gesamtdosis und der Infusionsgeschwindigkeit ist, die in den Studien teilweise deutlich von den Standards der Infusionstherapie abwichen [7]. Unklar ist auch die Bedeutung der mittelkettigen Fettsäuren. Eine generelle Empfehlung, anstelle von LCT MCT-LCT-Mischemulsionen in die parenterale Ernährung einzuführen, kann gegenwärtig nicht gegeben werden.

Frage:

Ist bei Patienten mit Niereninsuffizienz eine Substitution von Karnitin nötig?

Antwort:

Bei Dialyse- bzw. Hämofiltrationspatienten sind tatsächlich erniedrigte Plasmaspiegel bei normalen Konzentrationen in Muskulatur und Leber beobachtet worden. Aus den Plasmakonzentrationen kann man aber nicht ohne weiteres auf den Bestand im Körper schließen, zumal Karnitin ein einfaches Molekül ist, dessen Vorstufe Glutaminsäure ubiquitär vorhanden ist und für das Syntheseeinschränkungen bisher nicht bekannt geworden sind. Eine Substitution erscheint also nicht erforderlich [6, 15].

Aminosäuren

Frage:

Bei den Aminosäurenlösungen scheint die Diskussion um das Muster der Zusammensetzung weitgehend abgeschlossen zu sein. Die Amerikaner haben sich im wesentlichen den europäischen Vorstellungen angenähert, wonach Lösungen mit einem erhöhten Anteil an verzweigtkettigen Aminosäurenn keine Vorteile bringen. Von einem normalen, ausgeglichenen Pattern abweichende Aminosäurenlösungen werden nur bei 2 speziellen Indikationen empfohlen, nämlich bei der manifesten Leberinsuffizienz und bei der schweren Niereninsuffizienz. Vor Jahren wurde eine sog. Traumalösung mit einem deutlich verringerten Anteil an verzweigtkettigen Aminosäuren eingeführt. Muß man bei längerem Einsatz dieser Aminosäurenlösung mit Imbalancen rechnen?

Antwort:

Untersuchungen über mehrere Wochen, im Einzelfall über 300 Tage, zeigten, daß bei Anwendung derartiger Lösungen weder im Hinblick auf die Gesamtkonzentration noch auf das Pattern der Aminosäuren Probleme auftraten. Im Tiermodell mit Schweinen wurden bei diesem Lösungstyp im Vergleich zu einem firmeneigenen Konkurrenzprodukt eindeutig höhere Proteinsyntheseraten beobachtet [13].

Frage:

Eine pharmazeutische Firma weist darauf hin, daß der Glutaminsäuregehalt der meisten balancierten Aminosäurenlösungen gefährlich sein könnte, weil durch Glutaminsäure zerebrale Veränderungen nicht auszuschließen seien. Spielt das für die Infusionstherapie eine Rolle?

Antwort:

Glutamate, Salze der Glutaminsäure, gehören zu den auf der Welt am häufigsten verwendeten Ingredienzen zum Würzen von Speisen: Die Jahresproduktion liegt bei über 600 Tonnen. Die Neurotoxizität ist eine Frage der Dosierung und spielt bei der Verwendung der handelsüblichen Aminosäurenlösungen keine Rolle. Bei dem sog. Chinarestaurantsyndrom handelt es sich nicht um eine Glutamatunverträglichkeit, sondern um ein Pyridoxinmangelsyndrom.

Frage:

Welche Stellung kommt den Dipeptiden im Rahmen der parenteralen Ernährung zu?

Antwort:

Glutamin in die Aminosäurenlösungen aufzunehmen, bietet erhebliche galenische Probleme, die dadurch gelöst werden sollen, daß man Glutamin in Dipeptide einbaut. Auch andere Dipeptide sollen, im Vergleich zu den entsprechenden Aminosäuren, die Stickstoffbilanz in der postoperativen Phase günstig beeinflussen können. Zum gegenwärtigen Zeitpunkt müssen diese aber als ausgesprochen experimentelle Therapieformen angesehen werden, deren klinische Brauchbarkeit noch nicht zu beurteilen ist.

Frage:

Für die Dosierung von Aminosäuren gibt es in verschiedenen Quellen unterschiedliche Empfehlungen, die bis 2, ja bis 3 g/kg · Tag reichen. Welche Dosierung ist zu befürworten?

Antwort:

Bei unkompliziertem posttraumatischem Verlauf gehen wir von einer Tagesdosierung von 1 g/kg · Tag aus, die sich in Ausnahmesituationen mit extrem hohem Proteinumsatz auf 1,5 g/kg · Tag erhöhen kann. Bei 2 g/kg · Tag verlassen wir den zuträglichen Bereich; höhere Aminosäurendosierungen dürften eine zusätzliche Belastung für Leber und Niere bedeuten. In praxi ist es sicher möglich, bei normalgewichtigen erwachsenen Patienten 100 g/Tag zu infundieren.

Frage:

Welche Aminosäurenverluste entstehen bei der Hämofiltration?

Antwort:

Die Aminosäurenkonzentrationen im Ultrafiltrat liegen im Bereich von 0,1–0,2 g/l, d. h. etwa 2–5 % der zugeführten Aminosäuren gehen verloren.

Vitamine

Frage:

Nach welchen Latenzzeiten ist bei vitaminfreier Ernährung mit Mangelzuständen zu rechnen?

Antwort:

Das ist sehr unterschiedlich. Die kürzeste Latenz hat sicherlich Vitamin B_1, diskrete neurologische Symptome dürften nach 5–15 Tagen faßbar werden. Die zweitkürzeste hätte Vitamin B_2 mit einer geschätzten Latenz von 4–6 Wochen. Am anderen Ende des Spektrums stehen die fettlöslichen Vitamine. Von Vitamin A gibt es große Depots, allerdings hängt deren Mobilisierung von Zink und von der Proteinzufuhr ab. Vitamin B_{12} hat einen enterohepatischen Kreislauf; solange dieser funktioniert, kann man von einer sehr langen Latenz bis zum Auftreten von Mangelsymptomen rechnen. Berichtet wurde von 3 Jahren, z. B. nach Magenoperation.

Klinisch bedeutsam ist, daß es präoperativ latente Vitaminmangelzustände gibt, die sich in der Stoffwechselbelastung der posttraumatischen Phase nachteilig auf das Immunsystem und auf die Wundheilung auswirken. Aus technischen und finanziellen Gründen ist es praktisch unmöglich, einen kompletten Vitaminstatus aufzustellen; Plasmaspiegelbestimmungen sind nur bei gezielter Fragestellung indiziert. Einfacher und billiger ist es, Vitamine zu substituieren. Akkumulieren können ohnehin nur die fettlöslichen Vitamine; bei den empfohlenen Dosierungen ist aber auch bei diesen Vitaminen sicher nicht mit toxischen Wirkungen zu rechnen.

Energieversorgung

Frage:

Kann mit Hilfe metabolischer Meßgrößen tatsächlich der meist als Energiebedarf bezeichnete Substratumsatz des Organismus bestimmt werden?

Antwort:

Dies wurde u. a. mit radioaktiv markierter Glukose versucht. Das Problem ist nur, daß zwar die Radioaktivität in den Ausscheidungen gemessen werden kann, dies jedoch keinesfalls einen Rückschluß auf die tatsächlich umgesetzte Kohlenhydratmenge erlaubt. Es ist ja keinesfalls so, daß nur die enteral oder parenteral zugeführten Kohlenhydrate verstoffwechselt werden. Eine nicht näher definierbare Menge wird laufend aus den Depots freigesetzt, und von der radioaktiv markierten Glukose geht umgekehrt auch ein bestimmter Anteil in die Glykogenspeicher und in die Lipogenese. Über den basalen Stoffwechsel und seine physiologischen und pathologischen Varianten gibt es zahlreiche Monografien und Übersichten [4, 11].

Frage:

Ab wann wird eine alleinige Kohlenhydratzufuhr die Lipogenese so stark steigern, daß es zu einer Verfettung der Leber kommt?

Antwort:

Der für die Energiebereitstellung genutzte Kohlenhydratumsatz wird letzten Endes von der O_2-Verfügbarkeit in den Mitochondrien bestimmt. Der Kohlenhydratumsatz wird von der möglichen Oxidationsrate limitiert. Alle in den letzten Jahren durchgeführten Untersuchungen lassen bei Stoffwechselgesunden eine maximal oxidierbare Kohlenhydratmenge von ungefähr 400 g/24 h erkennen, unabhängig von der chemischen Natur der eingesetzten Kohlenhydrate.

Bei der Frage der Dosierung ist zu beachten, daß der Stoffwechsel bei traumatisierten oder septischen Patienten nicht mit dem Stoffwechsel von gesunden Probanden zu vergleichen ist.

Die Untersuchungen der letzten Jahre haben dem Fett als Bestandteil der parenteralen Ernährung einen neuen Platz zugewiesen. Durch die routinemäßige Anwendung eines Stufenplans hat sich gezeigt, daß wir eine Steigerung des Energieumsatzes und des Bedarfs an Strukturkomponenten durch die Applikation von Fett problemlos decken können. Damit kann auch die Kohlenhydratzufuhr ohne Schwierigkeiten auf 300–400 g/Tag reduziert werden.

Es gibt Vergleichsuntersuchungen von Nordenström, der gezeigt hat, daß bei einer hohen Oxidationsrate von markierten Fetten der RQ sehr niedrig ist und bei einer niedrigen Oxidationsrate der RQ dagegen hoch lag. Demnach besteht doch ein enger Zusammenhang zwischen dem Umsatz der markierten Substanzen und dem Gesamtsubstratumsatz. Die Untersuchung der Harnstoffexkretionsrate bei traumatisierten Patienten hat ergeben, daß sie bei Deckung des Substratumsatzes mit Kohlenhydraten mit etwa 400 g/Tag am niedrigsten liegt. Eine Steigerung der Kohlenhydratzufuhr bringt keine weiteren Reduktionen. Auch aus diesen Zahlen ergibt sich, daß eine maximale Zufuhr von 400 g Kohlenhydrate/Tag sinnvoll zu sein scheint. Da es sich um eine Grenzdosierung handelt, sollte man mit niedrigeren Dosen anfangen [16].

Frage:

Welcher Zusammenhang besteht zwischen der Zufuhr von Glukose und dem Verhalten der freien Fettsäuren?

Antwort:

Herr Bässler weist auf die Bedeutung des Randle-Zyklus hin. Sieht man sich die oxidative Verwertung endogener freier Fettsäuren an, so zeigt sich wieder, daß oberhalb einer Dosierung von 3 g/kg · Tag durch Kohlenhydrate der oxidative Abbau endogener freier Fettsäuren reduziert wird. Da diese aber wichtige Energieträger sind, und die ungestörte Fettoxidation für die Reservierung von Proteinen bedeutungsvoll ist, sollte Glukose möglichst so dosiert werden, daß ein großer Anteil endogener freier Fettsäuren oxidiert wird. Eckart weist aber darauf hin, daß im posttraumatischen Stoffwechsel die Lipolyse unabhängig von der Glukosezufuhr abläuft, d. h. daß bei der charakteristischen hormonellen Konstellation durch die Glukosezufuhr die endogene Lipolyse durch die exogene Glukoseapplikation nicht beeinflußt werden kann [10].

Es liegen die Daten von Nordenström u. Carpentier und von Schorr vor, die gezeigt haben, daß unter physiologischen Bedingungen die Fettsäurenoxidation um so mehr eingeschränkt wird, je mehr Glukose zugeführt wird. Der nüchterne Patient oxidiert posttraumatisch 2 mg/kg · min. Unter totaler parenteraler Ernährung erniedrigt sich die Fettsäurenoxidation auf 0,8 mg/kg · min.

Die Lipolyse wird im Postaggressionsstoffwechsel bei abnehmendem Katecholamineffekt durch hohe Insulinspiegel nach einer Glukoseapplikation reduziert. Zu überlegen wäre, ob bereits in einer frühen Phase des posttraumatischen Stoffwechsels exogen Fette zugeführt werden sollen. Prinzipiell ist dazu zu sagen, daß der Energiebedarf des Organismus in jedem Fall gedeckt wird: Werden Substrate zugeführt, kann dies durch diese geschehen, sonst müssen endogen Substanzen freigesetzt werden. Selbstverständlich decken wir den Energiebedarf durch die Zufuhr von 200 g Kohlenhydraten pro Tag nicht, der restliche Energiebedarf muß durch Lipolyse gedeckt werden. Sind keine Fettspeicher mehr vorhanden, werden anstatt dessen Proteine abgebaut. Die Untersuchungen haben jedoch gezeigt, daß die Lipolyse im Postaggressionsstoffwechsel auch bei ausreichender Energiezufuhr nicht völlig auf Null zurückgeführt werden kann. Grünert weist darauf hin, daß in der direkten postoperativen Phase durch einen hohen Katecholaminspiegel der Insulinspiegel niedrig liegt und die Lipolyse entsprechend hoch. Diese Reaktion des Organismus kann auch durch exogen zugeführte Substanzen nicht beeinflußt werden. Die Messung der Konzentrationen der freien Fettsäuren im Plasma sagt dabei nicht allzu viel aus, da die Umsatzraten entsprechend ansteigen.

Frage:

Gibt es einen Grenzwert der Glukosekonzentration im Blut (z. B. 250 mg/dl), oberhalb dessen die Zufuhr von Insulin angezeigt ist?

Antwort:

Die eigentliche Störgröße ist nicht die Insulinkonzentration, sondern die erhöhte Katecholaminkonzentration. Daraus resultiert die Depression des Insulinspiegels und die Erhöhung der Glukagonkonzentration. Eine Insulinsubstitution stellt also keine kausale Therapie dar, wird aber zur Verhütung hyperosmolarer Zustände ab einer Glukosekonzentration von ≥ 200 mg/dl unter Ausschluß der Glukosezufuhr durchgeführt.

Durch die Zufuhr von Insulin wird dann zwar der Blutzuckerspiegel im Serum gesenkt, die Oxidationsrate für Glukose wird dadurch jedoch nicht gesteigert.

Nach Halmágyi ist entscheidend, daß die Clearencerate für Glukose herabgesetzt ist, d. h. daß trotz einer hohen Glukosekonzentration z. B. in der Muskulatur ein Glukosemangel herrschen kann. Die Glukoneogenese aus Alanin ist gleichzeitig beschleunigt.

Bei diesen Zuständen erscheint daher eine Reduktion der Glukosezufuhr sinnvoller zu sein als eine Therapie mit Insulin. Die heute übliche Therapie, eine Zufuhr von Insulin bis zu 4 Einheiten/h durchzuführen, ist unter diesen Bedingungen daher zu überdenken.

Der insulinbedürftige Diabetiker wird auch in der postoperativen Phase Insulin benötigen; um gefährliche Hypoglykämien zu vermeiden, bietet sich bei ihm die gleichzeitige Zufuhr von Glukose an.

Indirekte Kalorimetrie und Effizienz der Ernährungstherapie

Frage:

Welche grundsätzliche Bedeutung kommt der Messung des O_2-Verbrauchs in der Ernährungstherapie zu und was sind seine Grenzen?

Antwort:

Der O_2-Verbrauch ist eine meßbare Kenngröße geworden, die Aussagen über den durch Oxidation bestimmten Substratumsatz liefert und es so ermöglicht, die Ernährungstherapie umsatzorientiert zu quantifizieren. Problematisch ist die Umrechnung in Energiegrößen, da diese Berechnungen auf Voraussetzungen und Funktionen beruhen, die Näherungswerte liefern. Auf die eigentliche Aufgabe der Stoffwechselvorgänge, die Bereitstellung von ATP, kann aus dem O_2-Verbrauch nicht direkt geschlossen werden.

Frage:

Welchen Sinn hat die Messung der CO_2-Abgabe und welche Fehlermöglichkeiten bestehen?

Antwort:

Ziel der Messung ist es, die CO_2-Produktion zu erfassen. Zwischen dieser und der CO_2-Abgabe besteht eine enge Beziehung, die allerdings durch eine Vielzahl von Größen beeinflußt wird. Für die Steuerung der Ernährungstherapie sind O_2-Verbrauch und der damit zusammenhängende Substratumsatz die entscheidenden Größen, solange eine ausgewogene Ernährung aus Kohlenhydraten, Fetten und Proteinen erfolgt. In Einzelfällen, z. B. bei einer schweren Ventilations-Perfusions-Störung der Lunge, kann eine Verminderung der CO_2-Abgabe durch Reduktion der Substratzufuhr zu einer klinisch relevanten Besserung führen.

Frage:

Welchen Stellenwert hat der respiratorische Quotient, dessen Wert von einigen Geräten angezeigt wird?

Antwort:

Sowohl die Messung des O_2-Verbrauchs als auch der CO_2-Abgabe hat ihre Berechtigung. Die daraus mögliche Errechnung des sog. respiratorischen

Quotienten erbringt jedoch keine Zusatzinformation. Die Veränderungen der Einzelgrößen sind von so vielen Variablen abhängig, daß die Verknüpfung in Form der Quotientenbildung zur Interpretation eine sorgfältige Fehleranalyse erfordert.

Frage:

Bietet die Messung des O_2-Verbrauchs bzw. des respiratorischen Quotienten bei Patienten mit Multiorganversagen eine Möglichkeit zur Steuerung der Ernährungstherapie?

Antwort:

Die meisten Patienten der Intensivmedizin können aufgrund allgemeiner Empfehlungen in einem Bereich von 30–45 kcal/kg · Tag adäquat ernährt werden, ohne daß es zu Problemen kommt. In Extremfällen, z. B. beim Multiorganversagen oder bei einer sehr langen parenteralen Ernährung, mag eine orientierende Bestimmung des O_2-Verbrauchs zusätzliche Hinweise für den Substratumsatz liefern. In diesen Zuständen erlangen die Überwachungsgrößen zur Beurteilung der Voraussetzungen zur Ernährungstherapie eine entscheidende Bedeutung.

Frage:

Welche methodischen Faktoren sollten bei der Messung des O_2-Verbrauchs beachtet werden?

Antwort:

Die Messung ist beim intubierten Patienten bis zu einer F_IO_2 von 0,45 recht sicher, oberhalb eines F_IO_2 von 0,6 sind die Ergebnisse unsicher, ebenso bei nichtintubierten Patienten. Dabei ist zusätzlich ein exakt arbeitender O_2-Vormischer erforderlich. Voraussetzung ist eine regelmäßige Eichung; als ausreichend hat sich ein einziger Eichvorgang morgens und abends mit einer definierten O_2-Konzentration erwiesen. Die Messung ist auch unter bestimmten Entwöhnungsverfahren wie Druckunterstützung oder CPAP-Atmung möglich. Die Befeuchtung der Atemgase durch in den Respirator integrierte Systeme, z. B. Kaskadenbefeuchter, stellt kein wesentliches methodisches Problem dar.

Bei der Interpretation von Ergebnissen ist aus methodischen und therapeutischen Gründen zu beachten, daß frühere Meßergebnisse (vor 1985) in der Regel etwa um 30 % höhere Werte ergaben, so daß sie zum Vergleich mit heutigen Ergebnissen nicht herangezogen werden sollten.

Frage:

Erfordert der Einsatz eines Gerätes zur Messung des O_2-Verbrauchs eine

Bescheinigung im Sinne der MedGV, daß es mit dem Respirator kompatibel ist?

Antwort:

Diese Frage muß eindeutig mit Ja beantwortet werden. Der Hersteller eines derartigen Gerätes muß Aussagen über die mögliche Kombination mit anderen Geräten, z. B. Respiratoren, machen.

Effizienz der Ernährungstherapie

Frage:

In der Literatur wird immer wieder die Effizienz einer perioperativen Ernährungstherapie kritisch diskutiert. Gilt dies nur für diese Indikation oder ist der Wert einer adäquaten parenteralen Ernährung insgesamt in Frage zu stellen?

Antwort:

Die Bedeutung einer enteralen oder parenteralen Ernährung bei der Unfähigkeit einer Nahrungsaufnahme, z. B. bei Kurzdarmsyndrom, ist unbestritten und bedarf keiner weiteren Studie. Bei therapeutischen Indikationen, wie einem Verschluß einer Darmfistel oder bei entzündlichen Dickdarmerkrankungen, steht der Wert einer parenteralen Ernährung ebenfalls außer Frage. Die bisherigen Ergebnisse lassen die Vorteile einer zusätzlichen Ernährung auch bei Patienten mit einem Tumorleiden, bei dem die Mangelernährung bzw. Tumorkachexie klinisch manifest ist, klar erkennen. Dagegen steht bisher der sichere Nachweis aus, daß in der perioperativen Phase durch eine Ernährungstherapie eine Risikominderung möglich sei. Das Problem stellt dabei die Definition des Risikos bzw. seiner Verminderung dar.

Frage:

Wie kann der Status einer Mangelernährung in der Chirurgie erfaßt werden und welche Indikationen ergeben sich daraus für die präoperative Ernährungstherapie?

Antwort:

Mangelernährung kann in der klinischen Praxis als unfreiwilliger Gewichtsverlust von mehr als 10 % gegenüber dem üblichen Gewicht in einem Zeitraum von 2–4 Monaten angesehen werden, mit zusätzlicher Verminderung der Albuminkonzentration im Serum auf unter 30 g/l sowie einer Verminderung der Lymphozytenkonzentration auf unter 1 500/µl. Die Indikation zur Ernährungstherapie ist unter diesen Bedingungen gegeben, wenn ein großer operativer

Eingriff mit einer prä- und postoperativen Nahrungskarenz von 7 und mehr Tagen ansteht. In diesen Fällen ist eine 10tägige präoperative Ernährung angezeigt.

Frage:

Welche generelle Konzeption sollte aufgrund der schwierigen Beweisbarkeit einer Effektivität einer Ernährungstherapie sowohl in der klinischen Praxis als auch in der Wissenschaft angestrebt werden?

Antwort:

Die Tatsache, daß es in verschiedenen Studien mit unterschiedlichem Design nicht gelungen ist, einen positiven Effekt der Ernährungstherapie im Hinblick auf eine Verminderung der Morbidität und Mortalität nachzuweisen, belegt keinesfalls die Ineffektivität dieser Therapie. In zukünftigen Studien sollte die Effektivität indikationsbezogen überprüft werden, d. h. anhand der klinischen Problematik bzw. des Krankheitsbildes. Für die substitutive Indikation bedarf es keiner weiteren Nachweise.

Frage:

Muß jeder Patient postoperativ parenteral oder enteral ernährt werden?

Antwort:

Sicherlich muß nicht jeder Patient in der operativen Medizin ernährt werden. Vielleicht hat sogar eine zu breite Indikationsstellung in den letzten Jahren dazu geführt, daß es nicht gelungen ist, die Effektivität einer Ernährungstherapie nachzuweisen. Dennoch gelten die vor 20 Jahren aufgestellten Grundsätze, daß jeder Patient, der nicht essen darf, will oder kann, ernährt werden soll. In die Entscheidung sollen natürlich die spezifischen Bedingungen, wie Multimorbidität des Patienten, präoperativer Ernährungszustand, Ausmaß der Operation bzw. des Traumas und Dauer der postoperativen Nahrungskarenz, mit eingehen. Grundsätzliches Ziel muß weiterhin die Erhaltung des Proteinbestandes bleiben und damit der Schutz vor daraus entstehenden Komplikationen. Daher ist weiterhin ein prospektives therapeutisches Denken zu empfehlen, um eine Verminderung des Proteinbestandes frühzeitig abzufangen.

Die 3 genannten Kriterien zur Beurteilung der Notwendigkeit einer Ernährung haben weiterhin ihre Gültigkeit, sie haben sich in der klinischen Praxis bewährt:
1. der Ernährungszustand des Patienten vor Operationen bzw. nach Traumen,
2. das Ausmaß der zu erwartenden Katabolie und
3. die Dauer der Nahrungskarenz.

Eine scharfe Abtrennung eines Bereiches, in dem der Nutzen einer Ernährungstherapie deren Risiken bzw. den Aufwand übersteigt, gibt es nicht. Dies ist ein generelles Problem jeder therapeutischen Intervention in der Medizin, insbesondere in der Intensivmedizin. Da eine Reihe therapeutischer Konzepte, z. B. Antibiotikatherapie, Atemphysiotherapie, hygienische Maßnahmen usw., parallel durchgeführt werden, ist es aus methodischen und statistischen Gründen nahezu nicht möglich, die Effektivität einer einzelnen Maßnahme exakt zu beschreiben, zumal die Einzelmaßnahmen in ihrer Auswirkung nicht äquipotent sind.

Frage:

Welchen Stellenwert hat die periphere hypokalorische Ernährung heute?

Antwort:

Die klinische Erfahrung zeigt, daß bei einer zu erwartenden postoperativen Nahrungskarenz von 3 Tagen und einem normalen präoperativen Ernährungszustand die Infusion von Elektrolytlösungen ausreicht. Für diese Therapieform spricht auch die postoperativ häufig zu beobachtende Hyperglykämie unter parenteraler Ernährung. Sinnvoll und indiziert ist die parenterale Nahrungszufuhr bei länger notwendiger Nahrungskarenz und bei schlechtem Ernährungszustand. Hier hat sich das an anderer Stelle besprochene Stufenkonzept der parenteralen Ernährung bewährt, bei dem unter Kontrolle der Glukosekonzentration im Plasma mit einer hypokalorischen Ernährung begonnen und deren Verträglichkeit überprüft wird. Diese kann durchaus periphervenös erfolgen. In der Mehrzahl der Fälle wird dieses Konzept ausreichen. Die volle parenterale Ernährung über einen zentralvenösen Katheter und das entsprechende Überwachungsprogramm bleibt schweren postoperativen Verläufen nach ausgedehnten operativen Eingriffen vorbehalten. In den meisten Fällen wird dies bereits präoperativ absehbar sein.

Literatur

1. Adolph M, Eckart J, Metges C, Neeser G, Wolfram G (1988) Oxidationsrate parenteral zugeführter ^{13}C-markierter lang- und mittelkettiger Triglyceride bei beatmeten Schwerverletzten. Klin Ernähr 31: 56–71
2. Adolph M, Eckart J, Neeser G (1990) Der Einfluß unterschiedlicher Fettemulsionen auf den Stoffwechsel und Energiehaushalt. Beitr Infusionsther 25: 314–336
3. Ahnefeld FW (1989) Entwicklungsstand der Anwendung von kohlenhydrat- und polyolhaltigen Lösungen im Rahmen der parenteralen Ernährung. (Zentraleuropäischer Anästhesiekongreß Innsbruck 12.–16.09.1989)
4. Bäßler KH (1982) Basaler Energiestoffwechsel und seine physiologischen Varianten. Klin Ernähr 7: 89–102
5. Bender R, Stehle P, Fürst P (1988) Einfluß des Ernährungszustands auf die Verwertung von MCT und LCT im Rattenmodell. Beitr Infusionsther 20: 20–35
6. Böhles H, Akcetin Z, Lehnert W (1987) The influence of intravenous medium- and long-chain triglycerides and carnitine on the excretion of dicarboxylic acids. JPEN 11: 46–48

7. Brösicke H, Knoblach G, Paust H, Park W (1988) Oxidationsrate intravenös verabreichter mittelkettiger Triglyzeride bei Früh- und Reifgeborenen. Beitr Infusionsther 20: 106–118
8. Carpentier YA (1988) Administration of MCT-containing fat emulsions in parenteral nutrition. Beitr Infusionsther 20: 5–19
9. Eckart J, Neeser G, Adolph M, Hailer S, Wolfram G (1986) Beeinflussung einzelner Parameter des Kohlenhydrat- und Fettstoffwechsels durch mittel- und langkettige Triglyceride. In: Eckart J (Hrsg) Parenterale Ernährung unter besonderer Berücksichtigung der Fettzufuhr. Karger, München, S 100–127
10. Grünert A (1982) Traumabedingte Hormonkonstellation bei Infusionstherapie berücksichtigen. Klinikarzt 11: 859–871
11. Grünert A (1982) Belastungsstoffwechsel. Klin Ernähr 7: 119–128
12. Hartig W, Matkowitz R, Junghans P, Jung K, Faust H (1982) Protein synthesis after experimental injury in pigs. A comparison of infusion solutions with different amino acid patterns. Clin Nutr 1: 159–167
13. Kaminski MV Jr Hyperosmolar hyperglycemic nonketotic dehydration. Etiology, pathophysiology and prevention during total parenteral alimentation. In: Manni C, Magalini SI, Scrascia E (eds) Total parenteral alimentation. Excerpta Medica American Elsevier, New York, pp 290–305
14. Nehne J (1988) Herstellung, Güteprüfung sowie Handhabung von MCT-haltigen Fettemulsionen Beitr Infusionsther 20: 10–19
15. Schmidt-Sommerfeld E (1985) Die Rolle des Carnitins im Fettstoffwechsel der Perinatalperiode des Menschen. Klin Ernähr 16
16. Schmitz JE (1983) Klinische Untersuchungen zur Statusdefinition sowie zur Substrat- und Energieversorgung polytraumatisierter Beatmungspatienten. Habilitationsschrift, Universität Ulm
17. Wolf H, Stave U, Novak M, Monkus EF (1974) Recent investigations on neonatal fat metabolism. J Perinat Med 2: 75–87
18. Wretlind A (1981) Development of fat emulsions. JPEN 5: 230–235

Anhang A: Überwachung der Patienten mit Ernährungstherapie – Biophysikalische und biochemische Meßgrößen

A. Grünert

Einleitung

Die Überwachung der Patienten mit Ernährungstherapie untergliedert sich in 2 Teilbereiche: Sie muß die Indikationsabsicherung auf der Grundlage einer präzisen Definition des Zustands der Patienten vornehmen. Diese Meßgrößen dienen dabei gleichzeitig der Beurteilung der Voraussetzungen für die Zuführbarkeit von Substraten.

Klinische Kontrolle

1. Befinden
2. Reflux: Magensonde
3. Darmmotilität: Peristaltik, Meteorismus
4. Defäkation, Fäzes:
   Frequenz, Volumen, Konsistenz, Farbe, Geruch

Vitalfunktionen

1. Atmung:
   Gasaustausch, Atemfrequenz, Atemform.
2. Hämodynamik:
   Herzfrequenz, Blutdrücke, (Herzzeitvolumen).
3. Reaktionsmilieu:
   Wasser- und Elektrolytstatus, Säuren-Basen-Status.

Atmung

1. Gasaustausch:
   Partialdrücke von O_2 und CO_2,
   O_2-Sättigung
2. Methoden:
   Blutgasanalyse, Photometrie, ISE-Techniken.

Atmung Referenzbereiche

O_2-Partialdruck
$p_aO_2 > 50$ mm Hg
CO_2-Partialdruck
$p_aCO_2 < 45$ mm Hg
Atemfrequenz
f: 12–14 pro min

Andererseits dient die Überwachung der Patienten der Kontrolle der zugeführten Substrate im Vergleich zu den physiologischen Referenzbereichen der Substratkonzentrationen im Blut.

Systematik der Überwachung

Im einzelnen basieren die Überwachungsmaßnahmen auf der genauen Beschreibung der vitalen Funktionen als den wesentlichen Entscheidungsbereichen für die Voraussetzungen einer Ernährungstherapie. Die Kenngrößen der

Referenzbereiche Hämodynamik

Drücke:		
Arteriell:	Systolisch	100–150 mm Hg
	Diastolisch	60– 90 mm Hg
Pulmonalarteriell:	Systolisch	14– 32 mm Hg
	Diastolisch	2– 13 mm Hg
Frequenz:	60–100 pro min	
Herzindex:	2,5–4,0 l/min/m²	

Referenzbereiche Inneres Milieu

Hämatokrit:	0,4– 0,5 (V/V)
Osmolalität:	282,0–297,0 mosm/kg
Natrium:	135,0–150,0 mmol/l
Kalium:	3,5– 5,5 mmol/l
Glukose:	3,5– 5,5 mmol/l
Laktat:	0,8– 1,6 mmol/l
Harnstoff:	1,7– 8,3 mmol/l
Kreatinin:	44 – 97 umol/l

Referenzbereiche Substrate im Plasma

Kohlenhydrate
Glukose: < 14 mmol/l

Fett
Triglyzeride: < 3 mmol/l

Biophysikalische und biochemische Kenngrößen der Urinausscheidung

1. Volumen pro Zeit
2. Osmolalität
3. Elektrolytkonzentrationen
    Natrium
    Kalium
4. Harnstoff
5. Kreatinin

Blutzusammensetzung dienen der Überprüfung der Auswirkung der Substratzufuhr auf die Blutzusammensetzung.

Die folgenden Übersichten geben das System und die einzelnen Meßgrößen, die in den einzelnen Teilbereichen zur Charakterisierung des Patienten erfaßt werden, wieder.

Neben der klinischen Kontrolle erfolgt die Überprüfung der Vitalfunktionen Atmung, Hämodynamik und Reaktionsmilieu (inneres Milieu). In den Kenngrößen des inneren Milieus sind auch die Kenngrößen der Blutzusammensetzung erfaßt.

Besonderes Gewicht in der Ernährungstherapie liegt auf der Bestimmung von Glukose und Triglyzeriden.

Zur Beurteilung des Patientenstatus gehört auch die biophysikalische und biochemische Charakterisierung der Urinausscheidung.

Anhang B: Empfehlungen für die Vitaminzufuhr bei der parenteralen Ernährung Erwachsener*

K.H. Bässler

Parenterale Ernährung ist nicht vollständig ohne Vitamine. Wenn eine parenterale Ernährung für mehr als 5 Tage notwendig ist, sollten auch Vitamine substituiert werden. Besteht jedoch von der Anamnese her der Verdacht auf ein bereits vorliegendes Vitamindefizit, so sollte von Beginn an substituiert werden.

Mit dem Zusatz einzelner Vitamine zu Infusionslösungen ist das Problem nicht gelöst, weil nicht einzelne, sondern alle Vitamine benötigt werden und weil bei Kombination von Lösungen mit unterschiedlichem Vitaminzusatz die Dosierungsverhältnisse unübersichtlich werden.

Wissenschaftlich fundierte Grundlagen für Empfehlungen zur Höhe der Vitaminzufuhr unter den Bedingungen der parenteralen Ernährung liegen noch nicht in ausreichendem Maß vor. Insbesondere fehlen Untersuchungen über den kompletten Vitaminstatus vor, während und nach parenteraler Ernährung unterschiedlicher Dauer bei verschiedenen Erkrankungen mit und ohne Vitaminsubstitution, und bei vielen Vitaminen liegen noch keine Untersuchungen über die Pharmakokinetik bei intravenöser Zufuhr vor. Solange solche Daten fehlen, können Empfehlungen nur aufgrund theoretischer Überlegungen gegeben werden.

Ausgangspunkt für die Dosierungsempfehlungen sind die Empfehlungen der Deutschen Gesellschaft für Ernährung (DGE) für die Nährstoffzufuhr, die jedoch nur für gesunde Menschen bei oraler Ernährung gelten. Man kann davon ausgehen, daß Kranke einen erhöhten Vitaminbedarf haben, insbesondere bei gesteigertem Stoffwechsel (Fieber, Katabolie) oder bei Reparaturleistungen (Wundheilung, Normalisierung eines reduzierten Ernährungszustands). Wegen der Verluste ist bei der Anwendung von Dialyse- und Filtrationsverfahren ein erhöhter Bedarf an wasserlöslichen Vitaminen zu erwarten. Ferner kommt es bei den wasserlöslichen Vitaminen unter intravenöser Zufuhr zu größeren Verlusten mit dem Harn als bei oraler Zufuhr.

Unter Abwägung dieser Fakten erscheint es sinnvoll, bis zum Vorliegen genauerer Daten bei den meisten Vitaminen eine Zufuhr in Höhe des 2- bis 3fachen der DGE-Empfehlungen vorzuschlagen, zumal eine Zufuhr in dieser Höhe ohne Risiko ist. In diesem Bereich liegen auch die Vorschläge der meisten Autoren aus jüngerer Zeit [3, 5, 8, 9]. Ausnahmen sind die Vitamine A und D, bei denen Überdosierungen möglich sind. Vitamin B_{12} ist galenisch nicht

---

*Empfehlungen der Deutschen Arbeitsgemeinschaft für künstliche Ernährung (DAKE). Infusionstherapie 17, 60–61 (1990)

Tabelle 1. Empfehlungen für die tägliche Vitaminzufuhr bei parenteraler Ernährung Erwachsener

Vitamin	Tagesdosis
Thiamin (B_1)	3–4 mg
Riboflavin (B_2)	3–5 mg
Pyridoxin (B_6)	4–6 mg
Niacin	40–50 mg
Pantothensäure	10–20 mg
Biotin	60–120 µg
Folsäure (als freie Folsäure)	160–400 µg
Ascorbinsäure (C)	100–300 mg
Hydroxicobalamin (B_{12})	Alle 3 Monate 1 mg i.m.
Vitamin A als Retinylpalmitat	1800 µg
Vitamin E (α-Tocopheroläquivalente)	20–40 mg[a]
Vitamin D	5 µg
Vitamin K	100–150 µg

[a] Der Tocopherolbedarf errechnet sich aus dem Bedarf des normalen Erwachsenen plus dem zusätzlichen Bedarf je g Polyensäure in Intralipid minus der in Intralipid vorhandenen Menge an α-Tocopheroläquivalenten

ausreichend stabil und sollte daher nicht in einer Mischung zur Infusion enthalten sein. Neuere pharmakokinetische Untersuchungen zeigen, daß eine intramuskuläre Injektion von 1 mg Hydroxicobalamin alle 3 Monate ausreicht, um den Vitamin-B_{12}-Bedarf abzudecken [4].

Die Dosierungsvorschläge sind in Tabelle 1 zusammengestellt. Da es keine Basis für exakte Zahlen gibt, erfolgen die Angaben für die Zufuhr in Dosisbereichen. Damit soll auch ermöglicht werden, auf technologische und galenische Probleme Rücksicht zu nehmen.

Eine diesen Empfehlungen entsprechende Zufuhr ist geeignet zur Prävention eines Mangels und zur Therapie marginaler Mangelzustände. Bei schwerer Unterernährung können größere Mengen notwendig sein. Schwere Mangelzustände, die einzelne Vitamine betreffen (beispielsweise Laktatazidosen als Folge eines Thiaminmangels) müssen gezielt mit hohen Dosen des entsprechenden Vitamins behandelt werden. Hierzu sind Multivitaminpräparate nicht geeignet.

Einige Vitamine wie Retinol, Ascorbinsäure, Riboflavin, Pyridoxin und Niacin sind unter Licht- und/oder O_2-Einwirkung in Nährlösungen nur wenige Stunden haltbar [1, 2, 6, 7] und würden, einer Infusionslösung zugesetzt, während einer Einlaufzeit von 10–12 h zum großen Teil zersetzt. Deshalb wird zum praktischen Vorgehen empfohlen, die wasserlöslichen Vitamine (mit Ausnahme von B_{12}) als Konzentrat oder Lyophilisat in einer Ampulle oder evtl. entsprechend der Kompatibilität getrennt in 2 Ampullen aufzubewahren und zur Infusion in einer 100-ml-Flasche mit geeigneter Trägerlösung (z. B. 5 % Glukose) zu lösen und innerhalb 1–2 h zu infundieren. Dadurch wird einerseits vermieden, daß ein zu großer Anteil renal ausgeschieden wird, andererseits ist die Stabilität für diesen Zeitraum ausreichend (Flaschen lichtgeschützt!).

Die fettlöslichen Vitamine sollten zusammen mit Fettemulsionen verabreicht werden, wobei jedoch unbedingt Kompatibilität mit der verwendeten Fettemulsion gegeben sein muß.

Bisher sind Präparate, die all diesen Anforderungen entsprechen, noch nicht verfügbar. Die Entwicklung solcher Präparate ist dringend notwendig.

Literatur

1. Allwood MC (1984) Compatibility and stability of TPN mixtures in big bags. J Clin Hosp Pharm 9: 181–198
2. Chen MF, Boyce HW, Triplett L (1983) Stability of the B-vitamins in mixed parenteral nutrition solution. JPEN 7: 462
3. Hallberg D, Hallgren B, Schuberth O, Wretlind A (1982) Parenteral nutrition: Goals and achievements, part 1. Nutr Supp Serv 2: 15–24
4. Loew D, Menke G, Hanke E, Rietbrock N (1988) Zur Pharmakokinetik von Hydroxocobalamin und Folsäure. VitaMinSpur 3/4: 168–172
5. Lowry SF, Brennan MF (1985) Vitamin requirements of intravenously fed man. J Environ Pathol Toxicol Oncol 5: 91–102
6. Messerschmidt W (1987) Stabilität einiger wasserlöslicher Vitamine in Abhängigkeit von Infusionsmilieu und Infusionsdauer. Pharm Z 132: 2820–2822
7. Nordfjeld K, Lang Pedersen J, Rasmussen M, Gaunø Jensen V (1984) Storage of mixtures for total parenteral nutrition. III. Stability of vitamins in TPN mixtures. J Clin Hosp Pharm 9: 293–301
8. Ogoshi S, Sato H, Muto T, Itokawa Y, Kobayashi T, Okuda K (1985) Change in blood vitamin levels in surgical patients given a multivitamin preparation (NK-041) for total parenteral use. J Nutr Sci Vitaminol 31: 7–20
9. Shenkin A, Fraser WD, McLelland AJD, Fell GS, Garden OJ (1987) Maintenance of vitamin and trace element status in intravenous nutrition using a complete nutritive mixture. JPEN 11: 238–242

Anhang C: Empfehlungen für die Zufuhr von Spurenelementen bei der parenteralen Ernährung Erwachsener

K.H. Bässler

Bei den Spurenelementen stehen teilweise sogar die Empfehlungen für die orale Zufuhr nur auf schwachen Fundamenten, weil brauchbare langfristige Bilanzuntersuchungen mit anerkannten analytischen Methoden nur in Einzelfällen vorliegen.

Für Empfehlungen zur parenteralen Zufuhr kommt als weitere Erschwernis die nur schätzungsweise Kenntnis der Resorptionsquoten für die einzelnen Elemente hinzu. Da die Spanne zwischen erwünschter und toxischer Wirkung bei manchen Spurenelementen gering ist, kann man mit der Dosierung nicht so großzügig sein wie bei den Vitaminen. Werden beispielsweise von einem Spurenelement bei oraler Verabreichung nur 10% resorbiert, so darf die Empfehlung für intravenöse Zufuhr nur 10% der oralen betragen. Auf dieser Basis sind die Empfehlungen einer Reihe von Autoren entwickelt worden.

Viele Spurenelemente sind in wechselnden Mengen als zwangsläufige Verunreinigung in Infusionslösungen enthalten. Dies erschwert einerseits die Übersicht über die Dosierung und macht andererseits die Zugabe mancher Spurenelemente zumindest bei mittelfristiger parenteraler Ernährung überflüssig.

Da exakte Zahlen für den Spurenelementbedarf nicht angegeben werden können, sind in Tabelle 1 die Spannweiten angegeben, innerhalb derer die Empfehlungen der meisten Autoren liegen [1, 4, 6, 7, 8, 9, 10].

Bei kurzfristiger parenteraler Ernährung ist nur die Substitution von Zink wichtig.

Tabelle 1. Geschätzter Spurenelementbedarf von Erwachsenen bei intravenöser Ernährung

Spurenelement	[mg/Tag]	[µmol/Tag]	Literatur
Eisen	0,55–4,0	10–75	[4, 8, 10]
Zink	1,4–4,9	21–75	[1, 4, 8, 10]
Mangan	0,15–0,8	3–14	[1, 4, 8, 10]
Kupfer	0,5–1,5	7–23	[1, 4, 8, 10]
Molybdän	0,02	0,2	[4, 8]
Chrom	0,01–0,015	0,2–0,3	[1, 4, 7, 8]
Selen	0,02–0,06	0,25–0,8	[4, 6, 8, 9]
Jod	0,1–0,15	0,8–1,2	[1, 4, 8, 10]
Fluor	0,93	49	[10]

Ein Mangel an Chrom ist nur bei langfristiger parenteraler Ernährung in einzelnen Fällen beschrieben worden [2, 3, 5]. Zumeist reicht der native Chromgehalt der Infusionslösungen aus. Ein Mangel an Mangan ist noch nie beschrieben worden [9]. Für mittelfristige parenterale Ernährung gibt es Präparate, die kompatiblen Infusionslösungen zugespritzt werden können und deren Spurenelementgehalt im Rahmen der Empfehlungen liegt. So enthalten beispielsweise Tracitrans und Addel neben Kalzium und Magnesium auch Zink, Eisen, Kupfer, Mangan, Jodid und Fluorid.

Die Spurenelementsubstitution bei langfristiger parenteraler Ernährung sowie die Therapie eines definierten Mangels sind Sache des Spezialisten, dem die nötige Erfahrung und die Ausrüstung für das komplizierte Monitoring zur Verfügung stehen.

Literatur

1. American Medical Association (1982) Guidelines for essential trace element preparations for parenteral use. A statement by the nutrition advisory group. JPEN 3: 263–267
2. Brown RO, Forloines-Lynn S, Cross RE, Heizer WD (1986) Chromium deficiency after long-term total parenteral nutrition. Dig Dis Sci 31: 661–664
3. Freund H, Atamian S, Fischer JE (1979) Chromium deficiency during total parenteral nutrition. JAMA 241: 496–498
4. Hallberg D, Hallgren B, Schuberth O, Wretlind A (1982) Parenteral nutrition: Goals and achievements, part 1. Nutr Supp Serv 2: 15–24
5. Jeejeebhoy KN, Chu RC, Marliss EB, Grennberg GR, Robertson AB (1977) Chromium deficiency, glucose intolerance, and neuropathy reversed by chromium supplementation, in a patient receiving long-term parenteral nutrition. Am J Clin Nutr 30: 531–538
6. Lipkin EW (1986) Selenium in the parenteral nourished patient. Nutr Int 2: 12–18
7. Offenbacher EG, Spencer H, Dowling HJ, Pi-Sunyer FX (1986) Metabolic chromium balances in men. Am J Clin Nutr 44: 77–82
8. Seeling W (1983) Spurenelemente in der parenteralen Ernährung. In: Zumkley H (Hrsg) Spurenelemente. Thieme, Stuttgart New York, S. 225–267
9. Shenkin A, Fell GS, Halls DJ, Dunbar PM, Holbrook IB, Irving MH (1986) Essential trace element provision to patients receiving home intravenous nutrition in the United Kingdom. Clin Nutr 5: 91–97
10. Wretlind A (1973/74) Vollständige parenterale Ernährung. Infusionstherapie 1: 88–104

Anhang D: Kohlenhydratintoleranzen

J.E. Schmitz

Wie jeder andere Wirkstoff in der Medizin bedürfen auch die unterschiedlichen Kohlenhydrate einer gezielten Indikationsstellung, die die Gefahren eventueller Kohlenhydratintoleranzen ebenso berücksichtigt wie die biochemischen Vorteile einzelner Kohlenhydrate in besonderen Stoffwechselsituationen.

Dabei werden unter Kohlenhydratintoleranzen enzymatische bzw. metabolische Störungen verstanden, die zu einer Verwertungseinschränkung bzw. Unverträglichkeit einzelner Kohlenhydrate führen können.

Beachte: Infusionen kohlenhydrathaltiger Lösungen (Glukose, Fruktose und Sorbit) können Kohlenhydratintoleranzen hervorrufen.

Aus der großen Liste biochemischer Alterationen, aus denen Kohlenhydratintoleranzen resultieren, bleiben letzten Endes nur 4 Krankheitsbilder übrig, die von klinischer Relevanz sind:
1. postoperative bzw. posttraumatische Hyperglykämie,
2. latenter oder manifester Diabetes mellitus,
3. Fruktose-1,6-diphosphatasemangel,
4. hereditäre Fruktoseintoleranz (HFI).

Wegen ihrer Häufigkeit bzw. der Schwere der Folgen für den Organismus besitzen die sog. Glukoseintoleranz sowie die hereditäre Fruktoseintoleranz die größte klinische Bedeutung.
– Eine **Glukoseintoleranz** (häufig Diabetes mellitus oder Postaggressionsstoffwechsel) kann bereits bei geringen Mengen exogen zugeführter Glukose zu Hyperglykämien bis hin zum hyperosomolaren Koma führen und fordert oftmals ihrerseits den Einsatz von Insulin in stark wechselnden Dosierungen.
– Eine **hereditäre Fruktoseintoleranz** (selten) kann unter Fruktose- bzw. Sorbitinfusion zu schwersten Leber- oder zerebralen Schäden bis hin zu tödlichen Zwischenfällen führen.

Die Gefährdung durch diese Kohlenhydratintoleranz nimmt mit steigender Dosierung der Substrate zu. Im einzelnen ist für Zucker und Zuckeralkohole folgendes zu beachten:

Glukose

Je älter ein Patient ist und je schwerer die Erkrankung bzw. ein Trauma sind, desto häufiger kommt es im Rahmen des Postaggressionsstoffwechsels zu einer Glukoseintoleranz – besonders dann, wenn zusätzlich ein bis dahin nicht erkannter Diabetes mellitus vorliegt.

Bei bereits bekanntem Diabetes mellitus ist darüber hinaus eine sorgfältige Abstimmung mit der meist erforderlichen Insulintherapie vorzunehmen. Der Einsatz einer Insulintherapie, insbesondere während des Postaggressionsstoffwechsels, beinhaltet die Gefahr schwerwiegender Hypoglykämien, da wegen der bestehenden Regulationsstörungen häufig schnell wechselnde Blutglukosekonzentrationen auftreten können. Eine engmaschige Kontrolle der Blutglukosekonzentration ist daher erforderlich. Solche Stoffwechselsituationen können die Verwendung von Glukoseaustauschstoffen in der parenteralen Ernährungstherapie rechtfertigen.

Fruktose (Lävulose) und Sorbit

Vor Beginn jeder Infusionstherapie mit fruktose- oder sorbithaltigen Lösungen soll der Patient nach den Symptomen einer Fruchtzuckerunverträglichkeit befragt werden (Übelkeit und Symptome der Hypoglykämie z. B. nach Obstgenuß und Süßigkeiten).

Beachte: Fruktose und Sorbit sind aus galenischen Gründen in einer Reihe von Infusionslösungen und Medikamenten enthalten, ohne daß dies für den Anwender oftmals auf den ersten Blick klar erkennbar ist.

Bei bewußtlosen Patienten ohne ausreichende Möglichkeit zur Erhebung der Eigen- oder Fremdanamnese sollten Fruktose und Sorbit nicht verabreicht werden. Ist bei diesen Patienten unter einer pathologisch veränderten Stoffwechselsituation (z. B. Diabetes mellitus oder Postaggressionsstoffwechsel) die Applikation dieser Substrate dennoch indiziert, so sollte sie nur unter intensiver Stoffwechselüberwachung (Fahndung nach einer typischen Hypoglykämie nach Fruktose- oder Sorbitzufuhr bei fruktoseintoleranten Patienten) erfolgen.

Je jünger ein Patient ist, desto eher ist die Existenz einer bislang nicht diagnostizierten Fruktoseintoleranz möglich. Deswegen sollten Fruktose- und Sorbitlösungen im Säuglings- und Kleinkindesalter generell vermieden werden.

Xylit

Bei Beachtung der von der Arzneimittelkommission der Deutschen Ärzteschaft empfohlenen Dosisgrenzwerte (maximale Tagesdosis 3 g/kg KG, maximale Infusionsgeschwindigkeit 0,25 g/kg KG · h) sind keine Nebenwirkungen zu erwarten. Bei geplanter Verabreichung über 12 h hinaus sollen 0,125 g/kg KG · h nicht überschritten werden. Eine Xylitintoleranz ist nicht bekannt.

Schlußfolgerungen für die klinische Anwendung von kohlenhydrathaltigen Lösungen

Für die Substrate Glukose, Fruktose, Sorbit und Xylit gelten unterschiedliche Bewertungsmaßstäbe. Dabei können für die im Handel befindlichen kohlenhyrathaltigen Lösungen folgende Schlußfolgerungen gezogen werden:

1. 5%ige Kohlenhydratlösungen

In der operativen Medizin gibt es für die unmittelbar perioperative Anwendung von 5%igen glukose-, fruktose- und sorbithaltigen Lösungen wegen der Gefahr von Kohlenhydratintoleranzen keine zwingenden Indikationen mehr. Ausgenommen davon ist der Einsatz niedrigprozentiger Glukose- oder Xylitlösungen als Trägerlösungen zur kontinuierlichen Applikation kompatibler Medikamente. Sollte sich der Anwender, um den Vorteil der proteinsparenden Wirkung von Kohlenhydraten auszunutzen, dennoch für eine kohlenhydrathaltige Lösung entscheiden, so kann er auf niedrigprozentige Xylitlösungen zurückgreifen, bei deren Applikation keine Intoleranzen auftreten können.

2. Komplettlösungen zur periphervenösen parenteralen Ernährung

Die gleiche Argumentation gilt im Prinzip auch für Infusionslösungen zur sog. „hypokalorischen parenteralen Ernährungstherapie", die in der Regel einen 5- bis 6%igen Kohlenhydratanteil aufweisen. Neben dem galenischen Vorteil der Vermeidung der Maillard-Reaktion bei Hitzesterilisation kann auch hier Xylit ohne Gefahr der Dosisüberschreitung als alleinige Kohlenhydratkomponente eingesetzt werden.

3. Kohlenhydratlösungen zur längerfristigen zentralvenösen Ernährungstherapie bei instabilen Stoffwechselzuständen

Bei Patienten, die einer längerfristigen zentralvenösen parenteralen Ernährungstherapie bedürfen, kann der biochemische Vorteil der glukose-, fruktose- oder xylithaltigen Kohlenhydratkombinationslösungen das im Prinzip sehr seltene Risiko einer möglicherweise bis dato nicht erkannten Fruktoseintoleranz überwiegen. Durch die Applikation solcher Mischlösungen – als Alternative zur alleinigen isokalorischen Glukosezuführung – können starke Schwankungen der Plasmaglukosekonzentration mit der Notwendigkeit des Einsatzes von Insulin und den damit verbundenen erhöhten Gefahren konsekutiver Hyper- wie Hypoglykämien deutlich reduziert werden.

4. Hochkonzentrierte Nichtglukosekohlenhydratlösungen

Die alleinige hochdosierte Anwendung von Monokohlenhydratlösungen aus der Stoffgruppe der Nichtglukosekohlenhydrate ist – unabhängig vom Problem der Intoleranzen – allein wegen der Gefahr der damit verbundenen Dosisüberschreitung und den daraus resultierenden Nebenwirkungen nicht zu empfehlen.

5. Lösungen zur Onko- bzw. Onkoosmotherapie

Sorbithaltige Präparationen sind, da z. B. mit Mannit ein Kohlenhydrat zur Verfügung steht, das keine Intoleranz hervorzurufen vermag, unter heutigen Sicherheitsaspekten ebenfalls nicht mehr vertretbar.

6. Besonderheiten in der Pädiatrie

Da die Gefahr einer bis dato nicht erkannten Fruktose-Sorbit-Intoleranz im Kindesalter am höchsten ist, sollten grundsätzlich alle fruktose- oder sorbithaltigen Präparationen im Säuglings- und Kleinkindesalter vermieden werden.

Merke: Die Indikation zum Einsatz jeglicher Kohlenhydrate in der Infusions- und Ernährungstherapie bedarf – ebenso wie in der sonstigen Pharmakotherapie – einer sorgfältigen und gewissenhaften Abwägung der Vorteile und Risiken der zur Auswahl stehenden Substrate.

Grundsätzlich gelten dabei die u. a. vom Bundesgesundheitsamt im Merkblatt publizierten Anwendungs- und Dosierungsrichtlinien (s. folgende Abbildung).

Kohlenhydratintoleranzen

Infusionen kohlenhydrathaltiger Lösungen (Glukose- und Nichtglukosekohlenhydrate) können Kohlenhydratintoleranzen hervorrufen. Dabei kann es sich handeln:

a) um eine *Glukoseintoleranz* (Diabetes mellitus, Postaggressionsstoffwechsel), die unter Glukoseinfusionen zu Hyperglykämien bis hin zum hyperosmolaren Koma, das eine hohe Letalität aufweist, führen kann

oder

b) um eine hereditäre *Fruktoseintoleranz* (selten), die unter Fruktose- oder Sorbitinfusionen unter Umständen tödliche Hypoglykämien und Leberschäden bewirken kann.

Die Gefährdung durch diese Kohlenhydratintoleranzen nimmt mit steigender Dosierung der Substrate zu. Im einzelnen ist für die Zucker und Zuckeralkohole folgendes zu beachten:

Glukose
Je älter der Patient ist und je schwerer die Erkrankung bzw. ein Trauma ist, desto häufiger kommt es im Rahmen des Postaggressionsstoffwechsels zu einer Glukoseintoleranz besonders dann, wenn zusätzlich ein bis dahin nicht erkannter Diabetes mellitus vorliegt.
Bei bereits bekanntem Diabetes mellitus ist darüber hinaus eine sorgfältige Abstimmung mit der meist erforderlichen Insulintherapie vorzunehmen. Der Einsatz einer Insulintherapie insbesondere während des Postaggressionsstoffwechsels beinhaltet die Gefahr schwerwiegender Hypoglykämien, da wegen der bestehenden Regulationsstörung häufig schnell wechselnde Blutglukosekonzentrationen auftreten. Eine engmaschige Kontrolle der Blutglukosekonzentration ist daher erforderlich.

Fruktose (Laevulose) und Sorbit
Vor Beginn jeder Infusionstherapie mit fruktose- oder sorbithaltigen Lösungen soll der Patient nach den Symptomen der Fruchtzuckerunverträglichkeit befragt werden (Übelkeit und Erscheinungen der Hypoglykämie nach Obstgenuß). Bei bewußtlosen Patienten ohne ausreichende Möglichkeit zur Erhebung der Eigen- oder Fremdanamnese sollten Fruktose und Sorbit nicht verabreicht werden. Ist bei diesen Patienten unter einer pathologisch veränderten Stoffwechselsituation (z.B. Diabetes mellitus oder Postaggressionsstoffwechsel) die Applikation dieser Substrate dennoch indiziert, so sollte sie nur unter intensiver Stoffwechselüberwachung (Fahndung nach der typischen Hypoglykämie nach Fruktose- oder Sorbitzufuhr bei fruktoseintoleranten Patienten) erfolgen. Je jünger der Patient ist, desto eher ist die Existenz einer bislang nicht diagnostizierten Fruktoseintoleranz möglich. Deswegen sollten Fruktose- und Sorbitlösungen im Säuglings- und Kleinkindesalter vermieden werden.
Bei der Infusionstherapie mit Fruktose oder Sorbit sollen zur Vermeidung von Nebenwirkungen die von der Arzneimittelkommission der Deutschen Ärzteschaft empfohlenen Dosisgrenzwerte nicht überschritten werden:
Maximale Tagesdosis: 3 g/kg KG
Infusionsgeschwindigkeit: 0,25 g/kg KG/h

Xylit
Bei Beachtung der von der Arzneimittelkommission der Deutschen Ärzteschaft empfohlenen Dosisgrenzwerte (maximale Tagesdosis 3 g/kg KG, maximale Infusionsgeschwindigkeit 0,25 g/kg KG/h) sind keine Nebenwirkungen zu erwarten. Bei geplanter Verabreichung über 12 h hinaus sollen 0,125 g/kg KG/h nicht überschritten werden. Eine Xylitintoleranz ist nicht bekannt.

Sachverzeichnis

Aminosäuren
–, Dosierung 63 f., 183
–, essentiell 53
–, Imbalancen 54
–, Leberinsuffizienz 60
–, Monitoring 69 f.
–, nichtessentiell 53
–, Nierenversagen 62, 97
–, Sepsis 63
–, Trauma 57
–, Zusammensetzung 52 f., 67 f., 183

Basisbedarf 81
β-Oxidation 7 f.

Cori-Zyklus 10 f.

Deltatrac 144 f.
Dipeptide 182 f.

Energiebedarf
–, basal 125
–, indirekte Kalorimetrie 136, 138, 184, 187
–, Polytrauma 131 f., 148
–, postoperativ 124, 126 f., 135 f., 148
Energiestoffwechsel 2
Energieumsatz 79, 112
–, indirekte Kalorimetrie 138 f.
–, Polytrauma 132 f., 148
Engström metabolic computer 142 f.
Enzephalopathie 101
Ernährung
–, Empfehlungen 190
–, enteral 190
–, Leberinsuffizienz 98 f.
–, Lungenfunktion 102 f.
–, Multiorganversagen 104 f.
–, Nierenversagen 91 f.
–, periphervenös 82
–, postoperativ 161 f.
–, präoperativ 155 f., 160
–, Stufenkonzept 81, 85
–, Überwachung 193 f.
–, Wundinfektion 157
–, zentralvenös 83 f.
Ernährungszustand 80

Fett 7
–, β-Oxidation 7 f.
–, Clearance 29 f., 31
–, Emulgator 26 f., 177
–, Lungenfunktion 45
–, mittelkettige Triglyzeride 35, 37, 177
–, Strukturstoffwechsel 25
Fettemulsionen 26, 177
Fettleber
–, Fruktose 4
–, Glukose 6, 184 f.
–, mittelkettige Triglyzeride 39, 177, 180
–, Zufuhrrate 6, 15, 138 f.
Fettstoffwechsel 7, 17
–, MCT-LCT 40, 177
–, Nierenversagen 43
Fruktose 4
–, Zufuhrrate 6, 15, 202
Fruktoseintoleranz 5, 176 f., 201 f., 204
–, Test 176

Glukose 4 f.
–, CO_2-Produktion 44
–, Fettleber 6, 158, 184 f.
–, hepatische Produktion 16
–, Insulin 186
–, Intoleranz 102, 204
–, Zufuhrrate 15 f., 201 f.
Glutamin 12, 182
Glykolyse 3, 5

Haldane-Transformation 148
Hämofiltration 97 f., 183
Harris-Benedict-Formel 124, 125, 127, 128 f., 130, 136 f., 148
Hungerstoffwechsel 9 f.
Hyperglykämie 14

Indirekte Kalorimetrie 123 f.
–, Energiebedarf 136, 138, 187
–, Geräte 141 f., 147 f., 188
–, Haldane-Transformation 149
–, inspir. O_2-Konzentration 148
–, Polytrauma 131 f.
Insulin 186

Sachverzeichnis

Kaloximet 141f.
Karnitin 7, 177, 179
–, Niereninsuffizienz 181
Katabolie 75
Kohlendioxidproduktion 123

Leberfunktionseinschränkung
–, Aminosäuren 60
–, Ernährung 98f.
Long-Formel 131f.
Lungenfunktion
–, Ernährung 102 f.
–, Fettzufuhr 45f.

Mittelkettige Triglyzeride 33, 35, 37f., 39f.
–, Leberbelastung 180
–, Pädiatrie 178
–, Sauerstoffverbrauch 179
MMC Horizon 144
Morbus Crohn 173
Multiorganversagen 87f.
–, Ernährung 104f.

Nierenversagen
–, Aminosäuren 62, 97
–, Ernährung 91f.
–, Fettstoffwechsel 43
–, Hämofiltration 97f.
–, Karnitin 181
Non-protein-RQ 123, 138f.

Oxalat
–, Xylit 6

Postaggressionsstoffwechsel 11, 73f., 76f.
–, Ernährung 77f., 186
–, Fett 34
–, Glukose 16
–, Katabolie 75
–, Xylit 16
postoperative Ernährung 161f.
–, Empfehlung 167
–, Komplikationsrate 165f.

präoperative Ernährung 160
Proteinstoffwechsel 20
–, Glukose 19f.
–, Xylit 20

Respiratorischer Quotient 123, 138f., 149, 187f.

Sauerstoffverbrauch 117, 118, 123f., 149, 188
Sepsis
–, Aminosäuren 63
–, Ernährung 22
Sorbit 4
–, Zufuhrrate 6, 15
Spurenelemente 199
Stickstoffausscheidung 33f.
–, Fette 33
–, Kohlenhydrate 33
Stickstoffbilanz 154
Stickstoffhaushalt 68
Streßstoffwechsel 76f.
Stufenkonzept 81, 85
Substratumsatz 118
thermodynamisches Gleichgewicht 1, 111, 115

Trauma
–, Aminosäurenpattern 57f.
–, Energiebedarf 131f., 148
–, Substratzufuhr 22

Vitamine 183f., 196f.

Wundinfektion
–, parenterale Ernährung 157

Xylit 5
–, Oxalat 6
–, Zufuhrrate 6, 15, 202

Zitronensäurezyklus 2